I
内分泌・代謝緊急症への対処法

II
主要症候からの鑑別診断

III
各疾患へのアプローチ

IV
内分泌検査のポイント

付録
内分泌機能検査の判定基準一覧

内分泌・代謝
ゴールデンハンドブック

編集
田上 哲也

Golden **Handbook**
of Endocrinology and Metabolism

南江堂

執筆者一覧

■編　集

田上　哲也　たがみ　てつや　　国立病院機構京都医療センター
　　　　　　　　　　　　　　　　内分泌・代謝内科

■執　筆（執筆順）

中尾佳奈子　なかお　かなこ　　国立病院機構京都医療センター
　　　　　　　　　　　　　　　　内分泌・代謝内科

島津　　章　しまづ　あきら　　国立病院機構京都医療センター
　　　　　　　　　　　　　　　　臨床研究センター

田上　哲也　たがみ　てつや　　国立病院機構京都医療センター
　　　　　　　　　　　　　　　　内分泌・代謝内科

垣田真以子　かきた　まいこ　　国立病院機構京都医療センター
　　　　　　　　　　　　　　　　内分泌・代謝内科

中谷理恵子　なかたに　りえこ　国立病院機構京都医療センター
　　　　　　　　　　　　　　　　内分泌・代謝内科

立木　美香　ついき　みか　　　国立病院機構京都医療センター
　　　　　　　　　　　　　　　　内分泌・代謝内科

渡邊　知一　わたなべ　ともかず　国立病院機構京都医療センター
　　　　　　　　　　　　　　　　糖尿病センター

浅原　哲子　あさはら　のりこ　国立病院機構京都医療センター
　　　　　　　　　　　　　　　　臨床研究センター糖尿病研究部

四枚田耕平　よまいだ　こうへい　国立病院機構京都医療センター
　　　　　　　　　　　　　　　　糖尿病センター

成瀬　光栄　なるせ　みつひで　国立病院機構京都医療センター
　　　　　　　　　　　　　　　　臨床研究センター内分泌代謝高血圧研究部

馬越　洋宜　うまこし　ひろのぶ　国立病院機構京都医療センター
　　　　　　　　　　　　　　　　内分泌・代謝内科

植田　洋平　うえだ　ようへい　国立病院機構京都医療センター
　　　　　　　　　　　　　　　　内分泌・代謝内科

臼井　　健　うすい　たけし　　国立病院機構京都医療センター
　　　　　　　　　　　　　　　　臨床研究センター内分泌代謝高血圧研究部

伊藤　　遼　いとう　りょう　　国立病院機構京都医療センター
　　　　　　　　　　　　　　　　糖尿病センター

小鳥　真司　おどり　しんじ　　国立病院機構京都医療センター
　　　　　　　　　　　　　　　　糖尿病センター

序　文

　内分泌・代謝性疾患と聞いて,「どんな機能検査をすればいい？ ああ難しい」と思われる先生方は少なくないのではないでしょうか. 一言でホルモンといっても, 女性ホルモン？ 男性ホルモン？ 甲状腺ホルモン？ ストレスホルモン？ アドレナリン？ インスリン？ と「？」マークが次から次へと頭の中に出てくるでしょう. さらにレプチンやアディポネクチン, グレリン, インクレチンなどのように今後も新しいホルモンがどんどん追加されていくものと思われます. 本書では, ヒトの身体にとって微量ながらもなくてはならない, それぞれのホルモンの作用（生理的役割）について, 過剰になればどんな, 不足すればどんな症状や症候の発現につながるかということに鑑みて, 目の前の患者さんの症状や身体所見, 検査所見からどのような内分泌・代謝性疾患が疑われるのか, どの順番でどんな機能検査や画像検査をしていけば最終診断にたどり着けるのかを, 読者がステップごとに咀嚼し納得しながら診療ができるように, なおかつ, 臨床現場ですぐに活用できるように心がけて解説しています. もちろん各学会が作成している診断基準や診療ガイドラインのポイントもしっかりおさえています.

　国立病院機構京都医療センターは, 内分泌・代謝性疾患診療のメッカのひとつとして, 全国から毎年多くの若手医師が研修・修行 (?) にやって来ます. 本書では, 当院のそんなバリバリの若手医師と, 臨床研究センターの日本を代表する内分泌・代謝性疾患の専門医がタッグを組み, 理論と実践を連携させて, Basedow 病, Cushing 症候群, 先端巨大症, 褐色細胞腫, 原発性アルドステロン症などの古典的な内分泌疾患や, 糖尿病, 肥満, メタボリックシンドロームなどの代表的な代謝性疾患はもちろん, とっかかりの比較的難しいと思われる電解質異常や遺伝性疾患などについても, 丁寧かつ簡潔に解説しています. 本書が, 一般病院などで内分泌・代謝性疾患を疑い, 書籍を片手に孤軍奮闘されている若手からシニア医師の方々の診療の一助になること, ひいては診断がつかずに悶々とした日々を送られている患者さんの早期診断・治療につながることを心から祈願いたします.

　最後になりましたが, 多忙の中, 本書の執筆に協力してくださった当院内分泌・代謝内科および糖尿病内科の若手医師と, その校閲をしてくださった臨床研究センターの指導医の先生方, 企画・製作にかかわっていただいた南江堂臨床出版部の方々に深謝いたします.

平成 27 年秋

国立病院機構京都医療センター内分泌・代謝内科

診療部長　田上　哲也

略語一覧

※本書で使用される略語のフルスペルと対応する日本語をアルファベット順に示す．

略語	フルスペル	対応する日本語
%TRP	tubular reabsorption of phosphate	リン再吸収率
1,25(OH)$_2$D	1,25-dihydroxyvitamin D	1,25-水酸化ビタミンD
1,5-AG	1,5-anhydroglucitol	1,5-アンヒドログルシトール
17-OHP	17-hydroxyprogesterone	17-ヒドロキシプロゲステロン
21-OHD	21-hydroxylase deficiency	21-水酸化酵素欠損症
25OHD	25-dihydroxyvitamin D	25-水酸化ビタミンD
ABI	ankle-brachial index	足関節上腕血圧比
ABPM	ambulatory blood pressure monitoring	24時間自由行動下血圧測定
AC	adenylate cyclase	アデニル酸シクラーゼ
ACE	angiotensin converting enzyme	アンジオテンシン変換酵素
ACTH	adrenocorticotropic hormone	副腎皮質刺激ホルモン
ADH	antidiuretic hormone	抗利尿ホルモン
ADHD	attention deficit hyperactivity disorder	注意欠陥・多動性障害
AFP	α-fetoprotein	α-フェトプロテイン
AFTN	autonomously functioning thyroid nodule	自律的機能性甲状腺腫
AG	anion gap	アニオンギャップ
AGHD	adult glowth hormone deficiency	成人成長ホルモン分泌不全症
AHO	Albright's hereditary osteodystrophy	Albright遺伝性骨異栄養症
AHQ	asthma health questionnaire	QOL質問票
AIDS	acquired immunodeficiency syndrome	後天性免疫不全症候群
AIH	amiodarone induced hypothyroidism	アミオダロン誘発性甲状腺機能低下症
AIMAH	adrenocorticotropic hormone-independent macronodular adrenocortical hyperplasia	副腎皮質刺激ホルモン非依存性大結節性副腎過形成

略語	フルスペル	対応する日本語
AIT	amiodarone-induced thyrotoxicosis	アミオダロン誘発性甲状腺中毒症
ALP	alkaline phosphatase	アルカリホスファターゼ
AME	apparent mineralocorticoid excess	
AN	anorexia nervosa	神経性食欲不振症
ANCA	anti-neutrophil cytoplasmic antibody	抗好中球細胞質抗体
APA	aldosteroneproducing adenoma	アルドステロン産生腺腫
APS	autoimmune poligrandular syndrome	自己免疫性多内分泌腺症候群
ARB	angiotensin II receptor blocker	アンジオテンシンII受容体遮断薬
ARR	aldosterone to renin ratio	アルドステロン/レニン活性比
ATP	adenosine triphosphate	アデノシン三リン酸
AVP	arginine vasopressin	バソプレシン
AVS	adrenal venous sampling	副腎静脈サンプリング
BMI	body mass index	体格指数
BMR	basal metabolic rate	基礎代謝率
BN	bulimia nervosa	神経性大食症
BOT	basal supported oral therapy	
BRONJ	bisphosphonate-related osteonecrosis of the jaw	ビスホスホネート製剤関連顎骨壊死
CAH	congenital adrenal hyperplasia	先天性副腎(皮質)過形成
cAMP	cyclic adenosine monophosphate	環状アデノシン一リン酸
CAS	clinical activity score	クリニカルアクティビティスコア
CBG	corticosteroid-binding globulin	コルチコステロイド結合グロブリン
CD	Cushing disease	Cushing病
CGM	continuous glucose monitoring	持続血糖測定
CIDP	chronic inflammatory demyelinating polyneuropathy	慢性炎症性脱髄性多発神経炎

略語一覧

略語	フルスペル	対応する日本語
CK	creatine kinase	クレアチンキナーゼ
CKD	chronic kidney disease	慢性腎不全
CPM	central pontine myelinolysis	橋中心髄鞘崩壊症候群
CPR	C-peptide immunoreactivity	Cペプチド免疫活性
CRH	corticotropin-releasing hormone	副腎皮質刺激ホルモン放出ホルモン
CRP	C-reactive protein	C反応性蛋白
CS	Cushing syndrome	Cushing症候群
CSII	continuous subcutaneous insulin infusion	持続皮下インスリン注入療法
CSWS	cerebral salt wasting syndrome	中枢性塩類喪失症候群
CTA	CT angiography	CTアンジオグラフィ
CVR-R	coefficient of variation of R-R intervals	心電図R-R間隔変動係数
DAG	diacylglycerol	ジアシルグリセロール
DDAVP	1-desamino-8-D-arginine vasopressin	デスモプレシン
DHEA	dehydroepiandrosterone	デヒドロアンドロステロン
DIC	disseminated intravascular coagulation	播種性血管内凝固症候群
DIT	diiodotyrosine	ジヨードチロシン
DKA	diabetic ketoacidosis	糖尿病性ケトアシドーシス
DLBCL	diffuse large B-cell lymphoma	びまん性大細胞型B細胞性リンパ腫
DOC	deoxycorticosterone	デオキシコルチコステロン
DSD	disorders of sex development	性分化異常症
EAS	ectopic adrenocorticotropin syndrome	異所性副腎皮質刺激ホルモン症候群
ED	erectile dysfunction	勃起障害
EG	euthyroid Graves disease	euthyroid Graves病
eGFR	estimated glomerular filtration rate	糸球体濾過率
ENaC	epithelial sodium channel	上皮型ナトリウムチャネル
EPM	extra pontine myelinolysis	橋外髄鞘崩壊症
FECa	fractional excretion of calcium	尿中カルシウム分画排泄率

略語	フルスペル	対応する日本語
FGF	fibroblast growth factor	線維芽細胞成長因子
FH	faminal hypercholesterolemia	家族性高コレステロール血症
FHH	faminal hypocalciuric hypercalcemia	家族性低カルシウム尿性高カルシウム血症
FIPA	familial isolated pituitary adenoma	家族性下垂体腺腫
FJHN	faminal juvenile hyperuricaemic nephropathy	家族性若年性高尿酸血症性腎症
FMTC	faminal medullary thyroid carcinoma	家族性甲状腺髄様癌
FSH	follicle stimulating hormone	卵胞刺激ホルモン
FT_3	free triiodothyronine	遊離トリヨードサイロニン
FT_4	free thyroxine	遊離サイロキシン
GA	glycoalbumin	グリコアルブミン
GCS	glasgow coma scale	グラスゴーコーマスケール
G-CSF	granulocyte-colony stimulating factor	顆粒球コロニー刺激因子
GCT	glucose challenge test	グルコースチャレンジテスト
GDM	gestational diabetes mellitus	妊娠糖尿病
GDP	guanosine diphosphate	ジホスホグリセリン酸
GFR	glomerular filtration rate	糸球体濾過率
GH	growth hormone	成長ホルモン
GHD	growth hormone deficiency	成長ホルモン分泌不全症
GHRH	growth hormone-releasing hormone	成長ホルモン放出ホルモン
GLUT	glucose transporter	グルコース輸送担体
GnRH	gonadotropin-releasing hormone	性腺刺激ホルモン放出ホルモン
GTT	gestational transient thyrotoxicosis	妊娠一過性甲状腺機能亢進症
hCG	human chrionic gonadotropin	ヒト絨毛性ゴナドトロピン
HDL	high density lipoprotein	高比重リポ蛋白
HG	hypothyroid Graves disease	hypothyroid Graves病

略語一覧

略語	フルスペル	対応する日本語
HHM	humoral hypercalcemia of malignancy	腫瘍随伴体液性高カルシウム血症
HHS	hyperosmolar hyperglycemic syndrome	高浸透圧高血糖症候群
HIV	human immunodeficiency virus	ヒト免疫不全ウイルス
HPT-JT	hyperparathyroidism-jaw tumor	
IAA	insulin autoantibody	インスリン自己抗体
IAD	isolated adrenocorticotropin deficiency	副腎皮質刺激ホルモン単独欠損症
ICA	islet cell antibody	膵島細胞抗体
IDL	intermediate density lipoprotein	中間比重リポ蛋白
IFG	impaired fasting glucose	空腹時血糖異常
IGF	insulin-like growth factor	インスリン様成長因子
IGT	inpaired glucose tolerance	耐糖能異常
IHA	idiopathic hyperaldosteronism	特発性アルドステロン症
IP3	inositol triphosphate	イノシトール三リン酸
IRI	immunoreactive insulin	免疫インスリン
ISA	intrinsic sympathetic activity	内因性交感神経刺激作用
IUD	intrauterine device	子宮内避妊器具
IYD	iodotyrosine deiodinase	脱ヨウ素酵素
JCS	japan coma scale	ジャパンコーマスケール
LA	lactic acidosis	乳酸アシドーシス
LAH	lymphocytic adenohypophysitis	リンパ球性下垂体(前葉)炎
LDH	lactate dehydrogenase	乳酸脱水素酵素
LDL	low density lipoprotein	低比重リポ蛋白
LDL-C	LDL-cholesterol	LDLコレステロール
LH	luteinizing hormone	黄体刺激ホルモン
LINH	lymphocytic infundibulo-neurohypophysitis	リンパ球性漏斗神経下垂体(後葉)炎
LOH	local osteolytic hypercalcemia	局所性骨溶解性高カルシウム血症
MAH	malignancy-associated hypercalcemia	悪性腫瘍に伴う高カルシウム血症
MAO	monoamine oxidase	モノアミン酸化酵素

略語	フルスペル	対応する日本語
MEN	multiple endocrine neoplasia	多発性内分泌腫瘍症
MetS	metabolic syndrome	メタボリックシンドローム
MIBG	meta-iodobenzylguanidine	メタヨードベンジルグアニジン
MIT	monoiodotyrosine	モノヨードチロシン
MODY	maturity onset diabetes of the young	若年発症成人型糖尿病
MRA	MR angiography	MRアンジオグラフィ
MRHE	mineralocorticoid-responsive hyponatremia of yhe elderly	ミネラルコルチコイド反応性低ナトリウム血症
MTP	metatarsophalangeal	中足趾節
MZBL	Marginal zone B-cell lymphoma	辺縁帯B細胞性リンパ腫
NAFLD	non-alcholic fatty liver disease	非アルコール性脂肪性肝疾患
NASH	nonalcholic steatohepatitis	非アルコール性脂肪性肝炎
NCCT	Na-Cl co-transporter	Na-Clコトランスポーター
NEC	neuroendocrine cancer	神経内分泌癌
NET	neuroendocrine tumor	神経内分泌腫瘍
NFB	negative feedback	ネガティブフィードバック
NIS	Na+/I-symporter	ナトリウムヨウ素シンポーター
NPA	non perfusion area	無灌流野
NSAIDs	non-steroidal anti-inflammatory drugs	非ステロイド性抗炎症薬
NSE	neuron specific enolase	神経特異性エノラーゼ
ODS	osmotic demyelination syndrome	浸透圧性脱髄症候群
PA	primary aldosteronism	原発性アルドステロン症
PAC	plasma aldosterone concentration	血漿アルドステロン濃度
PAD	peripheral artery disease	末梢動脈疾患
PCOS	polycystic ovary syndrome	多嚢胞性卵巣症候群
PEG	polyethylene glycol	ポリエチレングリコール
PEIT	percutaneous ethanol injection therapy	経皮的エタノール注入療法
PHPT	primary hyperparathyroidism	原発性副甲状腺機能亢進症

略語一覧

略語	フルスペル	対応する日本語
PIH	pregnancy induced hypertension	妊娠高血圧症候群
PKA	protein kinase A	プロテインキナーゼ A
PKC	protein kinase C	プロテインキナーゼ C
PLCβ	phospholipase β	ホスホリパーゼ C-β
POMC	proopiomelanocortin	プロピオメラノコルチン
PPNAD	primary pigmented nodular adrenocortical disease	原発性色素沈着結節副腎皮質病
PRA	plasma renin activity	血漿レニン活性
PRL	prolactin	プロラクチン
PTH	parathyroid hormone	副甲状腺ホルモン
PTHrP	parathyroid hormone-related protein	副甲状腺ホルモン関連蛋白
PTRA	percutaneous transluminal renal angioplasty	経皮的腎血管形成術
PTx	parathyroidectomy	副甲状腺摘出術
PWV	pulse wave velocity	脈波伝播速度
QOL	quality of life	生活の質
RA	renin-angiotensin	レニン-アンジオテンシン
rhTSH	recombinant-human thyroid stimulating hormone	リコンビナントヒト甲状腺刺激ホルモン
RI	radioisotope	ラジオアイソトープ
RLP	remnant-like particle lipoprotein	レムナント様リポ蛋白
rT_3	reverse triiodothyronine	リバーストリヨードサイロニン
RTH	resistance to thyroid hormone	甲状腺ホルモン不応症
SAS	sleep apnea syndrome	睡眠時無呼吸症候群
SCD	subclinical Cushing desease	subclinical Cushing 病
SCS	subclinical Cushing syndrome	subculinical Cushing 症候群
sdLDL	small dense LDL	
SERM	selective estrogen receptor madulator	選択的エストロゲン受容体モジュレータ
SGA	small for gestational age	胎内発育不全

略語	フルスペル	対応する日本語
SHBG	sex hormone binding globulin	性ホルモン結合グロブリン
SHPT	secondary hyperparathyroidism	二次性副甲状腺機能亢進症
SIADH	syndrome of inappropriate secretion of antidiuremic hormone	抗利尿ホルモン不適切分泌症候群
SITSH	syndrome of inappropriate secretion of thyroid stimulating hormone	甲状腺刺激ホルモン不適切分泌症候群
SLE	systemic lupus erythematosus	全身性エリテマトーデス
SMBG	self monitoring of blood glucose	血糖自己測定
SPIDDM	slowly progressive type 1 diabetes mellitus	緩徐進行型1型糖尿病
SSRI	selective serotonin reuptake inhibitor	選択的セロトニン再取込み阻害薬
SU	sulfonylurea	スルホニル尿素
T_3	triiodothyronine	トリヨードサイロニン
T_4	thyroxine	サイロキシン
TBG	thyroxine binding globulin	サイロキシン結合グロブリン
TBP	thyroxine binding protein	サイロキシン結合蛋白
TBPA	thyroxine binding prealbumin	サイロキシン結合プレアルブミン
Tg	thyroglobulin	サイログロブリン
TG	triglyceride	中性脂肪
TIA	transient ischemic attack	一過性脳虚血発作
TMNG	toxic multinodular goiter	中毒性多結節性甲状腺腫
TmP/GFR	tubular maximal reabsorption of phosphate/glomerular filtration rate	尿細管リン再吸収閾値
TPO	thyroid peroxidase	甲状腺ペルオキシダーゼ
TR	thyroid hormone receptor	甲状腺ホルモン受容体
TRAb	thyroid stimulating hormone receptor antibody	抗甲状腺刺激ホルモン受容体抗体
TRH	thyrotropin-releasing hormone	視床下部甲状腺刺激ホルモン放出ホルモン

略語	フルスペル	対応する日本語
TSH	thyroid stimulating hormone	甲状腺刺激ホルモン
TSHR	thyroid stimulating hormone receptor	甲状腺刺激ホルモン受容体
TTKG	transtubular potassium concentration gradient	尿細管カリウム濃度勾配
TTT	thymol turbidity test	チモール混濁試験
VLDL	very low density lipoprotein	超低比重リポ蛋白
VMA	vanillymandelic acid	バニリルマンデル酸
YAM	young adalt mean	若年成人平均値
ZTT	zinc sulfate turbidity test	硫酸亜鉛混濁試験

目 次

I 内分泌・代謝緊急症への対処法

1. 下垂体卒中 …………………… 中尾佳奈子, 島津　章 ‥ 2
2. 甲状腺クリーゼ ……………………………… 田上　哲也 ‥ 4
3. 抗甲状腺薬による無顆粒球症 ………………… 田上　哲也 ‥ 7
4. 周期性四肢麻痺 ……………… 垣田真以子, 田上　哲也 ‥ 9
5. 粘液水腫性昏睡 ……………………………… 田上　哲也 ‥ 11
6. 甲状腺術後合併症 …………… 中谷理恵子, 田上　哲也 ‥ 14
7. 高 Ca 血症性クリーゼ ……… 中谷理恵子, 田上　哲也 ‥ 17
8. 副腎クリーゼ ………………… 立木　美香, 田上　哲也 ‥ 19
9. 褐色細胞腫クリーゼ ………… 立木　美香, 田上　哲也 ‥ 21
10. 糖尿病性ケトアシドーシス・高浸透圧高血糖症候群・
    乳酸アシドーシス（昏睡） …… 渡邊　知一, 浅原　哲子 ‥ 24
11. 低血糖昏睡 …………………… 四枚田耕平, 浅原　哲子 ‥ 26

II 主要症候からの鑑別診断　　垣田真以子, 田上　哲也

1. 高血圧 ……………………………………………………… 30
2. 低血圧 ……………………………………………………… 34
3. 肥満 ………………………………………………………… 38
4. 体重減少 …………………………………………………… 42
5. 多尿 ………………………………………………………… 46
6. 高身長 ……………………………………………………… 49
7. 低身長 ……………………………………………………… 52
8. 多毛 ………………………………………………………… 56
9. 脱毛 ………………………………………………………… 60
10. 女性化乳房 ………………………………………………… 63
11. 過多月経 …………………………………………………… 66
12. 希発月経・無月経 ………………………………………… 70
13. 高血糖 ……………………………………………………… 76
14. 低血糖 ……………………………………………………… 82
15. 高 Na 血症 ………………………………………………… 86
16. 低 Na 血症 ………………………………………………… 90
17. 高 K 血症 …………………………………………………… 95

18. 低K血症 ･･････････････････････････････ 98
19. 高Ca血症 ････････････････････････････ 102
20. 低Ca血症 ････････････････････････････ 108
21. 高P血症 ･････････････････････････････ 112
22. 低P血症 ･････････････････････････････ 115

III 各疾患へのアプローチ

A. 視床下部・下垂体疾患 ── 中尾佳奈子, 島津　章

1. アプローチのしかた ･･････････････････････ 120
2. 下垂体前葉ホルモンの作用と調節 ･････････････ 121
3. 下垂体前葉機能低下症 ････････････････････ 122
4. 副腎皮質刺激ホルモン単独欠損症 ･････････････ 126
5. 成長ホルモン分泌不全性低身長症と
   成人成長ホルモン分泌不全症 ･･･････････････ 129
6. 先端巨大症 ･････････････････････････････ 133
7. 高プロラクチン血症/プロラクチノーマ ･･･････ 136
8. Cushing病とsubclinical Cushing病 ･････････ 138
9. 異所性副腎皮質刺激ホルモン症候群 ････････････ 142
10. 下垂体後葉ホルモンの作用と調節 ･････････････ 145
11. 中枢性尿崩症 ･･･････････････････････････ 146
12. 抗利尿ホルモン不適切分泌症候群(SIADH) ･････ 148
13. 視床下部・下垂体腫瘍 ･････････････････････ 151
14. リンパ球性下垂体炎とIgG4関連下垂体炎 ･･････ 153
15. 中枢性摂食異常症 ････････････････････････ 155
16. 妊娠と下垂体疾患 ････････････････････････ 158

B. 甲状腺疾患 ── 田上　哲也

1. アプローチのしかた ･･････････････････････ 161
2. 甲状腺ホルモンの作用と調節 ･･･････････････ 164
3. 甲状腺機能低下症 ････････････････････････ 167
4. 甲状腺中毒症 ･･･････････････････････････ 170
5. Basedow病 ････････････････････････････ 173
6. 甲状腺眼症 ･････････････････････････････ 179
7. 橋本病(慢性甲状腺炎)と無痛性甲状腺炎 ･･･････ 183
8. 亜急性甲状腺炎と急性化膿性甲状腺炎 ･･････････ 187

目次

9. Plummer病 ································ 191
10. 医原性甲状腺中毒症と薬剤誘発性甲状腺機能異常 ···· 193
11. 甲状腺刺激ホルモン不適切分泌症候群(SITSH) ······ 196
12. 低T_3症候群 ································ 200
13. 甲状腺腫瘍(結節) ···························· 201
14. 妊娠と甲状腺疾患 ···························· 208

C. 副甲状腺および骨・カルシウム代謝疾患

1. アプローチのしかた ··················田上 哲也·· 214
2. 副甲状腺ホルモンの作用と調節
   ·······························中谷理恵子,田上 哲也·· 217
3. 副甲状腺機能低下症と偽性副甲状腺機能低下症
   ·······························中谷理恵子,田上 哲也·· 220
4. 原発性副甲状腺機能亢進症(PHPT)
   ·······························中谷理恵子,田上 哲也·· 225
5. 家族性副甲状腺機能亢進症 ··中谷理恵子,田上 哲也·· 228
6. 二次性副甲状腺機能亢進症(SHPT)
   ·······························中谷理恵子,田上 哲也·· 230
7. 悪性腫瘍に伴う高Ca血症(MAH)
   ·······························中谷理恵子,田上 哲也·· 233
8. 骨粗鬆症・骨軟化症 ········中谷理恵子,田上 哲也·· 236

D. 副腎および高血圧疾患

1. アプローチのしかた ·······立木 美香,成瀬 光栄·· 246
2. 副腎(皮質・髄質)ホルモンの作用と調節
   ·······························立木 美香,成瀬 光栄·· 248
3. 原発性アルドステロン症(PA)
   ·······························立木 美香,成瀬 光栄·· 250
4. Cushing症候群とsubclinical Cushing症候群
   ·······························立木 美香,成瀬 光栄·· 254
5. 褐色細胞腫と傍神経節細胞腫
   ·······························立木 美香,成瀬 光栄·· 258
6. Addison病 ···············立木 美香,成瀬 光栄·· 261
7. 先天性副腎皮質過形成(CAH)
   ·······························馬越 洋宜,立木 美香·· 264
8. 副腎偶発腫瘍(副腎インシデンタローマ)
   ·······························立木 美香,成瀬 光栄·· 267

9. 副腎皮質癌 ･････････････立木　美香, 成瀬　光栄･･ 269
10. 腎血管性高血圧 ･･･････････立木　美香, 成瀬　光栄･･ 274
11. Liddle 症候群・Bartter 症候群・Gitelman 症候群・
    apparent mineralocorticoid excess（AME）症候群
    ･････････････････････馬越　洋宜, 立木　美香･･ 277
12. 妊娠と高血圧 ････････････馬越　洋宜, 立木　美香･･ 280

E.　性腺疾患 ─────────── 植田　洋平, 島津　章
1. アプローチのしかた ･･････････････････････････ 282
2. 性腺ホルモンの作用と調節 ････････････････････ 285
3. 男性性腺機能低下症と Klinefelter 症候群 ･･･････ 287
4. 女性性腺機能低下症と Turner 症候群 ･･････････ 291
5. 多嚢胞性卵巣症候群（PCOS） ･･････････････････ 295
6. 思春期早発症 ･･････････････････････････････････ 298
7. 精巣女性化症候群 ･･････････････････････････････ 301

F.　多腺性内分泌疾患 ──────────── 臼井　健
1. 多発性内分泌腫瘍症（MEN）･･･････････････････ 304
2. 自己免疫性多内分泌腺症候群（APS）･･････････ 308
3. 神経内分泌腫瘍（インスリノーマ，ガストリノーマ，
   カルチノイド症候群）････････････････････････ 310

G.　糖尿病および代謝疾患 ─────────
1. アプローチのしかた ･･･････伊藤　遼, 浅原　哲子･･ 313
2. インスリン分泌調節と作用 ･･小鳥　真司, 浅原　哲子･･ 316
3. 糖尿病の原因と診断 ･･･････四枚田耕平, 浅原　哲子･･ 318
4. 糖尿病の治療総論 ･･･････････伊藤　遼, 浅原　哲子･･ 326
5. 食事療法・運動療法 ･････････伊藤　遼, 浅原　哲子･･ 329
6. 経口血糖降下薬 ･･･････････小鳥　真司, 浅原　哲子･･ 333
7. インスリン療法 ･････････････････････浅原　哲子･･ 338
8. GLP-1 受容体作動薬 ･･･････････････浅原　哲子･･ 341
9. 糖尿病の合併症 ･･･････････小鳥　真司, 浅原　哲子･･ 344
10. 妊娠と糖尿病 ･･･････････････渡邊　知一, 浅原　哲子･･ 350
11. 肥満症・メタボリックシンドローム ････浅原　哲子･･ 352
12. 脂質異常症 ･････････････････････････田上　哲也･･ 358
13. 高尿酸血症 ･････････････････････････田上　哲也･･ 366

IV 内分泌検査のポイント　　田上 哲也

A. 内分泌機能検査
1. 下垂体・性腺 ……………………………………… 372
2. 甲状腺 ……………………………………………… 382
3. 副甲状腺・骨粗鬆症 ……………………………… 384
4. 副腎 ………………………………………………… 386
5. 糖代謝 ……………………………………………… 390
6. 脂質代謝 …………………………………………… 393
7. 遺伝子検査 ………………………………………… 394

B. 内分泌画像検査
1. 下垂体 ……………………………………………… 398
2. 甲状腺 ……………………………………………… 404
3. 副甲状腺 …………………………………………… 409
4. 副腎 ………………………………………………… 411

付録

内分泌機能検査の判定基準一覧 ……………… 立木 美香 ‥ 419

索 引 ………………………………………………………… 425

謹告　著者ならびに出版社は，本書に記載されている内容について最新かつ正確であるよう最善の努力をしております．しかし，薬の情報および治療法などは医学の進歩や新しい知見により変わる可能性があります．薬の使用や治療に際しては，読者ご自身で十分に注意を払われることを要望いたします．

株式会社　南江堂

内分泌・代謝緊急症への対処法

1 下垂体卒中

- 下垂体(多くは下垂体腫瘍内)の出血や梗塞によって,視交叉および海綿静脈洞内の脳神経(Ⅲ,Ⅳ,Ⅵ)の障害による視野・視力障害,眼球運動障害や急性副腎不全などが生じうる緊急性の高い疾患.
- 発生頻度は,下垂体腺腫全体の0.6〜10.5%である[1].
- 下垂体腫瘍の患者や,高血圧,大手術(特に心血管手術)後,下垂体機能検査(GnRH,TRH,CRH,インスリン低血糖試験)後,抗凝固療法中などの患者において,突然の激しい頭痛,眼球運動障害や視力・視野異常,嘔吐,意識障害などが生じた場合に疑う[2].
- 速やかに脳外科医に緊急手術の適応をコンサルトし,ステロイド補充の適応を判断する.

STEP 1 どう対処するか

1) 副腎不全(相対的/絶対的)に対するステロイド補充
   - 疑われた段階で治療を開始してよい.
   - 血中副腎皮質刺激ホルモン(ACTH)とコルチゾールの採血を行ったのち,ヒドロコルチゾンを投与する.

   > ソル・コーテフ®注(100 mg)0.5 Aを6時間ごとに点滴静注

   POINT 成人のヒドロコルチゾン必要量は約15〜20 mg/日であり,強いストレス下では約200〜300 mg/日である.ストレスにより投与量を調整する.特に手術の場合は十分に補充を行う.

2) 頭部CTまたはMRIを撮影する
   - 出血よりも梗塞のほうが多く[3],CTで診断がつかない場合はMRIを撮影する(診断率はCTで21〜28%,MRIで90%以上[2]).

3) 緊急手術の適応について脳外科にコンサルトする
   - 手術適応と時期に関して明確に定まったものはない.
   - 意識レベルの低下・急激で高度な視力障害の場合は緊急手術,中等度の視力障害(回復は手術までの時間に反比例)では可及的早期の手術,外眼筋障害のみ(脳神経症状は手術なしでしばしば自然に回復)なら必ずしも緊急手術の適応はないとする報告が多い[3].下垂体機能障害は不可逆性のことが多く,その有無は手術適応の判断にはならない.

4）全身の管理
- ①呼吸・循環の管理，②電解質や血糖の補正，③合併症の評価．

5）その他の下垂体ホルモン補充
- ヒドロコルチゾン以外に緊急に補充を要するものはない．状態が安定した段階で評価し，補充の適応を判断する．
- 各種負荷試験(TRH，GnRHなど)によって下垂体卒中が生じることがあるため，巨大下垂体腺腫例や無症候性腫瘍内出血例では，検査実施の必要性を判断する．

STEP 2　どのように考えるか

- 最初に出現するのは突然の激しい頭痛であり，ほぼ全例でみられる．悪心・嘔吐を伴うこともある．
- 視野障害が約75％，眼球運動障害は約70％で出現する．時に出血や壊死物質がくも膜下腔に広がり，髄膜炎に類似した発熱や意識障害，項部硬直などを生じることもある[2]．
- **くも膜下出血，脳卒中との鑑別点**：視力・視野障害．ただし，障害がない症例も30％ほどあるため，突然の激しい頭痛の患者は常に下垂体卒中を考慮する[2]．脳動脈瘤破裂でも頭痛，眼球運動障害を生じる場合があるので注意．
- **下垂体前葉機能障害**：ACTH分泌不全(約70％)，中枢性甲状腺機能低下症(約50％)，中枢性性腺機能低下(約75％)，尿崩症(10％程度)．プロラクチン(PRL)値が低い患者ほど下垂体障害の程度が強く，術後の機能回復も悪い[2]．

STEP 3　どう診断していくか

- 頭部CTまたはMRIで，下垂体の出血や梗塞，下垂体茎偏位，正常下垂体圧排，重症例では傍トルコ鞍部の出血などを確認する．
- 一般検査に加えて，下垂体ホルモンと標的内分泌臓器のホルモンの採血を行う(ACTH-コルチゾール，TSH-FT_3・FT_4，GH-IGF-1，LH・FSH-テストステロンまたはエストラジオール，PRL，ADH-Posmまたは Na 濃度)．

▼誘因を探る
- 下垂体卒中の誘因：下垂体腫瘍，高血圧，大手術(特に冠動脈バイパス術)，内分泌負荷試験(GnRH，TRH，CRH，インスリン低血糖試験など)，抗凝固療法，エストロゲン製剤，ドパミンアゴニストの開始または中止，放射線治療，妊娠，頭部外傷[2]．

文献
1) Turqut M, et al: Acta Neurochir **152**: 749-761, 2010
2) Rajasekaran S, et al: Clin Endocrinol(Oxf) **74**: 9-20, 2011
3) 北条雅人ほか：日内分泌会誌 **86 Suppl**: 25-26, 2010

2 甲状腺クリーゼ

- 甲状腺中毒症に強いストレスが加わり,生体の代償機構が破綻して多臓器不全に陥る病態.
- クリーゼまたはその疑いの発症頻度は年間10万人あたり0.2人である[1]).
- Basedow病の病歴があり,高度の頻脈や高熱,心不全,下痢・嘔吐や黄疸,興奮や錯乱状態をみた場合に疑う.
- 治療の基本は循環管理と甲状腺ホルモンの迅速な低下.疑い例でも同様に治療する.

STEP 1 どう対処するか

- 甲状腺クリーゼは疑い例でも予後は変わらないので治療を開始する[2]).同時に専門医へのコンサルトを行う.
- 患者家族には致死率が高い(約10%)ことを説明する.

1) 甲状腺ホルモン産生・分泌を減弱させる

①抗甲状腺薬

- 大量で開始し,漸減していく.

> **POINT**
> チアマゾール(MMI)の極量は1回あたり5錠,1日あたり15錠,プロピルチオウラシル(PTU)の極量は1回あたり3錠,1日あたり9錠

②無機ヨウ素薬

- ヨウ化カリウムまたは内用ルゴール液を8時間ごと[ヨウ素系造影剤の静注でもよい.ヨウ素アレルギーがある場合は炭酸リチウム(リーマス®)を経口投与].

> メルカゾール®錠(5 mg)1回3〜5錠を8時間ごとに経口または経鼻胃管投与で開始.2日目からは12時間ごとに減量
> ヨウ化カリウム丸(50 mg)1回1丸を8時間ごとに経口または経鼻胃管投与.MMI開始数時間後に(投与タイミングをずらして)開始(MMIの甲状腺への集積を妨げるため)

2) 甲状腺ホルモン作用を減弱させる

- β遮断薬(β₁選択性で内因性交感神経刺激作用:ISAがなく短時間作用型のものを,心不全に注意しながら使用).

> セロケン®錠(40 mg) 1錠を8時間ごと，または(20 mg) 1錠を6時間ごとに経口または経鼻胃管投与

3) 全身の管理
- 呼吸・循環管理(重症例では人工心肺).
- 補液・電解質補正.
- 身体冷却・解熱薬(アセトアミノフェン.非ステロイド性抗炎症薬: NSAIDs には遊離型甲状腺ホルモン上昇作用があるため用いない).
- 副腎皮質ホルモン薬(相対的副腎不全状態のため).
- 中枢神経症状に対し鎮静薬・抗痙攣薬.
- 肝不全では血漿交換.

> ソル・コーテフ®注(100 mg) 1回1Ⅴを6～8時間ごとに静注.甲状腺ホルモンの低下に合わせて漸減していく

4) 誘因除去
- 感染があれば抗菌薬.

5) クリーゼ離脱後の治療
- 再発防止のため，甲状腺全摘または ^{131}I 内用療法を考慮.

STEP 2 どのように考えるか

1) 日本甲状腺学会の診断基準に照らし合わせる(表1)[3]
- 主要徴候は中枢神経症状，38℃以上の発熱，130回/分以上の頻脈(心房細動などの不整脈では心拍数で評価)，心不全症状，消化器症状である．高齢者は，高熱，多動などの典型的クリーゼ症状を呈さない場合があり，注意する．

表1 甲状腺クリーゼの診断基準(第2版)

必須項目：甲状腺中毒症の存在(遊離 T_3 および遊離 T_4 の少なくともいずれか一方が高値)
症状：
1. 中枢神経症状※1
2. 発熱(38℃以上)
3. 頻脈(130回/分以上)
4. 心不全症状※2
5. 消化器症状※3

確実例：必須項目および以下を満たす
 a. 中枢神経症状 + 他の症状項目1つ以上，または
 b. 中枢神経症状以外の症状項目3つ以上
疑い例：
 a. 必須項目 + 中枢神経症状以外の症状項目2つ，または
 b. 必須項目を確認できないが，甲状腺疾患の既往・眼球突出・甲状腺腫の存在があって，確実例条件のaまたはbを満たす場合

(次頁につづく)

*¹ 中枢神経症状：不穏，せん妄，精神異常，傾眠，痙攣，昏睡．Japan Coma Scale(JCS) 1以上またはGlasgow Coma Scale(GCS)14以下
*² 心不全症状：肺水腫，肺野の50％以上の湿性ラ音，心原性ショックなど重度な症状．New York Heart Association(NYHA)分類4度またはKillip分類Ⅲ度以上
*³ 消化器症状：嘔気・嘔吐，下痢，黄疸(血中総ビリルビン>3mg/dL)

[文献3より引用]

2）誘因を探る

- **甲状腺疾患に直接関連した誘因**：抗甲状腺薬の服用不規則や中断，甲状腺手術，甲状腺アイソトープ治療，過度の甲状腺触診や細胞診，甲状腺ホルモン薬の大量服用など．
- **甲状腺に直接関連しない誘因**：感染症，甲状腺以外の臓器手術，外傷，妊娠・分娩，副腎皮質機能不全，糖尿病性ケトアシドーシス，ヨウ素系造影剤投与，脳血管障害，肺血栓塞栓症，虚血性心疾患，抜歯，強い情動ストレスや激しい運動などがある．

STEP 3　どう診断していくか

- 遊離トリヨードサイロニン(FT_3)および遊離サイロキシン(FT_4)の少なくともいずれか一方が高値であることが前提であるが，救急外来ですぐに測定できないことも少なくない．家族から病歴を聴取することと，一般血液検査で，コレステロール・CK低値，AST・ALT・ALP高値，高血糖，低K血症，高Ca血症の存在が甲状腺中毒症を示唆する．
- 他の原因疾患で発熱(肺炎，悪性高熱症など)，意識障害(精神疾患や脳血管障害など)，心不全(急性心筋梗塞など)，肝障害(ウイルス性肝炎や急性肝不全など)を呈していないかを鑑別する．しかし，このような疾患はクリーゼの誘因となるため，クリーゼによる症状か単なる併発症か鑑別が困難な場合は，クリーゼとして対応する．

> **MEMO**　Basedow病の診断時に，**抗甲状腺薬の中断や手術などのストレスが誘因となって甲状腺クリーゼが発症**することを，患者本人へあらかじめ説明しておくことが予防につながる．

文献
1) Akamizu T, et al: Thyroid **22**: 661-679, 2012
2) 赤水尚史：甲状腺クリーゼ．甲状腺疾患診療マニュアル，改訂第2版，田上哲也ほか(編)，診断と治療社，東京，p107-108, 2014
3) 日本甲状腺学会〈http://www.japanthyroid.jp/doctor/img/crisis2.pdf〉〈2015年7月参照〉

3 抗甲状腺薬による無顆粒球症

- 抗甲状腺薬の最も注意すべき副作用の1つ.
- 無顆粒球症の予測は困難である.
- 無顆粒球症を引き起こす可能性のある医薬品を使用していることを常に認識し,患者や家族に発熱・咽頭痛などの感染症状が出たらただちに来院するよう説明する.

STEP 1 どう対処するか

- まずは疑わしい医薬品の即時服用中止,発熱している場合にはクリーンルームに収容し,血液培養を含めた細菌学的検査を行い,広域スペクトラムの抗菌薬を十分量を用いた感染症の治療をただちに開始する.
- 好中球は被疑薬中止後1〜3週で回復するが,これには症例ごとの差がある.

> G-CSF製剤(ノイトロジン®注,グラン®注またはノイアップ®注)(75〜100μg)1Aを静注

※顆粒球コロニー刺激因子(G-CSF)により,好中球の回復が早まる,抗菌薬の使用量が減る,入院期間が短縮する報告がある[1].

- 交叉反応があるので,もう一方の抗甲状腺薬は使用しない.

STEP 2 どのように考えるか(表1)[2]

- 自覚症状:発熱,悪寒,咽頭痛
- 他覚所見:急性咽頭扁桃炎(発熱と咽頭扁桃の壊死性潰瘍),肺炎,敗血症(高熱,悪寒戦慄,意識障害).
- 抗甲状腺薬内服患者の0.1〜0.5%(200〜1,000人に1人).服用開始2〜3ヵ月以内に起こりやすいが,数ヵ月以上経ってから起こることもある.
- 無顆粒球症の発生機序は,医薬品が好中球の細胞膜に結合してハプテンとして働き抗好中球抗体の産生を引き起こす免疫学的機序(アレルギー性)と,医薬品あるいはその代謝物が顆粒球系前駆細胞を直接的に傷害する中毒性機序の大きく2つに分けられるが,すべての医薬品が,どちらかの機序に明確に区分されるわけではない.
- 抗甲状腺薬に感作されていなければ発症に1週間〜10日を要するが,過去にその医薬品に感作されていれば(再投与では)1時間〜1日以内に発症しうる.

> **MEMO** (独)医薬品医療機器総合機構医薬品副作用被害救済制度が適応される.

表1 副作用としての無顆粒球症の定義

- 顆粒球数がほぼ0あるいは500/μL以下で,基本的に赤血球数および血小板数の減少のないもの(汎血球減少傾向となる場合もある),

かつ,

- 抗腫瘍薬の使用や他に原因が考えられる場合(ビタミンB_{12}欠乏,慢性肝疾患など)を除き,被疑薬が最近投与されたものであり,その医薬品の中止により回復がみられるもの.

[文献2より引用]

STEP 3 どう診断していくか

- 血液検査:白血球減少症を認め,特に白血球分画で顆粒球(桿状核好中球+分葉核好中球)が著減.末梢血塗抹標本では顆粒球をほとんど認めない.赤血球数および血小板数は通常正常値を示すが,汎血球減少傾向となる場合もある.
- 骨髄所見:発症後の時期により異なるが,顆粒球系の低形成と成熟障害を認めることが多い.骨髄芽球,前骨髄球が増加し,それ以降の成熟顆粒球系細胞がみられず,一見,急性骨髄性白血病を思わせる像を呈することもある.
- 未治療Basedow病では白血球4,000/μL未満の症例が約10%にみられるので,抗甲状腺薬投与前に白血球数とその分画をチェックしておく[3].

> **MEMO** 抗甲状腺薬では,投与開始後少なくとも2～3ヵ月間は,原則として2週に1回,それ以降も定期的に白血球分画を含めた血液検査を実施する.

文献

1) Tajiri J, et al: Thyroid; **7**: 575-578, 1997
2) 厚生労働省:無顆粒球症(顆粒球減少症,好中球減少症).重篤副作用疾患別対応マニュアル.〈http://www.mhlw.go.jp/topics/2006/11/dl/tp1122-1f13.pdf〉(2015年5月参照)
3) 日本甲状腺学会(編):バセドウ病治療ガイドライン2011.南江堂,東京,p58-59, 2011

4 周期性四肢麻痺

- 骨格筋のイオンチャネルの異常で生じ，全身性の一過性筋力低下と弛緩性麻痺を特徴とする疾患群である．家族性（Na, K または Ca チャネルの遺伝子異常）と続発性に分類される．
- 麻痺は左右対称性で，上肢よりも下肢，遠位筋よりも近位筋に強く，呼吸筋は通常障害されない．
- 約半数が甲状腺中毒性に合併する（続発性低 K 性）．男性の頻度は甲状腺中毒症の約 10％で，男女比は 20：1 であり，原因のほとんどは Basedow 病である[1]．
- 低 K 性周期性四肢麻痺の発作時には K 製剤の経口投与を行う．続発性の場合は原因疾患の治療も行う．

STEP 1　どう対処するか

- 発作時に低 K 血症があれば，経口もしくは経静脈的に K 製剤の投与を行う．目標は血清 K 値の正常化であり，筋力の正常化ではない．筋力の回復は血清 K 値の正常化よりも遅れることが多い．

1）低 K 血症の補正

- 吸収が緩徐であり安全に使用できるため，K 製剤は可能な限り経口投与を行う．補正中は，心電図と血清 K 値のモニタリングが必須．
- 治療開始後 2～4 時間で症状は軽快し，多くの場合 24～36 時間以内に消失する．

> スローケー®錠（K 8 mEq/錠）あるいは塩化カリウム末（K 13 mEq/g）を 0.2～0.4 mEq/kg で 1～3 時間にわたり 30 分おきに血清 K 値を確認しながら投与
> 経口摂取ができない場合は経静脈的投与を行う．この場合，投与速度は K 20 mEq/時を超えないように注意

POINT
- 低 K 血症の鑑別診断のため，K 投与前に必ず尿中の電解質も同時に測定．K の持続的喪失がない限り，回復期の高 K 血症を防ぐため，K の総投与量は 24 時間で 90 mEq 以下にする[2]．
- 低 K 血症が増悪するため，ブドウ糖を含む輸液は避ける．

2) 細胞内へのKシフトを防止
- 甲状腺中毒症性周期性四肢麻痺に対しては，次の発作予防のために非選択性β遮断薬が有効である[3]．

> インデラル®錠（10 mg）1回1〜2錠を8時間ごとに経口投与

3) 原疾患に対する治療
- 続発性の場合，原因を取り除けば発作は起こらなくなると考えられ，原因疾患の治療を行う．

STEP 2 どのように考えるか

1) 原疾患を探る
- 多くは続発性であり，なかでも甲状腺中毒症性周期性四肢麻痺が大半を占める．家族性の場合は高K性・正K性もあるが，続発性の周期性四肢麻痺は低K血症に伴う．

  ☞低K血症の鑑別については，「Ⅱ-18．低K血症」参照

2) 誘因を探る
- 高炭水化物食，インスリン投与，寒冷曝露，ストレス，激しい運動などにより誘発される．発作自体は安静時に生じる．

STEP 3 どう診断していくか

- 典型的な周期性四肢麻痺の発作であれば，随意的な筋収縮だけでなく腱反射も減弱・消失する．

〈周期性四肢麻痺の鑑別疾患〉

> 甲状腺中毒性ミオパチー：大半が慢性発症であり，甲状腺ホルモン値よりも罹病期間に相関．近位筋優位の筋力低下があるが，通常CKの上昇は認めない．
> 重症筋無力症：四肢筋力低下以外に，眼筋麻痺の日内変動を認める．

- **発作時の血清K値**は，病型の診断に不可欠である．

文献
1) 田上哲也：甲状腺中毒性周期性四肢麻痺．甲状腺疾患診療マニュアル，田上哲也（編）．診断と治療社，東京，p115, 2014
2) Manoukian MA, et al: Arch Intern Med **159**: 601, 1999
3) Lin SH, et al: Am J Kidney Dis **37**: 620, 2001

5 粘液水腫性昏睡

- 高度かつ長期間の甲状腺機能低下症によって引き起こされる中枢神経障害である.
- 低体温, 低換気(呼吸不全), 徐脈(循環不全)が特徴.
- 治療は中等量までのサイロキシン(T_4)製剤と少量のトリヨードサイロニン(T_3)製剤で開始する.

STEP 1 どう対処するか

- 粘液水腫性昏睡に対し, 甲状腺ホルモンをどのように補充すればよいかについては確立されていない. 現時点では「経鼻胃管から中等量までの T_4 製剤と少量の T_3 製剤で開始する」のが無難である(効果発現だけでなく, 過剰投与に対する中止効果も早いため).

1) 昏睡状態の治療

- 昏睡治療において重要なことは, 昏睡の原因・誘因となっている①低体温, ②低換気, ③低循環の是正である.
  - ①低体温:毛布などで保温する. 急激な昇温は低血圧や不整脈の原因になるため電気毛布は使用しない.
  - ②低換気:酸素投与で十分な酸素濃度の上昇と二酸化炭素濃度の低下が得られなければ人工呼吸器を用いる.
  - ③循環不全:輸液. 必要に応じて昇圧薬を用いる.
- 中枢性甲状腺機能低下症が否定できない場合は, 副腎皮質(ステロイド)ホルモン薬を先に開始する.
- 具体的には, 低換気に対し気道確保を行いながら, 低体温, 低血圧, 低Na, 感染症(誘因)の治療を行う.

> **POINT** T_3 製剤を 15 μg 分 3 で開始する. 狭心症や心筋梗塞の発症に注意しながら 3〜4 日おきに増量していき, FT_3 が上昇してきたら漸次 T_4 製剤に切り替えていく.
>
> ※ T_3 製剤を使うメリットは, 甲状腺ホルモンによる心毒性が出現した場合, 中止によって速やかに血中濃度が低下するからである.

> **POINT** 呼吸管理がなされていれば, 甲状腺機能を急速に改善させる必要はない.

チラーヂン®S散(初回50〜200μg)を経口または経鼻胃管から投与. 以後 50〜100μg/日で継続. TSHを指標に投与量を調節

I 内分泌・代謝緊急症への対処法

> チロナミン®錠(5μg)1回1錠,1日3回
> ソル・コーテフ®注(初回100〜300 mg),以後6〜8時間ごとに100 mg静注
> 輸血用電解質液(維持液)に50%グルコース40 mLと10% NaCl 20 mLを適時緩和して1日あたり1〜1.5 Lを点滴静注

STEP 2 どのように考えるか

● 甲状腺機能低下症(原発性または中枢性)が基礎にあり,重症の原発性または中枢性の甲状腺機能低下症が長期におよび,さらに薬剤や感染症などがきっかけになって引き起こされる.低体温,呼吸不全,循環不全,代謝異常などが中枢神経系の機能障害をもたらし,昏睡に至る.正しい治療(表1)[1]が行われないと生命にかかわる[2].

表1 粘液水腫性昏睡治療指針(案)

粘液水腫性昏睡と診断したら(を疑ったら),初期治療がきわめて重要である.基本的にはICUでの管理とし,呼吸・循環状態をモニターしながら治療をすすめる.

1) 全身管理
- 呼吸状態の管理:肺胞低換気に伴い,高炭酸ガス・低酸素血症・呼吸性アシドーシスを示すことが多く,重篤例ではCO_2ナルコーシスとなり死亡原因となるので呼吸管理が非常に重要である.早めに気管挿管下に機械的呼吸管理を考慮する.鼻カニューレなどによる酸素投与は0.5〜1.0 L/分より始める.
- 循環動態の管理:心拍出量の低下,循環血漿量の低下による血圧低下を示し,ショック状態に陥る場合もある.循環状態は刻々と変化するので,中心静脈圧を測定しながら輸液量をコントロールする.血圧低下(収縮期で<80 mmHg程度)があり,補液やステロイドの投与にもかかわらず改善しないときは,昇圧薬の投与を行う.
- 電解質異常などの補正:水排泄の低下や糸球体濾過率の低下により,低Na血症が起こりやすい.低Na血症(<120 mEq/L)がある場合には,意識レベルの低下と関連するので補正はしない,過剰の補液はしない.
- 低体温に対する処置:毛布や室温の調節などによる保温を行う.電気毛布などによる急激な能動的加温は末梢血管の拡張をきたし,ショックとなるおそれがある.

2) 副腎皮質ステロイドの投与
- 副腎不全の合併:副腎不全を合併することがあり,なくても相対的副腎不全となっている可能性があるので,例えば水溶性ヒドロコルチゾン100〜300 mgを静注し,以後8時間ごとに100 mg投与する.副腎不全が否定されるまでは投与あるいは漸減投与することが望ましい.

3) 甲状腺ホルモンの投与
- わが国では静脈注射用の製剤がないので(経鼻)胃管で投与するか,坐剤(注腸)などの方法で投与する.レボチロキシン(T_4)50〜200 μg/日を投与し,意識障害が改善するまで継続あるいは翌日から50〜100 μg/日を投与する.リオチロニン(T_3)〜50 μg/日を併用することもある.

4) 誘因の除去
- 抗菌薬の投与:明らかな感染症が存在する場合,適切な抗菌薬を選択する.感染症の徴候がマスクされるので,否定されるまでは広域の抗菌薬を投与することが望ましい.
- 誘因と考えられる薬剤の中止:誘因と考えられる麻酔薬,向精神薬,その他の薬剤の投与を中止する.

[文献1より引用]

- 頻度はきわめてまれである(わが国では18例の報告)が,致死率は10%以上.甲状腺機能低下症の基礎疾患として橋本病が多く,したがって女性に多い.

STEP 3 どう診断していくか

- ジャパンコーマスケール(JCS)で10以上,グラスゴーコーマスケール(GCS)で12以下の昏睡状態であり,甲状腺機能低下症の徴候(眼瞼浮腫,甲状腺腫または手術痕)や甲状腺疾患に関する家族からの情報を得て疑う(表2)[3].
- 原発性の場合の甲状腺刺激ホルモン(TSH)はおおむね20μU/mL以上,中枢性の場合はその他の下垂体前葉ホルモン欠乏症状に留意する.特に副腎不全ではTSHが軽度上昇するので,原発性か中枢性の判断には注意が必要である.低Na血症を認めることが多い.

表2 粘液水腫性昏睡の診断基準(3次案)

●必須項目
1. 甲状腺機能低下症
2. 中枢神経症状(JCSで10以上,GCSで12以下)

●症候・検査項目
1. 低体温(35℃以下:2点,35.7℃以下:1点)
2. 低換気($PaCO_2$ 48 Torr以上,動脈血pH 7.35以下,あるいは酸素投与:どれかあれば1点)
3. 循環不全(平均血圧75 mmHg以下,脈拍数60/分以下,あるいは昇圧薬投与:どれかあれば1点)
4. 代謝異常(血清Na 130 mEq/L以下:1点)

●診断の基準
確実例:必須項目2項目+症候項目2点以上
疑い例:a. 甲状腺機能低下症を疑う所見があり必須項目の1は確認できないが,必須項目の2に加え症候・検査項目2点以上
　　　　b. 必須項目の(1, 2),および症候・検査項目1点
　　　　c. 必須項目の1があり,軽度の中枢神経系の症状(JCSで1~3またはGCSで13~14)に加え症候・検査項目2点
以上

[文献3より引用]

文献

1) 田中祐司ほか:日甲状腺会誌,**4**:47-52, 2013
2) Wartfsky L:. Myxedema coma. Werner & Ingbar's The Thyroid, a fundamental and clinical text, 10th ed, Lewis E Braverman, rt al(eds), Lippincott, Wikkiams & Wilkins, Philadelphia, 600-605, 2013
3) 日本甲状腺学会〈http://www.japanthyroid.jp/doctor/img/shindan.pdf〉(2015年7月参照)

6 甲状腺術後合併症

- 低 Ca 血症は術直後より起こりうる.
- 甲状腺腫瘍の手術では,合併症の出現は術式およびリンパ節廓清の範囲に依存する.
- 術後甲状腺機能低下症に対して甲状腺ホルモン補充,副甲状腺機能低下症に対して Ca 製剤および活性型ビタミン D 内服を開始する.
- Basedow 病手術では,ヨウ化カリウム丸などの無機ヨウ素,ステロイド,β遮断薬,抗甲状腺薬など併用し,可能な限り術前に甲状腺機能を正常にコントロールすることが肝要である.無機ヨウ素は術中出血量の軽減が期待できる.

STEP 1 どう対処するか

- 甲状腺全摘術では甲状腺ホルモン補充を行う(永続的に必要なため患者に説明する).
- 術後低 Ca 血症にも早急に対応する.副甲状腺の 80%は下甲状腺動脈から血流を得ているため,虚血による一過性の機能低下の場合もある.副甲状腺埋め込み例では 2〜3 ヵ月後から血清 Ca 値の上昇を認めるので,術後半年程度は慎重に Ca 値の推移をみながら内服投与量を決定すべきである.

1) 甲状腺全摘に対する甲状腺ホルモン補充

> チラーヂン®S 散
> 成人では体重 1 kg あたり 2 μg/日,小児では 4〜8 μg/kg/日が投与目安

高齢者,心疾患・不整脈合併例では,より少量(25〜50μg/日)から開始し慎重に漸増する.

2) 低 Ca 血症の改善

①術後テタニー症状

> カルチコール®注(10 mL 中に 78.5 mg の Ca 含有)1〜3 A+生理食塩水 100 mL を 30 分から 1 時間程度で緩徐に点滴

※急激な血清 Ca 濃度の変化は心機能異常をきたしうるため注意する.

②食事により低 Ca 血症は改善が見込まれるが,経口摂取が困難

> カルチコール®注 8〜10 A を生理食塩水もしくは 5%ブドウ糖液 500〜1,000 mL に溶解し 12〜24 時間かけて持続点滴

③経口投与

乳酸カルシウム水和物原末 1回1g，1日2〜5回
または
アスパラ-Ca錠®(200mg) 1日1.2g，2〜3回に分割
＋
アルファロール® 1回0.5〜1μg，1日2〜3回
または
ロカルトロール®カプセル 1日0.5〜2μg，2〜3回に分割
など適宜調整．乳酸カルシウム水和物2〜3g/日＋アルファロール® 2〜3μg/日となる場合が多い．ロカルトロール®はアルファロール®の半分量が目安である

STEP 2 どのように考えるか

- 甲状腺は血流に富んだ内分泌臓器(4〜6 mL/分/g tissue)であり，重さは成人で約15〜20g，筋肉に囲まれ後面に気管がある．術後出血・浮腫により気道閉塞をきたした場合は，緊急再手術が必要となる[1]．
- 手術では上喉頭神経外枝，反回神経を同定し，損傷に注意する(図1，図2)．
- 術後合併症の頻度として永続性反回神経麻痺は，良性腫瘍：0.1〜0.9%，甲状腺癌：0.5〜3.5%と報告されている．また，永続性副甲状腺機能低下症は良性：0〜3.4%，甲状腺癌：3.3〜20.4%程度で施設により異なる[2]．

STEP 3 どう診断していくか

- 甲状腺腫瘍術後合併症として起こりうる症状を表1に示す．

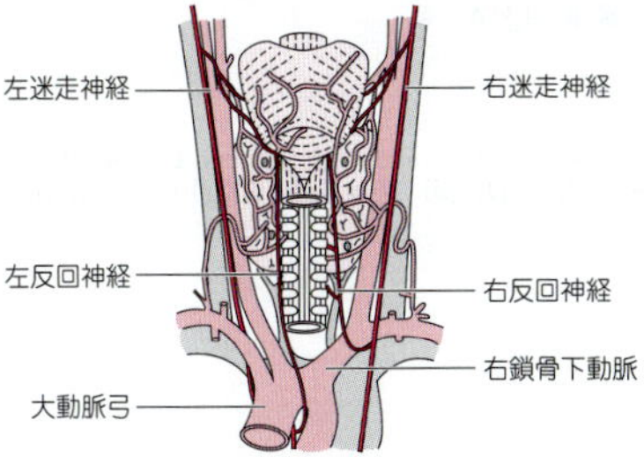
左迷走神経
右迷走神経
左反回神経
右反回神経
右鎖骨下動脈
大動脈弓

図1 反回神経の走行(背側から)

図2 甲状腺の所属リンパ節

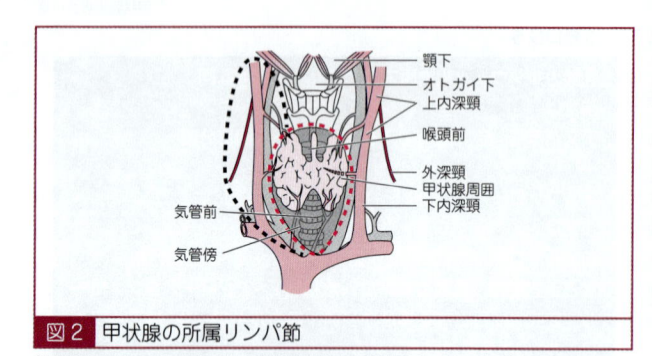

顎下/オトガイ下/上内深頸/喉頭前/外深頸/甲状腺周囲/下内深頸/気管前/気管傍

甲状腺癌では図の赤い点線ごとく甲状腺以外に周囲組織(リンパ節+脂肪)を切除するので,郭清範囲に含まれる反回神経・副甲状腺の合併症の頻度が高い.頸部リンパ節転移が認められる場合は,さらに黒い点線の範囲も郭清を追加するので手術時間・出血量も増える.

表1 起こりうる甲状腺腫瘍術後合併症

出血,浮腫	
術後甲状腺機能低下症	甲状腺全摘術をした場合
低Ca血症	手術直後から発症する可能性あり
反回神経麻痺	・一側性声帯麻痺による嗄声・誤嚥 ・両側麻痺(非常にまれ)は失声・気道閉塞のおそれ ※神経麻痺の改善には6ヵ月程度必要 ※術後反回神経麻痺の危険因子:年齢,腫瘍最大径,腫瘍と神経の癒着
上喉頭神経外枝損傷	高い声や大きな声が出なくなる
逆流性食道炎	
一時的な顔面浮腫	頸部静脈,リンパ管を摘出した場合
その他	耳介の知覚障害(大耳介神経麻痺),肩が上がらない(副神経麻痺),頸部皮膚の知覚低下・しびれなど*

*頸部郭清の程度・範囲により異なる.

文献

1) Thomas L Kennedy: Head and Neck Surgery **14**: 74-79, 2003
2) 日本内分泌外科学会ほか(編):甲状腺腫瘍診察ガイドライン2010年版,金原出版,東京,2010

7 高 Ca 血症性クリーゼ

- 生命の危機にかかわる著しい高 Ca 血症.
- 血中 Ca 12 mg/dL 以上になると悪心,便秘,腹痛などの消化器症状,神経・筋障害による易疲労感や脱力などが生じ,腎尿細管での尿濃縮能が低下し,多飲・多尿となる.
- 血中 Ca 14 mg/dL では昏迷,昏睡が生じることもあり急性腎不全,心電図変化(徐脈,房室ブロック,QT 短縮)と救命治療を要する.
- 高 Ca 血症の原因の最多は原発性副甲状腺機能亢進症,次に悪性腫瘍に伴う高 Ca 血症である.

STEP 1 どう対処するか

1) 脱水の補正
- 多量の生理食塩水の点滴にて脱水を補正する.

> 0.9% 生理食塩水 2~4 L/日

2) Ca 排泄の増大
- 尿量を確保し,ループ利尿薬で Ca 利尿を促す.

> ラシックス®注 20~40 mg 静注 12~24 時間ごと(細胞外液補充後に必要時併用する)

3) 血中 Ca 濃度の低下
- ビスホスホネート注射薬は強力な破骨細胞抑制作用をもち,血中 Ca 濃度を低下させる.効果発現に 1~2 日程度要し,投与後 1 週頃に最低 Ca 値となる.

> アレディア®注 30~45 mg/回を生理食塩水または 5%ブドウ糖液 500~1,000 mL に溶解し,約 4 時間かけて点滴静注
> ゾメタ®注 4 mg を生理食塩水または 5%ブドウ糖液 100 mL に溶解し,15 分以上かけて点滴静注
> テイロック®注 10 mg を生理食塩水または 5%ブドウ糖液 500 mL に溶解し,約 4 時間かけて点滴静注

POINT
輸液中の Ca 含有量に注意.ビタミン D を含む総合ビタミン剤は控え,高 Ca 血症が是正されるまでは生理食塩水を主体とする.

I 内分泌・代謝緊急症への対処法

> **MEMO** カルシトニンは破骨細胞機能を阻害する．ビスホスホネート製剤よりも即効性があるが血中 Ca 値低下作用は劣り，効果は数日間程度である．
>
> 例：エルシトニン®注 40 単位 2 回/日筋注
>
> $1,25(OH)_2D$ が関連する高 Ca 血症（骨髄腫その他血液悪性疾患，サルコイドーシス，ビタミン D 中毒）に副腎皮質ステロイド（通常はヒドロコルチゾン点滴もしくは経口プレドニゾロン）が有効である．機序は腸管からの Ca 吸収阻害，尿中 Ca 排泄増加であり，プレドニゾロン換算で 1 mg/kg/日を投与する．

STEP 2 どのように考えるか

- 問診で高 Ca 血症による症状を聞き，発症時期および経過（急性 or 慢性）を確認する[1]．
- 薬剤性（ビタミン D 内服・軟膏，ビタミン A，Ca 製剤やサプリメント，サイアザイド，リチウム）の有無を確認する[2]．
- 血中（Alb, Ca, P, Cr），尿（Ca, P, Cr），ALP，intactPTH，PThrP，25OHD，$1,25(OH)_2D$，尿中 Bence-Jones 蛋白，骨代謝マーカーなどを必要に応じ測定し高 Ca 血症の鑑別診断をすすめる[3]．

☞「Ⅱ-19．高 Ca 血症」を参照

文献

1) 八十田明宏ほか：副甲状腺とカルシウム代謝．最新内分泌代謝学，中尾一和ほか（編），診断と治療社，東京，2013
2) 木村寛也ほか：高カルシウム血症クリーゼ．最新内分泌検査マニュアル，第 3 版，高野加寿恵（監）．日本医事新報社，東京，p196-197，2010
3) 福井次矢ほか（監）：ハリソン内科学，第 4 版，メディカル・サイエンス・インターナショナル，東京，2013

8 副腎クリーゼ

- 副腎皮質ステロイドの急激な低下によって発症する,主にコルチゾールの欠乏により循環不全をきたした急性副腎皮質機能低下症の病態.
- 慢性の副腎皮質機能低下症患者での頻度は年間 6.3%[1].
- 副腎皮質機能低下症の患者で,発熱・外傷などの急性のストレスが加わった場合や,ステロイド長期投与患者でステロイドを不適切に減量ないし中断した場合に疑う.
- 治療は可及的速やかにステロイド投与することが重要.

STEP 1 どう対処するか

- 副腎クリーゼを疑いショックや全身状態不良の場合には,速やかにステロイドの投与を行う.同時に専門医へのコンサルトを行う.
- 脱水や電解質の補正,必要に応じて昇圧薬や抗菌薬を投与する.
- クリーゼの誘因を知ることが治療に重要であるため,患者や家族から病歴を詳しく聴取する.
- 血中コルチゾールが低値であることを確認するため,できるだけステロイド投与前に血液検査を行う.

1) ステロイドホルモンの補充

- 副腎からのコルチゾール分泌は,外傷・感染などのストレス時に 100〜200 mg/日となることから,同程度の補充が必要となる.

> ヒドロコルチゾン(ソル・コーテフ®注,サクシゾン®注など)100 mg を静脈投与,その後 6〜8 時間ごとにヒドロコルチゾン 100 mg を投与.2 日目以降は全身状態が改善傾向にあれば漸減する

2) 全身管理

①呼吸・循環管理
②補液・電解質補正

- 生理食塩水 2〜3 L/日を点滴投与する.副腎不全に伴い低 Na 血症をきたすが,ステロイドと生理食塩水で改善がみられることから,補正目的に高張食塩水を補充する必要はない.

3) 誘因除去

- 感染があれば抗菌薬を投与.そのほかストレスとなる原疾患の治療.

4) クリーゼ離脱後の治療

- 維持量として経口ヒドロコルチゾン 15〜20 mg/日を投与する.

> コートリル®錠(10 mg)1 日 15〜20 mg,1 日 2 回(朝 10〜15 mg,夕 5 mg)

STEP 2 どのように考えるか

1) 誘因を探る（表1, 表2）
- ステロイドの長期投与や慢性の副腎不全状態であったかについては患者や家族からの病歴聴取がとても重要である．

表1　副腎クリーゼの誘因

① 慢性の副腎不全状態に感染などの急性のストレスが加わった場合
② ステロイド長期投与患者でステロイドを不適切に減量ないし中断した場合
③ 急な副腎皮質組織の破壊・壊死（副腎出血など）や下垂体卒中による場合

表2　副腎皮質機能低下症の原因疾患

① 原発性副腎皮質機能低下症
　自己免疫性：特発性，Addison病，自己免疫性多内分泌腺症候群（APS）1型，APS2型
　感染：結核，真菌症，ヒト免疫不全ウイルス（HIV）など
　癌の副腎転移，アミロイドーシス，副腎出血，両側副腎摘出術後など
② 続発性副腎皮質機能低下症
　長期にわたる外因性ステロイド投与
　下垂体機能低下症：下垂体腫瘍，下垂体腫瘍術後，下垂体卒中，癌の下垂体転移など
　ACTH単独欠損症

［文献2より改変して引用］

STEP 3 どう診断していくか

- 副腎クリーゼの症候は非特異的（表3）であるため，原因不明のショック状態や全身状態が不良の患者をみたら，本疾患を鑑別の1つとして考える．

表3　急性副腎皮質機能低下症の臨床症状・検査所見

脱水，低血圧，ショック，悪心，嘔吐，体重減少，急性腹症，低血糖，発熱，低Na血症，高K血症，高Ca血症，好酸球増多

［文献2より改変して引用］

- 原発性副腎皮質機能低下症では血中ACTHは高値，続発性副腎皮質機能低下症では低値～正常となる．一般血液検査では低Na血症，高K血症，低血糖，好酸球増多をしばしば認める．

> **MEMO**　慢性の副腎皮質機能低下症の患者では感染や外傷などのストレスにより副腎クリーゼを引き起こすことから，ストレス時のステロイド増量について具体的に説明しておく．

文献
1) Hahner S, et al: Eur J Endocrinol. **162**: 597-602, 2010
2) Stewart PM: The adrenal cortex. Williams Textbook of Endocrinology, 12 ed, Kronenberg HM, et al. (eds), Saunders/Elsevier, Philadelphia, 2011

9 褐色細胞腫クリーゼ

- 褐色細胞腫の経過中に種々の誘因により，高血圧クリーゼ（血圧の著しい上昇を認め，放置すれば不可逆的な臓器障害により致命的となる）が引き起こされた状態.
- 高血圧の病歴があり，カテコラミン過剰分泌による症状（頭痛，動悸，発汗など），著明な血圧上昇に伴う症状（悪心，嘔吐，意識障害など），心不全，肺水腫などを呈した場合に疑う.
- 原則として入院治療が必要で，治療の第一選択はα遮断薬のフェントラミン（レギチーン®）を経静脈的に投与する.

STEP 1 どう対処するか

- 著明な血圧上昇を認めた際には，他に褐色細胞腫を疑う所見の有無を確認する．褐色細胞腫ではβ遮断薬の単独投与は禁忌であるため，それ以外の薬剤で降圧を図る.
- 初期治療の目標としては拡張期血圧を 110 mmHg 以下に維持する．その後 2～6 時間の間に 160/100 mmHg 程度に降下させる.

1) 降圧治療

①α遮断薬
- 治療の第一選択としてα遮断薬のフェントラミンを経静脈的に投与する．即効性があるが持続時間が非常に短いため，静注後持続点滴が必要となる．可能であれば経口α遮断薬も開始する.

②α遮断薬で十分な降圧が図れなければ，Ca 遮断薬や硝酸薬の点滴静注を行うこともある.

> レギチーン®注 2～5 mg を静脈投与．その後 2 mg/時（レギチーン®注 100 mg＋5%ブドウ糖 90 mL）の速度で持続投与を開始し，血圧をみながら適宜増量
> カルデナリン®錠（1 mg）1 回 1 錠，1 日 2 回で開始し，血圧をみながら 16 mg/日まで適宜漸増

2) 頻脈に対する治療

- フェントラミンは非選択的α遮断薬であるため，交感神経$α_2$受容体も阻害する結果，神経末端でのノルアドレナリン遊離が増加し頻脈の原因となる．頻脈を合併した際にはβ遮断薬を投与するが，急激なβ遮断による致死的不整脈が生じることがあるため，経口投与が望ましい.

I 内分泌・代謝緊急症への対処法

> インデラル®錠(10 mg) 1回1錠，1日3回で開始し，効果をみながら60 mg/日まで増量

3) 全身管理
- 呼吸・循環管理．
- 補液．

4) クリーゼ離脱後の治療
- 降圧治療とクリーゼ予防を目的として，α遮断薬の経口投与を行う．α遮断薬で十分な降圧が図れなければCa拮抗薬を追加する．頻脈に対してはα遮断薬を投与したうえで，β遮断薬を投与する．

> カルデナリン®錠(1 mg) 1回1錠，1日2回で開始し，血圧をみながら16 mg/日まで適宜漸増
> ノルバスク®錠(5 mg) 1回1錠，1日1回で開始し，血圧をみながら10 mg/日まで増量
> インデラル®錠(10 mg) 1回1錠，1日3回で開始し，効果をみながら60 mg/日まで増量（頻脈に対して）

STEP 2　どのように考えるか

1) 誘因を探る(表1)

表1　クリーゼ発症の誘因

日常生活での誘因	前屈姿勢（ものを持ち上げる動作），運動，過食，飲酒，排尿，排便，妊娠中（子宮による圧迫），ストレス
手技・検査	腹部の触診，注腸検査，腫瘍生検，ヨード造影剤（原則禁忌：やむをえない場合はフェントラミンやプロプラノロールを準備して行う）
薬剤	ドパミン受容体拮抗薬（メトクロプラミド），グルカゴン，β遮断薬単独投与，三環系抗うつ薬，モノアミン酸化酵素（MAO）阻害薬，グルココルチコイド
その他の治療（腫瘍の崩壊による）	化学療法（CVD治療），放射線治療（[131]I-MIBG内照射，外照射），経カテーテル動脈塞栓術

［文献1より改変して引用］

STEP 3　どう診断していくか

- 血液検査：発作時の血漿カテコラミン測定（非発作時にはカテコラミンが正常である症例もあるため），循環血漿量減少のため血漿レニン活性，アルドステロン濃度が増加．
- 尿検査：蓄尿中カテコラミン，メタネフリン分画の測定．
- 画像検査：全身状態不良時でも施行できる腹部エコーを行う．腫瘍

は通常 3〜10 cm であるためエコーでも確認可能である．副腎部に腫瘍がみつからない場合は異所性褐色細胞腫を疑い，全身状態が安定してから CT・MRI・^{123}I-MIBG シンチなどでの検索を行う．
- 一般検査所見：脱水を示唆する血清蛋白濃度，BUN/クレアチニン比，ヘマトクリット上昇がみられる．腫瘍崩壊を伴う場合には血清 LDH，BUN，K の増加，腫瘍からの炎症性サイトカインの刺激で好中球優位の白血球増加，CRP 増加がみられる．

文献

1) 厚生労働省　難治性疾患克服研究事業　褐色細胞腫の診断および治療法の推進に関する研究班：内科的治療．褐色細胞腫診療指針 2012，厚生労働省，p23-26，2012

10 糖尿病性ケトアシドーシス・高浸透圧高血糖症候群・乳酸アシドーシス（昏睡）

- 緊急対応を要する病態である．
- 年間10万人あたり，糖尿病性ケトアシドーシス(DKA)，高浸透圧高血糖症候群(HHS)は65人，乳酸アシドーシス(LA)はメトホルミン関連群で2.4〜10人である．
- バイタル異常（意識障害，呼吸異常，頻脈，低血圧など）を伴う高血糖ではDKAやHHSを鑑別に挙げ，動脈血ガス分析を追加する．
- まず脱水補正を始め，血清K値を確認後にインスリンを持続静注する．その後，頻回にモニタリングし各種パラメータを随時調整する．感染などの誘因があれば対処する．

STEP 1　どう対処するか

- バイタル異常を伴う高血糖患者に対してDKAやHHSを疑い動脈血ガス分析を追加して鑑別後，まず脱水補正を開始する．
- 患者家族には，緊急事態であり死亡しうることを説明する（特にHHSとLA）．

1）脱水補正
- 心不全や腎不全の既往もしくは高齢者の場合は慎重投与．

> 最初の1時間で0.5〜1Lの生理食塩水を点滴

2）血清K補正

> KClを輸液に混ぜて投与．血清K≦5 mEq/Lの場合は10 mEq/時，≦3.5 mEqの場合は20 mEq/時が目安

3）インスリン投与
- 血清Kが低値でないことを確認．原則，持続静注．

> ヒューマリン®R注を生理食塩水で1単位/mLに調整後，0.1単位/kg/時で開始

4）誘因への対応
- 感染症や脳梗塞，心筋梗塞，薬剤などの誘因を検索し，対応する．

5）その他
- LAの場合，透析療法は有効とされる．必要であれば呼吸，循環管理を含め全身管理を行う．

10 糖尿病性ケトアシドーシス・高浸透圧高血糖症候群・乳酸アシドーシス（昏睡）

STEP 2　どのように考えるか

1) 鑑別をするために考えること

- DKA や HHS はアシドーシスの有無やケトン体，アニオンギャップ，血清 Na，意識障害の程度，腹痛や片麻痺の有無などから鑑別するが，両者は重なる病態も多い．高血糖緊急症以外に，アルコール性ケトーシスや飢餓，および意識障害を伴う他疾患の可能性も検討する．

2) 頻回のモニタリングと調整が重要である

- 初期治療開始後は，頻回のモニタリングと調整が重要である．インスリン開始後血清 K 値は急に低下しうるため，心電図モニター装着の上で K 補充のタイミングを逸しない．脳浮腫や橋中心髄鞘崩壊症を回避すべく血糖値や血清 Na の補正速度に注意する．

STEP 3　どう診断していくか

- DKA の診断は，一般に高血糖（≧250 mg/dL），血中および尿中ケトン体増加，代謝性アシドーシス（pH＜7.30，HCO_3^-＜18 mEq/L）などで行う．ただし，血糖値は 250 mg/dL 未満でも否定はできない．ケトン体はβヒドロキシ酪酸とアセト酢酸を主成分とし，特に DKA で主体となる前者の血中高値（≧3.8 mmol/L）は診断的価値が高いとされるが，ケトスティックスなどを用いた通常の尿ケトン体測定法ではβヒドロキシ酪酸を検出できないため注意を要する．HHS の診断は，高血糖（≧600 mg/dL），血清浸透圧高値（≧320 mOsm/L）をきたす一方で，アシドーシスやケトン体を認めない～軽度（通常は pH＞7.30，HCO_3^-＞15 mEq/L）などから行う．血漿浸透圧は，2Na（mEq/L）+血糖値（mg/dL）/18 の式を用いて推定可能である．DKA と HHS の病態は連続しており，両者の特徴を示す場合もある．

- DKA は 1 型糖尿病患者が sick day 時に不適切なインスリン管理を行った場合に数時間～数日で，HHS は口渇を訴えにくい高齢者の 2 型糖尿病患者が数日～数週で発症する場合が多い．DKA や HHS が糖尿病の初発であることもあり，糖尿病の既往がないことを理由に否定しない．

- LA は乳酸 5.0 mmol/L 以上でアニオンギャップ開大を伴うアシデミア（＜pH 7.3）の場合に疑う．ビグアナイド内服例ではおおむね不適切例（腎・肝障害例，大量飲酒例）において生じている．

11 低血糖昏睡

- 低血糖昏睡は，グルコースの欠乏による中枢神経系機能低下による症状である．
- 血糖値が 50 mg/dL 程度で眠気，集中力低下，見当識障害などが出現し，30 mg/dL 程度で意識消失や昏睡といった重篤な症状を呈する．
- わが国で救急搬送患者約 6,000 例の 0.9％ が重症低血糖による意識障害であったという報告がある[1]．
- 意識障害がある場合には，常に低血糖を疑うことが重要である．
- 治療の基本は，低血糖の是正である．

STEP 1　どう対処するか

- 意識障害などの低血糖症状があり，血糖値が 70 mg/dL 以下の場合は低血糖症としてただちに対応する．
- 患者家族には，低血糖昏睡が 4～5 時間以上経過すると後遺症をきたす可能性があること[2, 3]を説明する．

1）低血糖の解除
①静脈路確保可能な場合：採血後にブドウ糖静注．
②静脈確保困難な場合：口唇と歯肉の間に糖質を塗る処置やグルカゴン 1 mg を筋注．

> 50％ブドウ糖液 20～40 mL または 20％ブドウ糖液 40 mL 静注（Wernicke 脳症が疑われる場合には，採血後にブドウ糖投与前もしくは同時にチアミン 100 mg の静注を考慮．）．15 分後に血糖値を再検して，改善がなければ再度ブドウ糖液静注を繰り返す

- SU 薬など遷延性低血糖のリスクが高い場合．

> 10％ブドウ糖液（100 mL/時程度（心不全や腎不全もしくは高齢者の場合は適宜調整））の点滴開始

2）低血糖の解除後の治療
- 薬剤性の場合には，意識障害が改善した後も，原因薬剤の作用で再び低血糖になる可能性があるため経過観察入院が望ましい．特に，高齢者や腎機能が低下した患者のスルホニル尿素（SU）薬による低血糖の場合は，注意が必要である．

3）再発予防
- 血糖が正常化し，意識障害が改善したら，可能な場合は食物摂取を

- して再び血糖が低下することを予防する．
- 糖尿病治療薬による低血糖の場合は，全身状態やライフスタイルに合わせて治療目標や薬剤の投与量・製剤の種類を再検討する．同時に，低血糖に関して，患者および家族など患者周囲への指導が重要．
- 糖尿病治療中の患者では，あらかじめグルカゴン1 mgを処方し，重症低血糖時に家族などが患者に筋注するよう指導しておくこともある．
- それ以外の場合には，各々の成因について対応が必要となる．

STEP 2　どのように考えるか

1）低血糖の原因を探る

- 糖尿病患者では，インスリン，SU薬やグリニド薬のインスリン分泌刺激作用をもつ薬剤が原因となることが多い．ただし，必要に応じて他の原因についても検討する．
- 具体的には，反応性低血糖，経口血糖降下薬以外も含めた薬剤性低血糖症，二次性低血糖症，インスリン自己免疫症候群，インスリンによる factitious hypoglycemia，インスリノーマなどがある．

STEP 3　どう診断していくか

- 意識障害患者では，すぐに簡易血糖測定器で血糖を測定する．その後，静脈路を確保すると同時に採血を行う．
- 一般血液検査で，血糖，血算，AST・ALT，BUN・Cr，CK，Na・K・Cl・Ca，CRP，アンモニア，血液ガスなどを調べ，意識障害の AIUEO TIPS などを参考に鑑別をすすめる．

〈AIUEO TIPS〉

Alchol, Insulin, Uremia, Encephalopathy,
Opiate, Trauma, Infection, Psychogenic, Syncope

- ブドウ糖投与で意識が状改善する場合は，低血糖昏睡と考えられる．
- 服薬・インスリン投与状況や摂食量など病歴を家族から聴取することが重要である．

> **MEMO**　救急外来ですぐに測定できないことが多いが，低血糖時の血液検査の残血清で，血中インスリン・Cペプチドを測定することが，原因の鑑別に有用である．

文献

1) Haneda M, et al Nephrol Dial Transplant **24**: 338-341, 2009
2) 日本糖尿病学会（編）：科学的根拠に基づく糖尿病診療ガイドライン，南江堂，東京，2013
3) 日本糖尿病学会（編）：糖尿病専門医研修ガイドブック，改訂第5版，診断と治療社，東京，2012

II

主要症候からの鑑別診断

1 高血圧

● まず，本態性高血圧か二次性高血圧かを診断する．そのためには，高血圧の発症と経過，随伴症状などについての詳細な問診と，身体診察における特異的症候の有無について確認・評価が重要である．

アプローチのための疾患スクリプト[1]   ★は見逃すと危険な疾患

鑑別すべき疾患	疾患を鑑別するためのチェック事項，対処（治療）法
本態性高血圧	
下記　二次性高血圧をきたす疾患が除外された後に診断できる	
二次性高血圧	
腎性高血圧	
★腎実質性高血圧	チェック ①腎疾患の既往　②腎機能低下，蛋白尿，血尿 対処　原疾患の治療
腎血管性高血圧	チェック ①急な血圧上昇　②腹部血管雑音，レニン・アンジオテンシン系の亢進，腹部血管エコー・CT，腹部血管造影 対処　腎血管の狭窄または閉塞部位の解除
内分泌性高血圧	
原発性アルドステロン症	チェック ①四肢脱力，夜間多尿　②低K血症，低レニン・高アルドステロン血症，腹部CT，内分泌学的負荷試験 対処　☞「Ⅲ-D-3．原発性アルドステロン症（PA）」参照
★甲状腺機能亢進症	チェック ①頻脈，発汗，体重減少　②甲状腺腫，甲状腺中毒症，ALP高値 対処　原疾患に対する治療　☞「Ⅲ-B-5～10」参照
甲状腺機能低下症	チェック ①徐脈，浮腫，活動性減少　②甲状腺腫，甲状腺機能低下，CK高値 対処　☞「Ⅲ-B-3．甲状腺機能低下症」参照
副甲状腺機能亢進症	チェック ①多飲多尿，悪心，便秘，尿路結石　②高Ca血症 対処　原疾患に対する治療　☞「Ⅲ-C-4．原発性副甲状腺機能亢進症（PHPT）」，「Ⅲ-C-5．家族性副甲状腺機能亢進症」参照
★Cushing症候群	チェック ①筋力低下，体重増加，満月様顔貌，中心性肥満　②Cushing徴候，高血糖，骨粗鬆症，高コルチゾール血症，内分泌学的負荷試験 対処　☞「Ⅲ-A-8．Cushing病とsubclinical Cushing病」，「Ⅲ-D-4．Cushing症候群とsubclinical Cushing症候群」参照
★褐色細胞腫	チェック ①発作性高血圧，動悸，発汗，頭痛　②血中・尿中カテコラミン高値，腹部CT・MRI，^{123}I-MIBGシンチグラフィー 対処　☞「Ⅲ-D-5．褐色細胞腫と傍神経節細胞腫」参照
先端巨大症	チェック ①四肢末梢肥大，手根管症候群，変形性膝関節症　②巨大舌，眉弓部突出，高血糖，IGF-I高値，下垂体MRI，内分泌学的負荷試験 対処　☞「Ⅲ-A-6．先端巨大症」参照

1 高血圧

心血管関連高血圧		
大動脈縮窄症	チェック	①めまい,頭痛,下肢冷感 ②血圧上下肢差,収縮期駆出性雑音,血管造影CT・MRI,心エコー
	対処	外科的治療,血管内治療,投薬治療
大動脈炎症候群	チェック	①全身倦怠感,発熱,体重減少,失神,頭痛,視力障害 ②血圧の左右差,脈拍の消失・源弱,炎症反応上昇,血管造影CT・MRI
	対処	血管内治療,投薬治療
睡眠時無呼吸症候群	チェック	①いびき,日中の眠気・集中力の低下 ②肥満,多血症,睡眠ポリソムノグラフィ検査
	対処	減量,持続陽圧換気療法
薬剤誘発性高血圧	チェック	①薬剤(ステロイド,甘草,交感神経刺激作用をもつ薬剤など)服用歴,健康食品の摂取歴 ②低K血症など
	対処	薬剤の中止
脳幹部血管圧迫	チェック	①顔面痙攣,三叉神経痛 ②頸部CT・MRI
	対処	外科的治療,投薬治療

STEP 1 どう考えるか

- 定義:複数回測定した血圧の平均値が 収縮期≧140 mmHg または拡張期≧90 mmHg が持続する状態を高血圧と診断する.
- まず血圧測定,病歴聴取,身体所見,一般検査を実施し,次いで二次性高血圧の除外を行う.
- 二次性高血圧の除外は高血圧診療においてはじめに行われるべきであり,特に,家族歴のない高血圧や若年性高血圧,低K血症を伴う高血圧,治療抵抗性高血圧では二次性の可能性を考慮する.二次性では血圧の重症度に比して,臓器障害が強いことが多い.

STEP 2 鑑別診断の手順は?

- 二次性高血圧を疑った場合は,必要に応じて特殊スクリーニング検査を実施する.

☞内分泌性高血圧の詳細については「Ⅲ-D. 副腎および高血圧疾患」を参照

STEP 3 どう対応するか

1) 生活習慣の改善の指導

- 血圧の重症度だけでなく,心血管系のリスク因子(喫煙・糖尿病・脂質異常症・肥満・慢性腎臓病・高齢者・若年発症の心血管疾患の家族歴など)や高血圧に基づく各種臓器障害(脳血管障害・左室肥大・虚血性心疾患・慢性腎臓病・閉塞性動脈疾患・高血圧性眼底変化など)の評価を行い,適切な血圧管理を行う必要がある[1,2].

2) 原疾患の治療

- 二次性高血圧に対しては原疾患に対する治療を優先する.

3）降圧療法

- 必要に応じて降圧薬を併用．
- 診療室血圧値と家庭血圧値に解離がある場合は，家庭血圧を重視して治療する．一般的な降圧目標は 140/90 mmHg 未満（家庭血圧は 135/85 mmHg 未満）である．糖尿病や慢性腎臓病合併症例では 130/80 mmHg 未満（家庭血圧は 125/75 mmHg）とする．
- 高血圧緊急症や心血管疾患高リスク群でなければ緩徐な降圧を図る．
- 最初に選択すべき薬剤は Ca 拮抗薬，アンジオテンシン II 受容体遮断薬（ARB）/アンジオテンシン変換酵素（ACE）阻害薬，利尿薬，（β 遮断薬）である（表 1）．

表 1　主な降圧薬の積極的適応

	Ca 拮抗薬	ARB/ACE 阻害薬	サイアザイド系利尿薬	β 遮断薬
左室肥大	●	●		
心不全		●[*1]	●	●[*1]
頻脈	●（非ジヒドロピリジン系）			●
狭心症	●			●[*2]
心筋梗塞後		●		●
CKD（蛋白尿−）	●	●		
CKD（蛋白尿＋）		●		
脳血管障害慢性期	●	●	●	
糖尿病/MetS[*3]		●		
骨粗鬆症			●	
誤嚥性肺炎		●（ACE 阻害薬）		

[*1] 少量から開始し注意深く漸増する
[*2] 冠攣縮性狭心症には注意する
[*3] メタボリックシンドローム

［文献 1 より改変して引用］

文献

1) 日本高血圧学会高血圧治療ガイドライン作成委員会（編）：二次性高血圧．高血圧治療ガイドラン 2014，ライフサイエンス出版，東京，p46，2014
2) 浦　信行ほか：主な降圧薬の特徴と使用法．降圧薬の考え方，使い方，浦　信行（編），中外医学社，東京，p54，2013

Note

2 低血圧

- 持続時間から①持続性,②一過性,③急性(ショック)に分類して鑑別診断をすすめ,本態性低血圧か二次性低血圧かを診断する.二次性低血圧をきたす原因としては,降圧薬などによる薬剤性や循環血漿量減少に伴うものの頻度が高い.その他,心疾患や内分泌疾患に伴うこともあり,原因疾患の診断が大切である.

アプローチのためのフローチャート

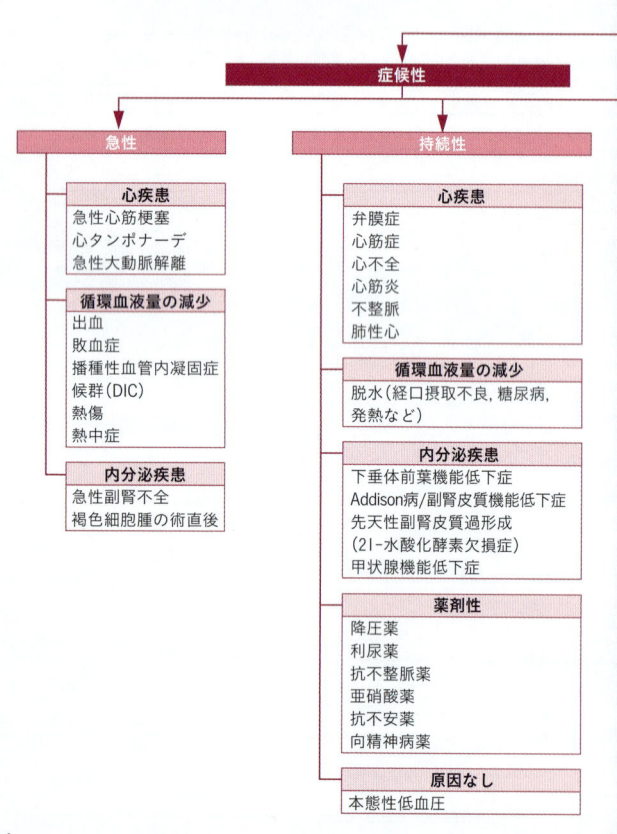

症候性

急性

心疾患
- 急性心筋梗塞
- 心タンポナーデ
- 急性大動脈解離

循環血液量の減少
- 出血
- 敗血症
- 播種性血管内凝固症候群(DIC)
- 熱傷
- 熱中症

内分泌疾患
- 急性副腎不全
- 褐色細胞腫の術直後

持続性

心疾患
- 弁膜症
- 心筋症
- 心不全
- 心筋炎
- 不整脈
- 肺性心

循環血液量の減少
- 脱水(経口摂取不良,糖尿病,発熱など)

内分泌疾患
- 下垂体前葉機能低下症
- Addison病/副腎皮質機能低下症
- 先天性副腎皮質過形成(21-水酸化酵素欠損症)
- 甲状腺機能低下症

薬剤性
- 降圧薬
- 利尿薬
- 抗不整脈薬
- 亜硝酸薬
- 抗不安薬
- 向精神病薬

原因なし
- 本態性低血圧

2 低血圧

II 主要症候からの鑑別診断

```
低血圧
├─ 無症候性
│   体質性低血圧
│
└─ 一過性
    ├─ 心疾患
    │   不整脈(発作性心房細動, 発作性上室性頻拍など)
    │
    └─ 起立性/神経調節性
        ├─ 中枢神経障害
        │   Parkinson病
        │   多系統萎縮症
        │   多発性硬化症
        │   脊髄空洞症
        │
        ├─ 末梢神経障害
        │   糖尿病性神経障害
        │   アミロイドーシス
        │   アルコール性神経症
        │   成長期・高齢者
        │
        └─ 薬剤性
            α遮断薬
            抗うつ薬
```

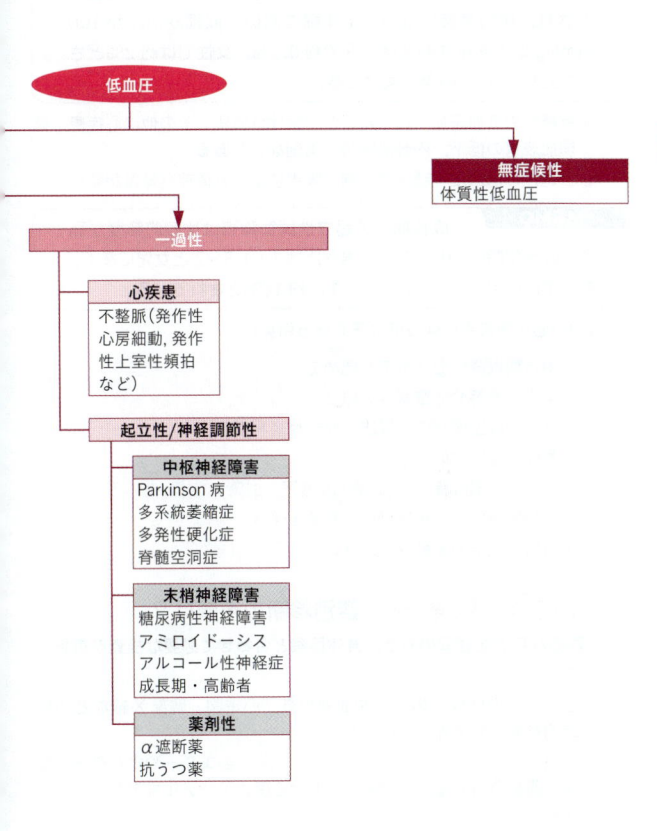

STEP 1 どう考えるか

- 定義:収縮期血圧が 100 mmHg 以下を低血圧症とする場合が多いが,低血圧には明確な基準が存在しない.血圧低値に伴う症状としては,めまい,全身倦怠感,食欲不振,悪心,不眠,動悸などがあり,重度の場合には意識消失をきたす.

> **MEMO** 低血圧でも症状が伴わないものは体質性低血圧とされ,病的意義はない.全年齢において収縮期血圧が 100 mmHg 以下を示す頻度は男性で約 0.5%,女性では約 2% とされており,20〜30 歳の女性に多い.

- 持続性の低血圧症:ほとんどが本態性低血圧.その他に心疾患,循環血液量の低下,内分泌疾患,薬剤などがある.
- 一過性の低血圧:糖尿病性神経障害による自律神経障害が多い.

> **MEMO** 成長期での起立性調節障害は比較的頻度が高く,好発年齢は 10〜16 歳で男女比は 1:1.5〜2 と女児に多く,有病率は小学生の約 5%・中学生の約 10% とされている.

〈内分泌代謝疾患に伴う低血圧を疑う所見〉

- 中年期以降に血圧低下を認める
- 全身倦怠感や体重減少を伴う
- 女性では出産時の大量出血歴や月経異常を伴う
- 男性では性欲低下を伴う
- 低血糖や電解質異常(血清 Na 低下,血清 K 上昇)を伴う
- 認知機能低下や精神機能の変調を伴う
- 血圧の上下の変動幅が大きい

STEP 2 鑑別診断の手順は?

1) 詳細な病歴を聴取のもと,身体診察と合わせて必要な検査を選択していく

- 過去の定期健診での血圧や血液検査,心電図,胸部 X 線などの経時的な変化も重要な情報である.
- 持続する低血圧でまず心疾患を疑う場合:心エコーやホルター心電図,運動負荷心電図,冠動脈 CT や心臓カテーテル検査などを検討する.
- 内分泌代謝疾患を疑う場合:各種ホルモン(甲状腺機能低下症:TSH・FT$_4$,下垂体機能低下症・Addison 病・21-水酸化酵素欠損症:ACTH・コルチゾールなど)の検査を行う.

- 一過性で起立性低血圧を疑う場合：立位時の収縮期血圧の低下の有無につき確認する．収縮期血圧が 20 mmHg 以上の下降を認める場合に起立性低血圧と診断する（Shellong 試験）．

2) 起立性低血圧の原因疾患としては，神経変性疾患を除外のうえ，糖尿病性神経障害や褐色細胞腫の可能性について評価する

> **POINT** 急性の血圧低下の原因として急性副腎不全の鑑別は重要であり，随伴症状としての発熱や腹痛から急性腹症と誤診されることも多く，注意が必要である．

STEP 3 どう対応するか

- 病歴からの情報や血圧低下の程度から，緊急治療の必要性を判断する．二次性の場合は原疾患に対する治療を最優先する．薬剤性が疑われる場合は投与量を再検討し，中止や減量を図る．

1) 本態性低血圧に対する治療

- 規則正しい生活リズムを保ち，バランスのとれた栄養の摂取食事療法としては塩分摂取の増加を試みる．弾性ストッキングにて下肢静脈への血流貯留を防ぎ，血圧を維持する方法もある．低血圧による症状が強い場合には，カテコラミン類縁物質が昇圧薬として用いられることもある．

① α1 選択性刺激薬

メトリジン®錠（2 mg）1 回 1～2 錠，1 日 2 回，朝夕食後

② ノルアドレナリンの代謝抑制作用と神経終末での再吸収抑制作用

リズミック®錠（10 mg）1 回 1 錠，1 日 2 回，朝夕食後

2) 起立性低血圧の治療

- 急激な体位変換を避けるように指導する．薬物治療としては上記のほか下記治療薬が用いられることもある．

① 臥位高血圧を有する起立性低血圧の場合は β 遮断薬を用いる

カルビスケン®錠（5 mg）1 回 1 錠，1 日 1 回，眠前

② Na 保持作用

フロリネフ®錠（0.1 mg）1 回 0.2～0.5 錠，1 日 2 回

3 肥満

●肥満の発症原因から，原発性（単純性）肥満（約90％）と二次性（症候性）肥満（約10％）に分類される．しかし，症候性の大部分は内分泌疾患に伴うもので，遺伝性疾患や視床下部性はまれである．

アプローチのための疾患スクリプト　★は見逃すと危険な疾患

鑑別すべき疾患	疾患を鑑別するためのチェック事項，対処（治療）法
原発性（単純性）肥満	
下記	症候性肥満をきたす疾患が除外された後に診断できる
二次性（症候性）肥満	
内分泌性肥満	
★Cushing症候群	チェック　血中コルチゾール高値，満月様顔貌，中心性肥満，筋力低下 対処　☞「III-A-8．Cushing病とsubclinical Cushing病」，「III-D-4．Cushing症候群とsubclinical Cushing症候群」参照
★甲状腺機能低下症	チェック　FT_4低値，CPK高値，徐脈，浮腫，活動性減少 対処　☞「III-B-3．甲状腺機能低下症」参照
偽性副甲状腺機能低下症	チェック　Ⅰ型・Ⅱa型：Albright徴候（円形顔貌，短躯，第4中手骨・中足骨の短縮など）あり，Ⅱb型：Albright徴候なし 対処　☞「III-C-3．副甲状腺機能低下症と偽性副甲状腺機能低下症」参照
★インスリノーマ	チェック　低血糖発作，高インスリン血症，膵腫瘍 対処　☞「III-F-3．神経内分泌腫瘍（インスリノーマ，ガストリノーマ，カルチノイド症候群）」参照
性腺機能低下症	チェック　先天性：二次性徴の欠如，低身長　後天性：月経異常，性欲低下，体毛の軟化 対処　☞「III-3～4」参照
多嚢胞性卵巣症候群（PCOS）	チェック　月経異常，卵巣の多嚢胞化，多毛，男性化 対処　☞「III-E-5．多嚢胞性卵巣症候群（PCOS）」参照
視床下部性肥満	
間脳視床下部腫瘍	チェック　下垂体機能低下症，尿崩症，視力・視力障害，摂食行動の異常 対処　☞「III-A-13．視床下部・下垂体腫瘍」参照
頭部外傷後	チェック　頭部外傷歴の受傷歴の確認
empty sella症候群	チェック　頭痛，視力・視野障害，髄液鼻漏などを伴うことがある，下垂体機能低下 対処　視力・視野障害が重症もしくは進行性であれば外科的治療
Frohlich症候群	チェック　GnRH分泌低下による性腺機能低下，知能低下はない 対処　摂食行動の異常に対しては行動療法的アプローチ，食事療法，運動療法

3 肥満

Keine-Levin 症候群	チェック	過食と傾眠の繰り返し，攻撃性の亢進，性行動の異常
	対処	摂食行動の異常に対しては行動療法的アプローチ，食事療法，運動療法
遺伝性肥満		
Prader-Willi 症候群	チェック	アーモンド様眼裂，低身長，精神発達遅延など
Bardet-Biedl 症候群 (Laurence-Moon-Biedl 症候群)	チェック	網膜色素変性，精神発達遅延，性腺機能低下，多指症，腎奇形など，常染色体劣性遺伝
Alstrom 症候群	チェック	糖尿病，難聴，網膜色素変性，甲状腺機能低下症や男性性腺機能低下症の合併，常染色体劣性遺伝(ALMSI 遺伝子異常)
Carpenter 症候群	チェック	頭蓋骨縫合早期癒合を伴った尖頭，特徴的顔貌(内眼角贅皮，扁平な鼻，高アーチ型口蓋)，精神発達遅延，常染色体劣性遺伝
Cohen 症候群	チェック	筋緊張低下，性腺機能低下，精神発達遅滞，近視，常染色体劣性遺伝(COHI 遺伝子異常)
レプチン欠損	チェック	レプチン遺伝子異常，性腺機能低下，易感染性
レプチン作用不全	チェック	レプチン受容体異常，著しい過食，食事への固執
メラノコルチン4型受容体異常症	チェック	過食，高インスリン血症，筋肉などの除脂肪組織も増加
プロピオメラノコルチン(POMC)異常症	チェック	過食，青白い皮膚，赤毛，ACTH 合成の低下による副腎皮質機能低下
PCI 遺伝子異常症	チェック	糖尿病，性腺機能低下，副腎皮質機能低下
以上の疾患	対処	摂食行動の異常に対しては行動療法的アプローチ，食事療法，運動療法
薬剤性肥満		
糖尿病治療薬(インスリン・SU薬・ピオグリタゾン)	チェック	投薬歴の確認
ステロイド	対処	投薬中止を検討する
向精神病薬		

II 主要症候からの鑑別診断

STEP 1　どう考えるか

- 定義：脂肪が過剰に蓄積した状態．「BMI：体重(kg)/身長(m)²」が 25 kg/m² 以上．
- 過剰なエネルギーの摂取とエネルギー消費の低下(運動不足)が肥満を発生させる重要な要因である．
- 肥満は脂肪組織の蓄積する部位によって皮下脂肪型肥満と内臓脂肪型肥満に分類できる．肥満に基づく種々の合併症は皮下脂肪型に比べて内臓脂肪型肥満で多いため，その分類も重要である．
- 遺伝性肥満の中には摂食を抑制する因子(レプチン，POMC など)の減少もしくは欠損により生じるものがある．
- 視床下部性肥満は，主として摂食中枢である視床下部外側野，満腹中枢である腹内側核の障害に起因する．

STEP 2　鑑別診断の手順は？

1) 問診と身体診察から，症候性肥満の可能性を鑑別する．
   - 遺伝性肥満では血族結婚の家族歴や，特徴的な身体所見を認めることが多い．内分泌疾患と遺伝性疾患による肥満を推測することは比較的可能ではあるが，視床下部性肥満と原発性肥満の鑑別は難しい．
   - スクリーニング検査：尿検査(尿糖)，一般血液検査(血糖・IRI，腎機能，Ca・P)，内分泌機能検査(下垂体，甲状腺，副腎機能)を行う．
   - 視床下部病変の評価：MRI が用いられる．視床下部性肥満の 75% が頭蓋咽頭腫で最も多い．
   - 内分泌疾患に伴う肥満が疑われた場合は，さらに精査をすすめる．
   ☞別項参照
2) 症候性肥満を除外したうえで，原発性肥満と診断する．

STEP 3　どう対応するか

1) 原疾患の治療
   - 症候性肥満の場合は原疾患の治療を優先する．特に，内分泌疾患に伴う肥満は原疾患治療によって改善する可能性が高い．
2) 食事療法，運動療法
   - 食事療法では理想体重(kg)；身長(m)²×22 を算出し，活動度に応じて体重あたり 25〜30 kcal/日またはそれ以下とする．運動療法は合併症に支障のない範囲内で実行する．なお，視床下部性や遺伝性肥満では摂食行動の異常を伴うことが多く，行動療法も重要ではあるが，精神発達遅延を伴う場合も多いことから遂行困難な症例も少なくない．

3）投薬治療
① BMI 35 以上の高度肥満症

> サノレックス®錠(0.5 mg) 1日1錠，1日1回，昼食前(1日最高 1.5 mg まで，3ヵ月を限度とし1ヵ月以内に効果がない場合は中止)

②腹部に皮下脂肪が多く，便秘がちの場合

> 防風通聖散 1回7.5 g，食前または食間

4）合併症の評価・治療
- 特に糖尿病や高血圧，脂質異常症の治療は動脈硬化性疾患の発症や悪化を予防に非常に重要である．減量療法とともに行う．

4 体重減少

- 体重減少は，病態生理学的にはⒶエネルギーの摂取不足，Ⓑエネルギーの利用障害や過剰使用，に大別できる．臨床的には❶経口摂取が保たれているのに体重減少がある，❷食欲はあるが器質的異常によって経口摂取ができない，❸食欲不振で経口摂取量が低下，❹社会経済的問題，の4つに分類される[1]．

アプローチのためのフローチャート[2]

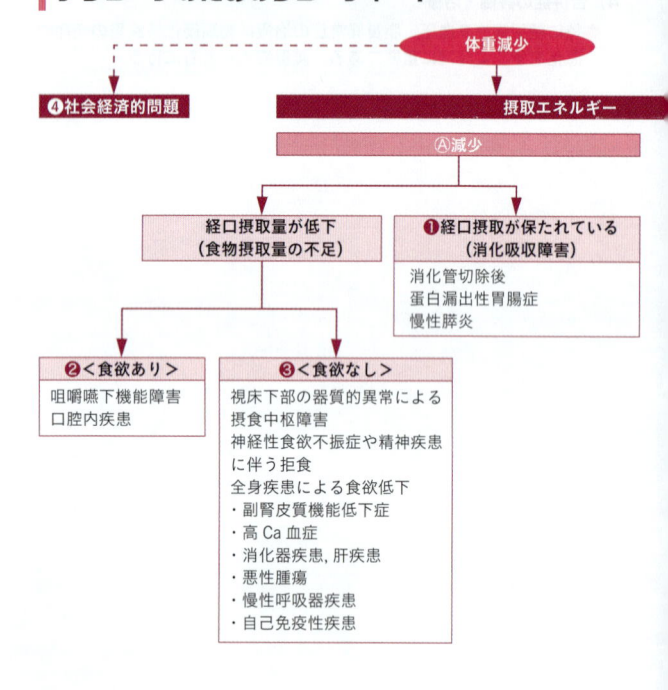

```
                              体重減少
        ┌─────────────────────────┴─────────────┐
❹社会経済的問題                              摂取エネルギー
                                                  │
                                                Ⓐ減少
                                    ┌─────────────┴──────────────┐
                          経口摂取量が低下              ❶経口摂取が保たれている
                         （食物摂取量の不足）              （消化吸収障害）
                                    │                   消化管切除後
                                    │                   蛋白漏出性胃腸症
                                    │                   慢性膵炎
                    ┌───────────────┴───────┐
                ❷＜食欲あり＞            ❸＜食欲なし＞
                 咀嚼嚥下機能障害         視床下部の器質的異常による
                 口腔内疾患               摂食中枢障害
                                         神経性食欲不振症や精神疾患
                                         に伴う拒食
                                         全身疾患による食欲低下
                                         ・副腎皮質機能低下症
                                         ・高 Ca 血症
                                         ・消化器疾患，肝疾患
                                         ・悪性腫瘍
                                         ・慢性呼吸器疾患
                                         ・自己免疫性疾患
```

Ⓑ不変

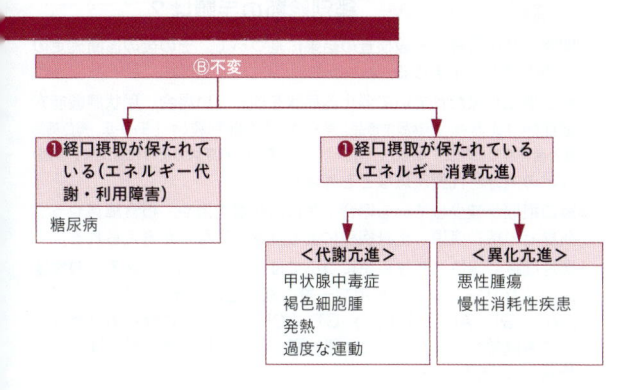

❶経口摂取が保たれている(エネルギー代謝・利用障害)
糖尿病

❶経口摂取が保たれている(エネルギー消費亢進)

＜代謝亢進＞
- 甲状腺中毒症
- 褐色細胞腫
- 発熱
- 過度な運動

＜異化亢進＞
- 悪性腫瘍
- 慢性消耗性疾患

STEP 1　どう考えるか

- 定義：6ヵ月で5%以上の体重減少.
- 体重減少は非特異的な臨床症状であり，多くの疾患や病態が体重減少を生じる.
- 問診で最も重要な病歴は，体重の経過，食欲と食事摂取量の変化である．さらに，嚥下や咀嚼に問題がないか，悪心・下痢などの消化器症状や発熱の有無，嗜好や常用薬，患者背景なども重要である．

> **MEMO**　体重減少は死亡率の増加と関連があり，高齢者で5%以上の体重減少があるとその後の死亡率の相対危険度が2.2倍に増加したことが報告されている[3].

STEP 2　鑑別診断の手順は？

- 問診，身体診察，一般検査の結果に基づいて，その後の診断確定のための検査をすすめる．
- 経口摂取が保たれていて消化器症状を伴わない場合：甲状腺機能亢進症（☞「Ⅲ-B-4. 甲状腺中毒症」参照）や褐色細胞腫（☞「Ⅲ-D-5. 褐色細胞腫と傍神経節細胞腫」参照），糖尿病（☞「Ⅲ-G. 糖尿病および代謝疾患」参照）などの内分泌代謝疾患などを考える．
- 経口摂取が減少している場合：主に消化器疾患や，摂食障害やうつ病などの精神疾患，全身疾患による食欲低下などが考えられる．
- 悪性腫瘍や慢性消耗性疾患についてはどちらの場合もある．悪性腫瘍のスクリーニングに有用な一般血液検査は，赤沈，CBC，TP，Alb，AST，ALT，ALP，γ-GT，LDHであり，これらのどれか1つでも異常があった場合に，悪性腫瘍の存在に対する感度は95%，特異度は35%である[3].
- 消化器疾患や悪性腫瘍が疑われれば，上部消化管内視鏡検査，下部消化管内視鏡検査，腹部超音波検査，CTなどの追加検査を行う．

STEP 3   どう対応するか

● 原疾患の治療．体重減少の原因を検索しても不明な場合が約 25% ある．そのような症例において，後に悪性腫瘍が明らかとなることもあり，慎重な経過観察が不可欠である．

文献
1) Gazewood JD, et al: J Fam Pract **47** : 19-25, 1998
2) 肥塚直美：日医師会誌 **140** : s140-142, 2011
3) Hernandez JL, et al: Am J Med **114** : 631-637, 2003

5 多尿

- 多尿をきたす病態は，水利尿と溶質利尿に大きく分けられる．
- 特に，高血糖（糖尿病，利尿薬，電解質異常（高Ca血症））によるものなどは頻度が高く注意が必要である．

アプローチのためのフローチャート

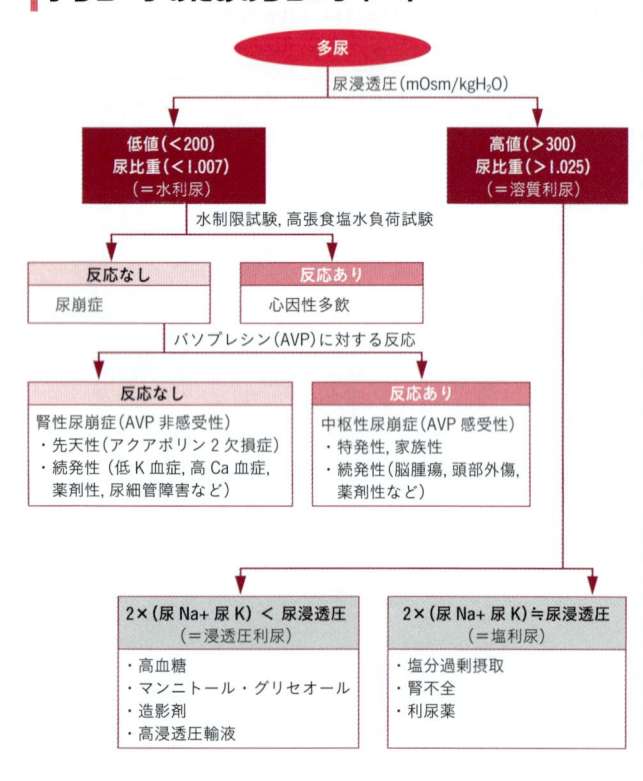

```
                          多尿
                           │
                   尿浸透圧 (mOsm/kgH₂O)
          ┌────────────────┴────────────────┐
    低値(<200)                          高値(>300)
    尿比重(<1.007)                      尿比重(>1.025)
    (＝水利尿)                          (＝溶質利尿)
          │
   水制限試験, 高張食塩水負荷試験
    ┌────┴────┐
  反応なし   反応あり
  尿崩症    心因性多飲
    │
 バソプレシン(AVP)に対する反応
    ┌────┴────┐
  反応なし   反応あり
```

反応なし
腎性尿崩症 (AVP非感受性)
- 先天性 (アクアポリン2欠損症)
- 続発性 (低K血症, 高Ca血症, 薬剤性, 尿細管障害など)

反応あり
中枢性尿崩症 (AVP感受性)
- 特発性, 家族性
- 続発性 (脳腫瘍, 頭部外傷, 薬剤性など)

2×(尿Na+ 尿K) < 尿浸透圧
(＝浸透圧利尿)
- 高血糖
- マンニトール・グリセオール
- 造影剤
- 高浸透圧輸液

2×(尿Na+ 尿K) ≒ 尿浸透圧
(＝塩利尿)
- 塩分過剰摂取
- 腎不全
- 利尿薬

5 多尿

STEP 1 どう考えるか

- 定義：1日尿量が3L以上である．
- 水利尿による多尿の原因は①水分摂取過剰，②AVPの分泌低下，③腎臓でのAVPの反応性低下が挙げられる．溶質利尿の主な原因には，④尿細管や腎髄質での浸透圧勾配の障害，⑤浸透圧物質がある．
- まずは蓄尿による尿量測定にて，頻尿と多尿を鑑別する．多尿の原因はさまざまあり，背景に腎疾患や内分泌疾患が存在していることも多い．低K血症や高Ca血症の原因としても複数の内分泌疾患に起因するものも多く（☞「Ⅱ-18. 低K血症」「Ⅱ-19. 高Ca血症」参照），問診や身体所見，血液・尿検査所見から内分泌異常の有無を明らかにすることが重要である．
- 多尿には通常口渇を伴うが，口渇中枢の異常や十分な水分の補充が行われない場合は，脱水による血漿浸透圧の上昇や高Na血症をきたしていることがある．

STEP 2 鑑別診断の手順は？

1）水利尿か溶質利尿か

- 多尿であれば，まず水利尿か溶質利尿かに分類する．最も簡便な鑑別方法は尿比重であり，尿比重が1.007以下なら水利尿，1.025以上なら溶質利尿と考えられる．より正確に評価できる尿浸透圧では，水利尿では200 mOsm/kgH$_2$O以下の低張尿であり，溶質利尿では300 mOsm/kgH$_2$O以上の高張尿を呈する．

2）溶質利尿の場合

- 薬剤（利尿薬や造影剤，マンニトールなど）の投薬歴や糖尿病，腎不全などの確認を行う．また，溶質利尿は塩利尿と浸透圧利尿に分けられ，2×（尿Na＋尿K）で近似される尿中電解質排泄量と尿浸透圧とを比較して鑑別する．

3）水利尿の場合

- AVPの測定を行う．同時に血漿浸透圧を測定する．

> **MEMO** 2013年12月から用いられているAVPの新測定法では，交差反応により，すでにデスモプレシン（DDAVP）投与を受けている患者では高値になる．

- 薬剤性の水利尿の原因：AVPの分泌低下をきたすものにはフェニトイン，α作動薬，アルコールなど，腎臓でのバソプレシンの反応性低下をきたすものには炭酸リチウム，ビンクリスチン，デメクロサイクリン，アムホテリシンBなどがある．

STEP 3 　　どう対応するか

- 原疾患の治療が重要である．薬剤性が疑われる場合は薬剤を中止する．心因性多飲症を除き，脱水を防ぐために十分な水分補充が必要である．

1）中枢性尿崩症に対する治療

- DDAVP の投与が基本となる．特に投薬開始時には体重や血清 Na の経過を頻回に確認し，水中毒の出現に注意する．

> デスモプレシン®スプレー 2.5 1回 2.5〜10 μg，1日2回 点鼻
> ミニリン®メルト OD 錠 1回 60〜120 μg，1日1〜3回 経口

2）腎性尿崩症に対する治療

- 基礎疾患の治療が優先されるが，サイアザイド系利尿薬や NSAIDs，大量の DDAVP 投与が有効な場合がある．

6 高身長

- 内分泌異常に伴う高身長は，幼少期以降に成長増加をきたす．
- 先天異常による場合は出生時から過成長を認める．
- 特異的な身体所見により鑑別をすすめる．

アプローチのための疾患スクリプト
★は見逃すと危険な疾患

鑑別すべき疾患	疾患を鑑別するためのチェック事項，対処(治療)法
特異的身体所見あり	
胎児期の発症	
Beckwith-Wiedermann 症候群	チェック 巨大児で出生，臍ヘルニア，膵頭過形成による低血糖，Wilms 腫瘍，骨癒合は早いため最終身長は正常範囲内，染色体 11p のインプリンティング異常
Simpson-Golabi-Behmel 症候群	チェック 巨大舌，多指症，漏斗胸，男児の出生前後の過成長(伴性劣性遺伝)，Glypican3 遺伝子異常
Sotos 症候群	チェック 前額部突出，大頭・長頭症，大きな手足，精神発達遅延，骨年齢の促進，最終身長は正常範囲内，NSD1 遺伝子異常
Weaver 症候群	チェック 大頭症，筋緊張亢進，関節障害，両眼隔離，精神発達遅滞，最終身長も高身長，EZH2 遺伝子変異
Marshall-Smith 症候群	チェック 顔面の多発小奇形(前額部・眼球突出，鞍鼻，上を向いた外鼻孔，小顎症など)，上気道奇形，精神発達遅延，骨形成障害
以上の疾患	対処 合併症に対する治療
幼少時期の発症	
★ Marfan 症候群	チェック 関節過伸展，水晶体亜脱臼，大動脈解離，クモ状指，Arm Span/身長比＞1.05，常染色体優性遺伝(FBN1, TGFBR1, TGFBR2 遺伝子異常)
	対処 心血管系合併症の評価と治療
ホモシスチン尿症	チェック 症状は Marfan 症候群に似るが，加えて精神発達遅延を認める，常染色体劣性遺伝
	対処 メチオニンを制限または除去した食事療法
Klinefelter 症候群	チェック 長い手足，性腺機能低下，女性化乳房，47XXY
	対処 ☞「III-E-3．男性性腺機能低下症と Klinefelter 症候群」参照
特異的身体所見なし	
胎児期の発症	
新生児持続性高インスリン血性低血糖症	チェック 重度の低血糖，SUR1 遺伝子・Kir6.2 遺伝子・GLUD 遺伝子異常
	対処 ブドウ糖の点滴静注，膵部分切除〜亜全摘
糖尿病母体時	チェック 出生後の高インスリン血症，低血糖，低 Ca 血症，高ビリルビン血症，呼吸窮迫症候群，先天奇形など

II 主要症候からの鑑別診断

幼少期の発症		
思春期早発症	チェック	性成熟徴候の早期出現,身長発育のスパートが早い
	対処	☞「Ⅲ-E-6.思春期早発症」参照
下垂体性巨人症	チェック	下垂体腫瘍,IGF-I 高値,先端巨大は成長期には必ずしも顕著ではない
	対処	☞「Ⅲ-A-6.先端巨大症」参照
アロマターゼ欠損症	チェック	女性仮性半陰陽,骨端線閉鎖の遅延,高回転型の骨粗鬆症
	対処	エストロゲン補充
甲状腺機能亢進症	チェック	頻脈や発汗などの甲状腺中毒症状,骨年齢の促進
	対処	☞「Ⅲ-B-4.甲状腺中毒症」参照
単純性肥満	チェック	体重だけでなく身長も同時に増加して思春期も早めに進行する,最終身長は正常範囲内
	対処	☞「Ⅲ-G-11.肥満症・メタボリック・シンドローム」参照
家族性/体質性	チェック	IGF-I は正常範囲内

STEP 1 　どう考えるか

- 定義:高身長とは,同性・同年齢の平均身長+2 SD 以上.
- 原因のほとんどが体質性や家族性高身長であるが,先天的な異常や幼少期以降の病的な過成長により高身長をきたすことがある.しかし,身長の増加自体が病的にとらえられないことが多いため,過成長をきたす疾患は見逃される可能性が高い.
- 出生児に過成長をきたす疾患のほとんどは,成人した場合は低身長または正身長にとどまる.

STEP 2 　鑑別診断の手順は?

1) 成長曲線のプロット
- 家族歴の聴取や身体所見に加えて,成長曲線のプロットが重要である.自宅では成長率の変化が見逃されることが多いが,学校では毎年の定期検診で身長の計測が行われるため,早期発見・診断につながることがある.

2) 成長率が加速している場合
- 成長率が加速している場合は,単純性肥満や思春期早発症,甲状腺機能亢進症など,治療が必要となる原因を伴う可能性が高い.

3) 身体所見の確認
- 身長,体重,arm span(指極),思春期徴候,小奇形の有無などにつき確認する.

STEP 3 　　　　　　　どう対応するか

- ほとんどの場合治療は必要とならない．
- 合併症を伴う先天性疾患，単純性肥満，思春期早発症，甲状腺機能亢進症などでは原疾患の症状に対して治療を行う．

7 低身長

- 低身長が内分泌疾患のみに起因するとは限らない．血液検査や染色体検査などを行い鑑別する．
- 低身長をきたす主な原因として，①体質［家族性，胎内発育不全（SGA）性低身長］，②環境因子（低栄養，愛情遮断症候群），③染色体異常・遺伝子異常，④内分泌疾患，⑤骨疾患，⑥先天性代謝異常症，⑦慢性疾患，⑧薬剤性が挙げられる．これらにあてはまらない場合は，原因不明の特発性低身長との診断になる．

アプローチのためのフローチャート

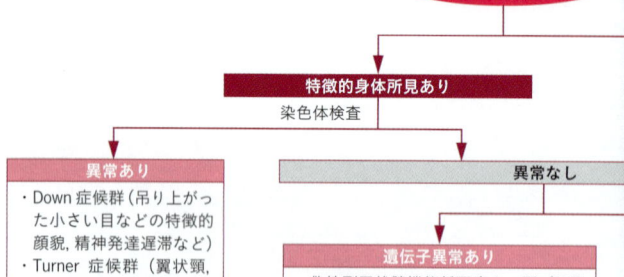

低身長

↓

特徴的身体所見あり
染色体検査

異常あり
- Down 症候群（吊り上がった小さい目などの特徴的顔貌，精神発達遅滞など）
- Turner 症候群（翼状頸，外反肘，二次性徴の欠如など）
- Prader-Willi 症候群（アーモンド様眼裂，肥満，精神発達遅延など）

異常なし

遺伝子異常あり
- 偽性副甲状腺機能低下症Ⅰa型（円形顔貌，短躯，第4中手骨・中足骨の短縮など）
- 先天性副腎皮質過形成（女性の男性化，男性の性早熟など）
- 軟骨無形成症（四肢近位部短縮，大きな頭蓋，O脚など）
- 軟骨低形成症（四肢近位部短縮）
- 骨形成不全症（青色強膜，難聴，関節や皮膚の過伸など）
- Silver-Russell 症候群（逆三角形の顔貌，身体左右非対称など）
- Noonan 症候群（翼状頸，漏斗胸，停留精巣，精神発達遅滞など）
- Leri-Weill 症候群（四肢骨変形など）
- 糖原病Ⅰ型（人形様顔貌，肝脾腫など）

特徴的身体所見なし

血液検査

異常あり
- 成長ホルモン（GH）分泌不全性低身長症（GH 低値，IGF-I 低値）
- Laron 症候群（GH 高値，IGF-I 低値）
- 甲状腺機能低下症（FT₄ 低値）
- 腎尿細管性アシドーシス（電解質異常，代謝性アシドーシス）
- 偽性副甲状腺機能低下症 Ib・II 型
- 慢性疾患（慢性腎不全，慢性心不全，慢性肝不全，慢性呼吸不全，慢性感染症）
- 栄養不良

異常なし
- SGA 性低身長
- 家族性低身長
- 愛情遮断症候群
- 薬剤性成長障害

遺伝子異常なし
- 先天性甲状腺機能低下症（眼瞼腫脹や鼻が低い，大きな舌などの特徴的顔貌，手指短縮など）
- Cushing 症候群（満月様顔貌，中心性肥満，野牛肩などの Cushing 徴候）
- くる病（大泉門解離・閉鎖不全，漏斗胸，脊柱の彎曲，O・X 脚など）
- 思春期早発症（年齢に比較して性早熟）

STEP 1 　どう考えるか

- 定義：同性・同年齢の平均身長−2 SD 以下．
- 父親または母親が低身長である場合は家族性低身長である可能性がある．

〈両親の身長から予測される target height〉

> 男児(男性)：{父親の身長＋(母親の身長＋13)}/2±9 cm
> 女児(女性)：{(父親の身長−13)＋母親の身長}/2±8 cm

- 成長曲線を作成し，問診と理学的所見の評価のうえ，病的な低身長の可能性につき検討する．

STEP 2 　鑑別診断の手順は？

1) まずは両親の身長，周産期の情報(在胎日数，胎位，出生時体重・身長など)から，家族性低身長と SGA 性低身長の可能性を確認する．
   - 低身長の鑑別において問診は非常に重要であり，家族歴として血族婚の有無，既往歴では新生児期の異常や慢性疾患の有無，精神運動発達，食事制限，薬剤使用歴などについて確認する．生活環境の背景も聴取する．
2) 身体所見
   - 顔貌やプロポーションなど，低身長をきたしうる諸疾患の特徴的所見がないか評価する．二次性徴の有無についても確認する．
3) 検査
   - 電解質や腎機能，肝機能，甲状腺機能，IGF-1，血液ガスなどを含めた血液検査に加え，骨年齢の評価のために手の単純 X 線写真も撮影する．
   - 特に，女児(女性)では染色体検査を考慮する．
   - 下垂体疾患を疑う場合には MRI を施行する．

STEP 3 どう対応するか

- 現在,わが国での成長ホルモン治療対象疾患は,成長ホルモン分泌不全性低身長症,SGA性低身長,Turner症候群,軟骨無形成症・軟骨低形成症,慢性腎不全,Prader-Willi症候群である[1].これらの疾患に対しては,成長ホルモン補充療法を行う.

> **MEMO** 低身長を主訴に専門医療機関を受診する例の90%以上は治療対象にはならないといわれている[2].

文献
1) 田中敏章:小児内科 **44**:547-549, 2012
2) 長谷川奉延:低身長.内分泌代謝専門医ガイドブック,改訂第3版,成瀬光栄(編),診断と治療社,東京,p22, 2013

8 多毛

- 女性や小児に成人男性のような硬毛(終毛)が分布する.
- 女性で最も多い継続性多毛症の原因は多嚢胞性卵巣症候群である(この場合,月経異常を伴う)
- 薬剤の服用歴や多毛以外の症状の有無,アンドロゲン過剰分泌の評価などを行い,画像所見で卵巣・副腎病変の有無を確認する.

アプローチのためのフローチャート

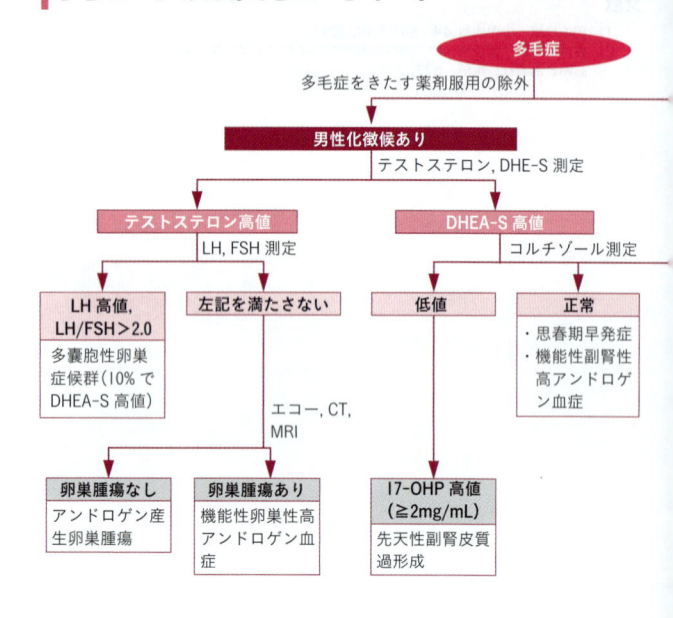

```
多毛症
  │
  │ 多毛症をきたす薬剤服用の除外
  ▼
男性化徴候あり
  │ テストステロン,DHE-S 測定
  ├─────────────────────┐
  ▼                     ▼
テストステロン高値      DHEA-S 高値
  │ LH, FSH 測定         │ コルチゾール測定
  ├──────┐              ├──────┐
  ▼      ▼              ▼      ▼
LH高値,  左記を満たさない  低値   正常
LH/FSH>2.0                      ・思春期早発症
多嚢胞性卵巣                    ・機能性副腎性
症候群(10%で                    高アンドロゲ
DHEA-S 高値)                    ン血症
         │
         │ エコー, CT, MRI
         ├──────┐
         ▼      ▼
       卵巣腫瘍なし 卵巣腫瘍あり   17-OHP 高値
       アンドロゲン産 機能性卵巣性高  (≧2mg/mL)
       生卵巣腫瘍    アンドロゲン血  先天性副腎皮質
                    症           過形成
```

8 多毛

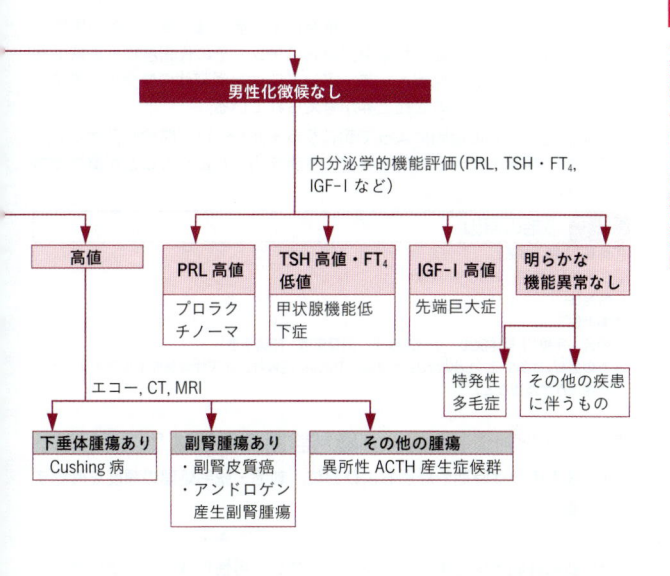

男性化徴候なし

内分泌学的機能評価(PRL, TSH・FT₄, IGF-I など)

高値	PRL 高値	TSH 高値・FT₄低値	IGF-I 高値	明らかな機能異常なし
	プロラクチノーマ	甲状腺機能低下症	先端巨大症	

↓ エコー, CT, MRI

IGF-I 高値 → 特発性多毛症

明らかな機能異常なし → その他の疾患に伴うもの

下垂体腫瘍あり
Cushing 病

副腎腫瘍あり
・副腎皮質癌
・アンドロゲン産生副腎腫瘍

その他の腫瘍
異所性 ACTH 産生症候群

STEP 1　どう考えるか

- **定義**：軟毛の肥大あるいは終毛（頭髪や眉毛，腋毛や陰毛などの成長を完了した毛）化のことをいい，毛包数や毛髪数は増加しない．
- **Ferriman-Gallwey の多毛スコア**［口周囲部，髭部，胸部，腹部，背部，殿部，陰部，上肢，下肢の9ヵ所において0（硬毛なし）～4点（明らかに男性型）で多毛の程度を評価し，日本人では総点が6点以上を多毛症とする］を用いて客観的に多毛の程度を評価する．
- 多毛症は，男性型多毛症（hirsutism）と無性毛型多毛症（hypertrichosis）に分類される．前者は，女性でアンドロゲン依存性の発毛部位に硬毛が増加する病態をいい，後者はアンドロゲンとは無関係な全身性の多毛である．
- hirsutism の原因の95％以上は，多嚢胞性卵巣症候群（約60％）あるいは特発性多毛症である．特発性多毛症では，多毛以外の男性化徴候は示さず，血中や尿中アンドロゲンやその代謝産物も正常であることが多い．原因として，アンドロゲン受容体の感受性亢進や5αレダクターゼの活性上昇が考えられている．
- 多毛は多くの原因によって起こりうるが（表1），問診や身体所見，血液検査所見から内分泌異常の有無を明らかにすることが重要である．

表1　多毛の原因
①体質（人種，家系）
②生理的（思春期，妊娠，閉経後）
③特発性
④薬剤性
⑤内分泌疾患（下垂体疾患，甲状腺疾患，副腎疾患，卵巣疾患）
⑥その他（ムコ多糖症，Edwards 症候群，Turner 症候群，先天性骨髄性ポルフィリン症，男性仮性半陰陽など）

STEP 2　鑑別診断の手順は？

1) 多毛の発症時期や経過および部位，剃毛・脱毛処理の頻度を確認する
   - 月経異常の有無や家族歴，服薬歴の聴取も重要である．

2) 多毛評価尺度を用いてスコアリングし，男性化徴候の有無について評価する

3) 肥満や高血圧の合併，Cushing 徴候，乳汁分泌の有無の評価を行う
   - フローチャートに沿って内分泌学的検査をすすめる．月経異常があれば，内診またはエコーで子宮および卵巣の異常につき検索する．
   - 多毛をきたす主な薬剤を表2に示す．

表2 多毛をきたす主な薬剤

- テストステロン製剤
- ACTH
- グルココルチコイド
- 蛋白同化ステロイド
- プロゲステロン製剤
- ダナゾール
- フェニトイン
- ジアゾキサイド
- シクロスポリン
- フェノチアジン誘導体

STEP 3　どう対応するか

多毛をきたす基礎疾患があれば、その治療を最優先に行う.

1) 多嚢胞性卵巣症候群・特発性多毛症に対する治療

- エストロゲンおよびプロゲステロンの混合剤(いわゆる経口避妊薬)を投与する. エストロゲンは性腺ホルモン結合グロブリン(SHBG)を増加させることで遊離テストステロンを減少させ、5αレダクターゼの活性を抑制する. プロゲステロンはアンドロゲン作用が少ない製剤である, デスゲストレルまたはノルエチステロンが望ましい.

> マーベロン21®錠 1回1錠, 1日1回, 21日間

- 効果が不十分な場合は、抗アンドロゲン作用を期待して下記投薬を行うこともある.

> アルダクトンA®錠(25 mg) 1回1〜2錠, 1日1〜2回

2) 先天性副腎皮質過形成に対する治療

> デカドロン®錠(0.5 mg) 1回1錠, 1日1回, 朝食後

9 脱　毛

- 脱毛を手がかりに，原因疾患が明らかとなることもある．
- 臨床形態からびまん性脱毛と限局性脱毛，非瘢痕性脱毛と瘢痕性脱毛に分類される．非瘢痕性の脱毛症の原因として，内分泌異常（表1）を伴うことがある．

アプローチのための疾患スクリプト　　★は見逃すと危険な疾患

鑑別すべき疾患	疾患を鑑別するためのチェック事項，対処（治療）法
非瘢痕性脱毛	
薬剤性	チェック 化学療法薬，ワルファリン，ヘパリン，抗甲状腺薬，H₂受容体拮抗薬，β遮断薬，リチウム，コルヒチン，ビタミンA，経口避妊薬など）
	対処 可能な限りでの薬剤の中止
栄養障害によるもの	チェック 蛋白質，鉄，亜鉛欠乏
	対処 栄養摂取の改善
全身疾患によるもの	
下垂体前葉機能低下症	対処 ☞「Ⅲ-A-3．下垂体前葉機能低下症」参照
★GH分泌不全	チェック 毛髪のびまん性脱毛，GH・IGF-I 低値
★TSH分泌不全	チェック 毛髪のびまん性脱毛，眉毛外側1/3の脱毛，TSH・FT₄低値
★ACTH分泌不全	チェック 体毛・性毛の脱毛，皮膚白色化，ACTH・コルチゾール・DHEA-S 低値
★LH・FSH分泌不全	チェック 体毛・性毛の脱毛，LH・FSH・テストステロン低値
甲状腺機能亢進症	チェック 毛髪は細く軟化，びまん性脱毛，FT₃・FT₄高値・TSH低値
	対処 ☞「Ⅲ-B-4．甲状腺中毒症」参照
甲状腺機能低下症	チェック 毛髪のびまん性脱毛，眉毛外側1/3の脱毛，FT₄低値・TSH高値
	対処 ☞「Ⅲ-B-3．甲状腺機能低下症」参照
★原発性副腎皮質機能低下症	チェック 体毛・性毛の脱毛，コルチゾール・DHEA-S 低値・ACTH高値
	対処 ☞「Ⅲ-D-6．Addison病」参照
原発性性腺機能低下症	チェック 体毛・性毛の脱毛，テストステロン低値・LH・FSH高値
	対処 ☞「Ⅲ-E-3．男性性腺機能低下症とKlinefelter症候群，Ⅲ-E-4．女性性腺機能低下症とTurner症候群」参照
多嚢胞性卵巣症候群	チェック 男性化徴候，月経異常，肥満
	対処 ☞「Ⅲ-E-5．多嚢胞性卵巣症候群（PCOS）」参照
全身性エリテマトーデス（SLE）	チェック 蝶形紅斑，光線過敏，関節痛，抗核抗体・抗dsDNA抗体・抗Sm抗体
	対処 原疾患の治療，ステロイドの外用

9 脱 毛

皮膚疾患によるもの		
男性型脱毛	チェック	前頭部・頭頂部の脱毛,遺伝的要素も強い
	対処	ミノキシジル外用,フィナステリド内服
女性型脱毛	チェック	頭頂部を中心とした脱毛,閉経期以降に進行
	対処	女性でも男性型の脱毛であればミノキシジルの外用
休止期脱毛	チェック	毛髪サイクルが同調して多数の毛髪が同時に休止休止期に入るため生じる毛髪の脱落
円形脱毛症	チェック	毛髪が存在する部位に生じる円形の脱毛斑,遺伝的素因・ストレス・アレルギー・自己免疫異常などが原因といわれている
	対処	ステロイドや塩化カルプロニウムの外用
索引性脱毛症		
頭部白癬	チェック	毛髪を KOH で包埋し顕微鏡にて菌糸を証明,集団感染の可能性
	対処	抗真菌薬の内服・外用
抜毛狂	チェック	自分の毛髪を引き抜く行為による
	対処	精神的要因に対するケア
梅毒	チェック	性・母子感染,脱毛は第二期梅毒に起こりやすい
	対処	抗菌薬の内服
HIV 感染	チェック	性・血液・母子感染,HIV 抗体,AIDS の発症
	対処	原疾患,合併症に対する治療
瘢痕性脱毛		
全身疾患によるもの		
サルコイドーシス	チェック	両側肺門リンパ節腫脹,ブドウ膜炎,結節性赤斑など,ACE 高値
	対処	ステロイド
SLE		
悪性腫瘍の皮膚転移	チェック	悪性腫瘍の存在,皮膚生検
	対処	原疾患の治療
皮膚疾患によるもの		
扁平苔癬	チェック	手背や四肢,口腔,爪に好発する鱗屑を伴う丘疹,皮膚生検
	対処	原因の除去,ステロイド外用,タクロリムス外用
脱毛性毛包炎		
皮膚ループス	チェック	蝶形紅斑,多形滲出性紅斑,光線過敏症,皮膚潰瘍
	対処	SLE の治療に準じる
線状強皮症	チェック	限局性の強皮症,抗セントロメア抗体
	対処	原疾患の治療
外傷		
熱傷		
放射線治療		

II 主要症候からの鑑別診断

表1 脱毛をきたす主な内分泌学的異常

①下垂体前葉機能低下症(GH,TSH,ACTH,LH・FSH),②原発性性腺機能低下症,③甲状腺機能異常(亢進症,低下症),④原発性副腎皮質機能低下症(女性のみ)

STEP 1　どう考えるか

- 定義：生理的脱毛の範囲を超えて毛髪が脱落した状態.
- 頭髪の維持には甲状腺ホルモンや成長ホルモンが重要である. 陰毛や腋毛などの性毛や男性型の体毛はアンドロゲン作用による. 甲状腺ホルモンは毛周期を調整して, 甲状腺機能低下症では毛髪の成長が遅延する. 甲状腺機能亢進症では毛髪の成長サイクルが速まり抜毛は増えるが毛髪量の減少はない. 副腎皮質機能低下症では副腎由来のアンドロゲン分泌が低下し, 女性では性毛が脱落する. アンドロゲンが毛周期を短縮させて毛包を小さくするため, 男性型脱毛症や多嚢胞性卵巣症候群ではアンドロゲンの過剰で脱毛が生じる.

STEP 2　鑑別診断の手順は？

1) まずは, 瘢痕性か非瘢痕性かを鑑別する.

- 瘢痕性脱毛症：毛包の破壊と消失が認められ, 脱毛は永久的である.
- 非瘢痕性：まず脱毛をきたす薬物の投薬歴がないかを確認し, 身体所見・一般血液検査から栄養障害の可能性を除外する.
- 薬剤性の場合, 化学療法によるものは投与開始後数日〜4週間後から脱毛があらわれることが多く, 薬剤の中止により比較的速やかに毛髪の再生が始まる. それ以外の薬剤の多くは薬剤開始後 3〜4ヵ月から症状が出現し, 薬剤中止後に脱毛が止まるまでも数ヵ月を要することが多い.
- 内分泌疾患に伴う場合は, 脱毛以外にも身体症状を呈していることが多く, 問診や身体診察を丁寧に行って鑑別をすすめる.

STEP 3　どう対応するか

- 原疾患がある場合はその治療を行う. 薬剤性が疑われる場合は可能な限り薬剤を中止する.

1) 男性型脱毛に対する治療

```
プロペシア®錠(0.2 mg) 1回1〜5錠, 1日1回 内服
リアップ® 1日2回 外用
```

- フィナステリドは 5αレダクターゼを阻害してテストステロンからジヒドロテストステロンへの変換を防ぐ薬剤である. ミノキシジルは血管拡張薬として開発された成分であるが, 発毛効果を効果が発見され, 現在は脱毛治療薬として用いられている.

10 女性化乳房

- 男性の乳腺組織が増殖を示す良性の乳房腫大．乳頭・乳輪下に片側性あるいは両側性に腫瘤や硬結を触知し，多くは自発痛や圧痛を伴う．
- 肥満者にみられる脂肪沈着による乳房腫大は，乳房痛はなく，乳腺の増生も認められない．

アプローチのための疾患スクリプト

★は見逃すと危険な疾患

鑑別すべき疾患	疾患を鑑別するためのチェック事項，対処(治療)法	
生理的		
新生児期，思春期，老年期	チェック	新生児期：通常は2～3週間で消失，思春期：10～12歳からはじまり16～17歳までにほとんど退縮する
	対処	経過観察
特発性		
	対処	自覚症状が強い場合は投薬治療
薬剤性		
	チェック	原因薬剤については別表参照
	対処	可能であれば薬剤の中止
アンドロゲン欠乏によるもの		
性腺機能低下症		
Klinefelter症候群	チェック	47XXY，手足の長い長身の体型，無精子・乏精子症
	対処	原発性性腺機能低下症に対する治療
Kallmann症候群	チェック	約1/3が家族性，嗅覚障害，感音性難聴
	対処	中枢性性腺機能低下症に対する治療
Reifenstein症候群	チェック	46XY，伴性劣性遺伝，尿道下裂，精巣萎縮，無精子症，男性化の不良または欠如
	対処	原発性性腺機能低下症に対する治療
エストロゲン過剰によるもの		
エストロゲン産生の増加		
★副腎癌	チェック	エストロゲンの産生，他の副腎皮質ホルモンの過剰産生
	対処	原疾患の治療
★精巣腫瘍	チェック	エストロゲン，ヒト絨毛性ゴナドトロピン(hCG)の産生
	対処	原疾患の治療
真性半陰陽	チェック	約60％は46XX，33％は46XX/46XYや46XX/47XXYなどのY染色体を含むモザイク型，7％が46XY
	対処	異所性精巣がある場合は悪性化しやすいので外科的摘出

★ hCG 産生腫瘍	チェック	正所性：精巣や視床下部の胚細胞腫，異所性：肺癌（大細胞未分化癌，腺癌），肝癌，胃癌，副腎など
	対処	原疾患の治療

アロマターゼの活性増加		
アロマターゼ過剰症	チェック	思春期前の男性に発症，アロマターゼ遺伝子 CYP19A1 変異による常染色体優性遺伝
	対処	アロマターゼ阻害薬

全身疾患によるもの		
肝硬変	チェック	病歴聴取，血液検査，エコー，CT，MRI などでの評価
慢性腎不全		
甲状腺機能亢進症		
甲状腺機能低下症		
プロラクチノーマ	対処	原疾患の治療
心疾患		
慢性肺疾患		
refeeding 症候群		

STEP 1　どう考えるか

- アンドロゲンに対してエストロゲンが相対的に優位となる性ホルモンの不均衡が原因とされている．女性化乳房の原因は，①生理的（約25％），②特発性（約25％），③薬剤性（20％），④基礎疾患に起因するものに大きく分けられる．④はさらに(1)アンドロゲン欠乏と(2)エストロゲン過剰によるもの，(3)全身疾患によるものに分類され，肝硬変(8％)，原発性性腺機能低下症(8％)，精巣腫瘍(3％)，続発性性腺機能低下症(2％)，甲状腺機能亢進症(1.5％)，腎疾患(1％)がある[1]．

- 生理的な女性化乳房は，新生児期，思春期，老年期に生じ，いずれも一過性である．高齢者では，生理的な女性化乳房はアンドロゲンの合成低下と末梢組織におけるアロマターゼの活性上昇によるエストロゲン合成増加が原因であるが，複数の薬剤を服用している場合も少なくなく，薬剤性の検索が必要である．

- 女性化乳房をきたしうる薬剤は多く，代表的なものを表1に示す．

表1　女性化乳房をきたしうる主な薬剤

①ホルモン製剤：抗アンドロゲン製剤，エストロゲン製剤
②循環器系薬剤：ジギタリス製剤（ジゴキシンなど），冠血管拡張薬（ニフェジピン，ベラパミルなど），降圧薬（スピロノラクトン，メチルドパ，エナラプリルなど）
③消化器系薬：消化性潰瘍治療薬（シメチジン，ファモチジン，スルピリドなど），その他（メトクロプラミド，ドンペリドンなど）

STEP 2　鑑別診断の手順は？

1) 問診
- 問診は重要であり，既往歴や合併症，服用薬剤について詳細に聴取し，原因を検索する．男性乳癌との鑑別が重要であり，女性化乳房では可動性は良好で皮膚変化を認めない．

2) 超音波検査
- 豹紋状陰影の肥大した乳腺像ないしは比較的限局した腫瘤エコー像を認めるのが特徴．

3) 血液検査
- 肝機能をはじめ，血中の各種ホルモン(テストステロン，エストラジオール，hCG，LH，FSH，PRL，FT$_4$，TSH など)を評価する．
- 内分泌疾患に合併するものでは，甲状腺機能低下症，プロラクチノーマ，性腺機能低下症，hCG 産生腫瘍，甲状腺機能亢進症などがある．しかし，わが国での甲状腺機能亢進症における女性化乳房の報告は少ない．基礎疾患に起因するものでは，肝疾患，心疾患，慢性腎不全などがある．

STEP 3　どう対応するか

- 生理的な乳房肥大は数ヵ月から1年程度で自然消退することが多いため，基本的には経過観察とする．
- 薬剤性の場合は，関連する薬剤の使用を中止する．
- 基礎疾患に起因して生じているものは，可能な限り原疾患の治療を優先する．その他の原因で，治療を要するものに対しては内科的治療もしくは外科的治療を検討する．

①アンドロゲン製剤として

```
エナルモンデポー®注(100 mg) 週1回，筋注
または　プリモボラン®錠(5 mg) 1回1～2錠，1日2回
または　ボンゾール®錠(100 mg) 1回1～2錠，1日2回
```

②抗エストロゲン製剤として

```
ノルバデックス®錠(10 mg) 1回1～2錠，1日1～2回
```

文献
1) Braunstein GD：N Engl J Med **328**：490-495, 1993

11 過多月経

- 日常臨床では定量的に出血量の測定を行うことは困難であり，月経過多の症状は患者の主観に依存する面が大きい．
- 血液検査で鉄欠乏性貧血を認め，月経時の出血量が多いという訴えを伴っていれば，臨床的に過多月経と考える．

アプローチのためのフローチャート

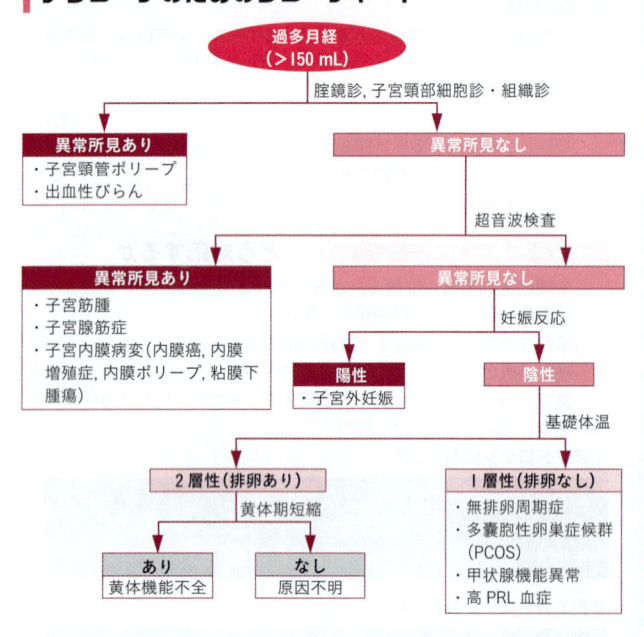

```
           過多月経
          （>150 mL）
              │
              │ 腟鏡診，子宮頸部細胞診・組織診
      ┌───────┴───────┐
  異常所見あり        異常所見なし
  ・子宮頸管ポリープ         │
  ・出血性びらん             │ 超音波検査
                    ┌───────┴───────┐
                異常所見あり      異常所見なし
                ・子宮筋腫              │
                ・子宮腺筋症            │ 妊娠反応
                ・子宮内膜病変(内膜癌，内膜  ┌───┴───┐
                  増殖症，内膜ポリープ，粘膜下  陽性    陰性
                  腫瘍)                ・子宮外妊娠    │
                                              │ 基礎体温
                                   ┌──────────┴──────────┐
                              2層性(排卵あり)        1層性(排卵なし)
                                   │               ・無排卵周期症
                                   │ 黄体期短縮      ・多嚢胞性卵巣症候群
                              ┌────┴────┐           （PCOS）
                             あり      なし          ・甲状腺機能異常
                          黄体機能不全  原因不明      ・高PRL血症
```

STEP 1　どう考えるか

- 定義：月経の出血量は平均 50〜60 mL であり，正常な月経量は 150 mL 未満(日本産科婦人科学会)．過多月経は，月経周期は正常で月経量が異常に多いもの(＞150 mL)をさす．
- 月経量が 80 mL を超える女性の約 60％に鉄欠乏性貧血が認められる[1]．
- 閉経期以降の不正出血では，特に悪性疾患の可能性を考慮する．機能性過多月経は 30 歳代後半からみられることが多い．
- 過多月経の原因は，①子宮疾患(内膜癌，内膜症，子宮筋腫など)による器質的過多月経，②性ホルモン分泌異常による機能性過多月経，および③その他の原因による過多月経[出血傾向，子宮内避妊器具(IUD)挿入]に分けられる．

STEP 2　鑑別診断の手順は？

- まず，婦人科的診察および経腟超音波により婦人科臓器のスクリーニングを行う．
- 子宮の器質性疾患が除外できたら，血液疾患や血液凝固障害，または抗凝固療法中などの子宮疾患以外の原因による二次的な症状としての過多月経を鑑別する．
- 諸検査により，器質的過多月経が除外されたら機能性過多月経と考えられる．機能性の場合には基礎体温の測定と，LH，FSH，エストラジオール，プロゲステロンなどのホルモン評価を行い，排卵の有無を検索する．

STEP 3 どう対応するか

- 器質的過多月経では原疾患の治療を最優先する.

1) 鉄欠乏性貧血に対する治療

- 過多月経の原因によらず, 鉄欠乏性貧血がある場合は鉄剤の投与を行う. 場合によっては止血薬も併用する.

> フェロ・グラデュメット®錠(105 mg) 1回1錠, 1日1回 眠前
> またはフェロミア®錠(50 mg) 1回1〜2錠, 1日2回 朝夕食後

> トランサミン®カプセル(250 mg) 1回1〜2錠, 1日3回 毎食後
> またはアドナ®錠(30 mg) 1回1錠, 1日3回 毎食後

2) 原疾患の治療

- 保存的治療が無効である器質的疾患に対して外科的治療.
- 血液疾患や血液凝固障害など.
- 子宮筋腫や子宮腺筋症による過多月経では GnRH アゴニスト療法が有効であるが, 6ヵ月を超えた投与は認められていない. 閉経期の逃げ込み療法や手術前の病変縮小を目的として投与.
- 無排卵周期や黄体機能不全では, 子宮内膜の発育・成熟不全により, 子宮内膜からの出血が持続する. ゲスターゲン療法が奏効.

> ルトラール®錠(2 mg) 1回1錠, 1日2回, 朝夕食後, 11日間(周期の21日目から服用)

- 機能的過多月経において, 避妊も希望する場合は, 経口避妊薬にて子宮内膜の発育を抑制する.

> オーソ®M-21錠 1回1錠, 1日1回, 21日間

- 機能性月経で, 薬物治療で十分に効果がみられない, あるいは副作用や既往症などから薬物療法が選択できない場合は, 子宮内膜焼灼術を考慮する. 出血のコントロールが困難な場合は最終的には子宮全摘出術を行うこととなる.

文献

1) Rybo G : Acta Obstet Gynecol Scand **45** Suppl 7 : 1-23, 1966

Note

12 希発月経・無月経

- 希発月経：20～30歳代では原因の60～80%が排卵性であるが，思春期や更年期では卵巣機能不全に伴うことが多く，この場合は無排卵性のことが少なくない．
- 無月経：ほとんどが続発性無月経である．

アプローチのためのフローチャート

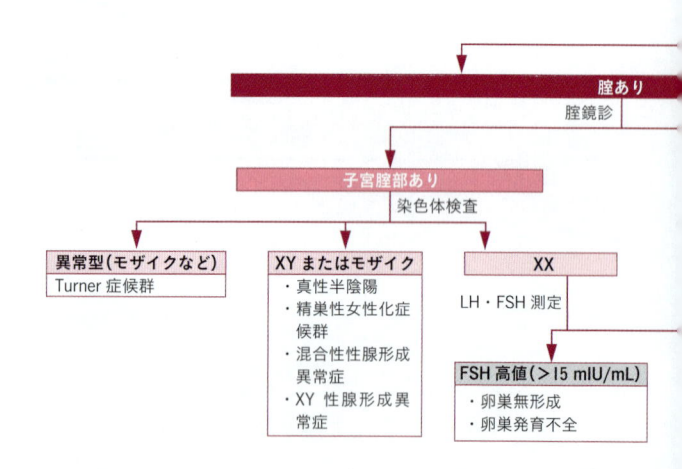

```
                                    ↓
                              ┌──────────────┐
                              │     腟あり    │
                              └──────────────┘
                                  腟鏡診
                                    ↓
                              ┌──────────────┐
                              │  子宮腟部あり  │
                              └──────────────┘
                                 染色体検査
           ┌────────────────────┼────────────────────┐
           ↓                    ↓                    ↓
  ┌──────────────────┐ ┌──────────────────┐ ┌──────────────┐
  │異常型(モザイクなど)│ │  XY またはモザイク  │ │      XX       │
  ├──────────────────┤ ├──────────────────┤ └──────────────┘
  │ Turner 症候群     │ │・真性半陰陽        │   LH・FSH 測定
  └──────────────────┘ │・精巣性女性化症     │        ↓
                      │  候群              │ ┌──────────────────┐
                      │・混合性性腺形成     │ │FSH 高値(>15 mIU/mL)│
                      │  異常症            │ ├──────────────────┤
                      │・XY 性腺形成異      │ │・卵巣無形成       │
                      │  常症              │ │・卵巣発育不全     │
                      └──────────────────┘ └──────────────────┘
```

12 希発月経・無月経

II 主要症候からの鑑別診断

```
【原発性無月経】
  ・第二次性徴の有無
  ・家族歴の有無
  ・男性化徴候の有無
  ・過激な運動負荷の有無
  ・身体的異常（肥満，やせ，低身長など）の有無
```

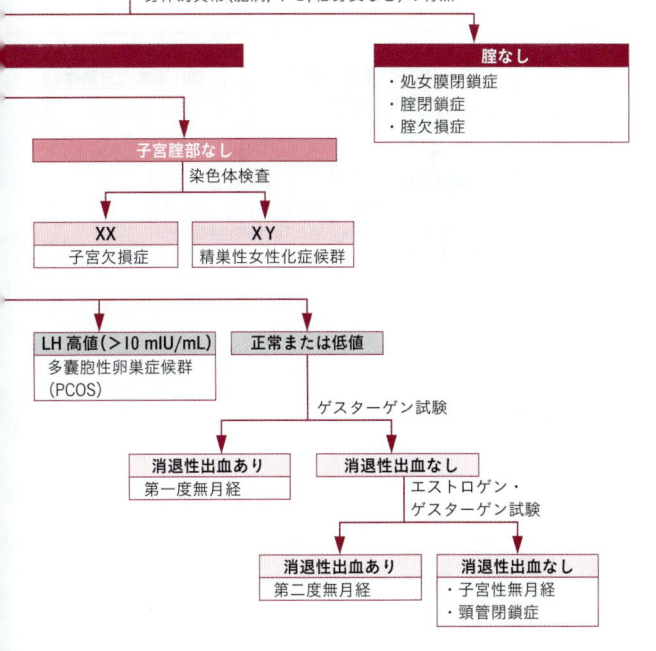

腟なし
- 処女膜閉鎖症
- 腟閉鎖症
- 腟欠損症

子宮腟部なし

染色体検査

XX	XY
子宮欠損症	精巣性女性化症候群

LH高値（>10 mIU/mL）
多嚢胞性卵巣症候群
（PCOS）

正常または低値

ゲスターゲン試験

消退性出血あり
第一度無月経

消退性出血なし
エストロゲン・ゲスターゲン試験

消退性出血あり
第二度無月経

消退性出血なし
- 子宮性無月経
- 頸管閉鎖症

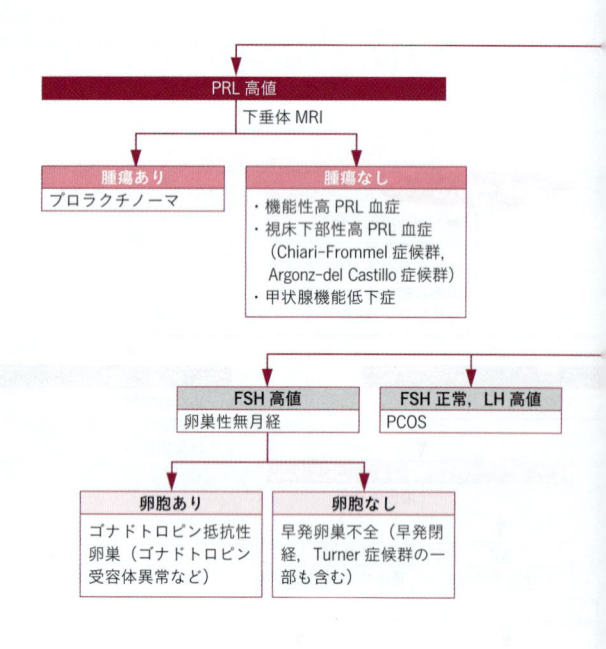

```
                    ┌──────────────────────────────────────┐
                    │             PRL 高値                  │
                    └──────────────────────────────────────┘
                                 下垂体 MRI
            ┌────────────────────┴────────────────────┐
    ┌───────────────┐                        ┌───────────────────┐
    │   腫瘍あり     │                        │     腫瘍なし       │
    │ プロラクチノーマ │                        │ ・機能性高 PRL 血症  │
    └───────────────┘                        │ ・視床下部性高 PRL 血症│
                                             │  （Chiari-Frommel 症候群， │
                                             │   Argonz-del Castillo 症候群）│
                                             │ ・甲状腺機能低下症   │
                                             └───────────────────┘
```

FSH 高値	FSH 正常，LH 高値
卵巣性無月経	PCOS

卵胞あり	卵胞なし
ゴナドトロピン抵抗性卵巣（ゴナドトロピン受容体異常など）	早発卵巣不全（早発閉経，Turner 症候群の一部も含む）

12 希発月経・無月経

続発性無月経

妊娠の除外
全身疾患(甲状腺機能異常,自己免疫疾患,糖尿病,下垂体・副腎疾患など)
薬剤(化学療法,ホルモン製剤,高 PRL 血症をもたらす薬剤など)服用歴の確認

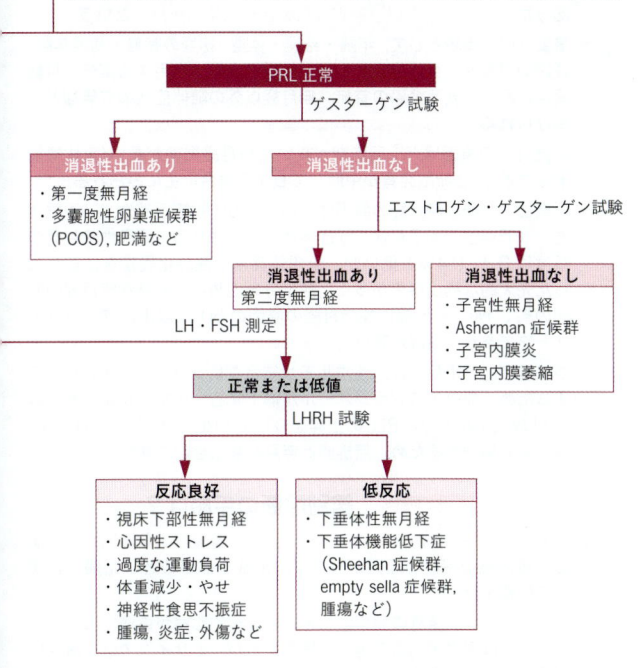

↓

PRL 正常

ゲスターゲン試験

┌─────────────────┬─────────────────┐
消退性出血あり / **消退性出血なし**

消退性出血あり
- 第一度無月経
- 多嚢胞性卵巣症候群 (PCOS), 肥満など

消退性出血なし
↓ エストロゲン・ゲスターゲン試験

消退性出血あり
第二度無月経

消退性出血なし
- 子宮性無月経
- Asherman 症候群
- 子宮内膜炎
- 子宮内膜萎縮

LH・FSH 測定
↓

正常または低値

LHRH 試験

反応良好
- 視床下部性無月経
- 心因性ストレス
- 過度な運動負荷
- 体重減少・やせ
- 神経性食思不振症
- 腫瘍, 炎症, 外傷など

低反応
- 下垂体性無月経
- 下垂体機能低下症 (Sheehan 症候群, empty sella 症候群, 腫瘍など)

II 主要症候からの鑑別診断

STEP 1　どう考えるか

- 定義：通常の初経年齢は10〜14歳であり，18歳以上で初経がない場合を原発性無月経という．正常月経周期は25〜38日と定義されており，39日以上の場合を希発月経という．また，これまであった月経が3ヵ月以上停止した場合を続発性無月経という．
- 重要な問診事項として，年齢・身長・体重，初経の有無・初経年齢，妊娠の可能性，身体的ストレス，体重の変動，常用する薬剤，月経異常の経過，乳汁分泌の有無，無月経以外の随伴症状の有無などが挙げられる．
- 希発月経の原因は，①卵胞期が長いため月経周期が長い(黄体機能不全など)，②卵胞発育が中断してしまう場合に主にみられる．
- 原発性・続発性無月経の原因は，いずれも①視床下部性，②下垂体性，③卵巣性，④子宮性，⑤症候性に分類される．原発性無月経の頻度は0.3〜0.4％と低いが，染色体異常や性分化異常をはじめとした先天的な稀少疾患が多く，約半分を占める．続発性無月経の原因の約20％，乳汁漏出性無月経の原因の50％以上はプロラクチノーマであり，頻度が高い[1]．
- 甲状腺機能低下症では，性ホルモン結合グロブリン(SHBG)が低下するため，血中エストラジオールが低下する．また，視床下部でのTSH放出ホルモン(TRH)の上昇を介してPRLが上昇し，LH，FSHの分泌を抑制するため，無排卵と無月経を引き起こす[2]．

STEP 2　鑑別診断の手順は？

- 希発月経：基礎体温の測定を行い，排卵の有無・排卵周期を判定する．黄体機能不全の原因として，PCOSをはじめとした婦人科疾患の検査を行う．
- 原発性無月経：全身の観察に加え，婦人科的診察が重要である．染色体検査は通常末梢血を用いて検査するが，モザイクでは皮膚生検組織での染色体検査も行う．
- 続発性無月経：原因は多岐にわたるため，まずは詳しい問診が必要である．原疾患の鑑別のため，エストロゲンの基礎的分泌の有無にて，第一度無月経と第二度無月経に分類する．

STEP 3 どう対応するか

1) Holmstrom 療法

- 希発月経・無月経のうち,黄体機能低下・不全に伴う場合(第一度無月経)では,長期に無排卵のまま放置すると,エストロゲンの持続的刺激による子宮内膜癌の発症リスクが高まるため,プロゲステロンを併用する必要がある.なお,ゲスターゲン試験では以下の薬剤 5〜7 日間投与を行い,消退性出血の確認をする.

> (月経があれば周期の後半に)
> ルトラール®(2 mg)1 回 1〜2 錠,1 日 1〜3 回,5〜10 日間
> または
> デュファストン®(5 mg)1 回 1 錠,1 日 1〜3 回,5〜10 日間

2) Kaufmann 療法

- 第二度無月経に対して行う.挙児希望がない場合は,排卵を誘発する必要はなく,消退性出血のみ起こす.なお,エストロゲン・ゲスターゲン試験も下記投薬である.

> プレマリン®(0.625 mg)1 回 1〜2 錠,1 日 1 回,20〜21 日間
> 上記 11 日目から
> ルトラール®(2 mg)1 回 1〜2 錠,1 日 1〜3 回,10〜11 日間
> または
> デュファストン®(5 mg)1 回 1 錠,1 日 1〜3 回,10〜11 日間

または,

> プレマリン®(0.625 mg)1 回 1〜2 錠,1 日 1 回,10 日間
> 引き続いて
> ルトラール®(2 mg)1 回 1〜2 錠,1 日 1〜3 回,10〜11 日間
> または
> デュファストン®(5 mg)1 回 1 錠,1 日 1〜3 回,10〜11 日間

*長期のエストロゲン欠乏患者では,骨粗鬆症や脂質異常症などにも注意する.

3) 身体的,精神的ケア

- 原発無月経では各疾患により対応は異なるが,解剖学的な形成手術やホルモン補充療法だけでなく,疾患の受け入れと精神的なケア,また挙児希望への対応が必要である.

文献

1) 小野昌美ほか:結合臨 **57**:469-475, 2008
2) Poppe K, et al:Clin Endocrinol **66**:309-321, 2007

13 高血糖

- 高血糖をみたらまずは頻度の高い2型糖尿病，耐糖能異常を考える．
- その他の原因として膵炎，ステロイド使用，肝硬変，Cushing症候群も比較的頻度が高く，忘れてはならない．

アプローチのための疾患スクリプト　★は見逃すと危険な疾患

鑑別すべき疾患	疾患を鑑別するためのチェック事項，対処(治療)法
糖尿病	
2型糖尿病	チェック　口渇，多飲・多尿，血糖，HbA1c，75 gOGTT，インスリン抵抗性，合併症の評価 対処　☞「III-G．糖尿病および代謝疾患」参照
★1型糖尿病	チェック　急激な口渇，多飲・多尿の増強，体重減少，上記検査に加えて抗GAD抗体陽性 対処　☞「III-G．糖尿病および代謝疾患」参照
★妊娠糖尿病	チェック　妊娠中にはじめて発見される耐糖能異常，75 gOGTT，妊娠高血圧症候群の合併や巨大児 対処　☞「III-G-10．妊娠と糖尿病」参照
若年発症成人型糖尿病(MODY)	チェック　若年発症かつ常染色体優性遺伝 対処　基本的にはインスリン
ミトコンドリア糖尿病	チェック　比較的若年発症，母系遺伝，緩徐にインスリン分泌が低下する 対処　基本的にはインスリン
内分泌疾患	
★Cushing症候群	チェック　血中コルチゾール高値，満月様顔貌，中心性肥満，筋力低下 対処　☞「III-A-8．Cushing病とsubclinical Cushing病」，「III-D-4．Cushing症候群とsubclinical Cushing症候群」参照
先端巨大症	チェック　巨大舌，眉弓部突出，四肢末端肥大，IGF-I高値 対処　☞「III-A-6．先端巨大症」参照
甲状腺機能亢進症	チェック　頻脈，発汗，体重減少，甲状腺中毒症 対処　☞「III-B-5～10」参照
★グルカゴノーマ	チェック　壊死性遊走性紅斑，低アミノ酸血症，膵腫瘍(半数は膵尾部)，50～80％が悪性 対処　第一選択は外科的治療，根治術ができない場合は内科的治療(オクトレオチド，エベロリムス)など
★ソマトスタチノーマ	チェック　脂肪便，胆石症，膵腫瘍(ほとんどが膵頭部)もしくは十二指腸腫瘍，60～70％が悪性 対処　第一選択は外科的治療，根治術ができない場合は内科的治療(オクトレオチド，エベロリムス)など

13 高血糖

★褐色細胞腫	チェック	血中・尿中カテコラミン高値,発作性高血圧,動悸,発汗,頭痛
	対処	☞「Ⅲ-D-5. 褐色細胞腫と傍神経節細胞腫」参照
原発性アルドステロン症	チェック	低K血症,低レニン高アルドステロン血症
	対処	☞「Ⅲ-D-3. 原発性アルドステロン症(PA)」参照

膵疾患

★急性膵炎	チェック	原因としてアルコール性または胆石性が多い,心窩部痛・背部痛,発熱,WBC・CRP・LDH高値,Ca低値,AMY高値,腹部エコー,造影CT
	対処	絶食・大量輸液,蛋白分解酵素阻害薬・抗菌薬の投与,高血糖に対してはインスリン
慢性膵炎	チェック	原因としてアルコール性または非アルコール性(特発性>胆石性),繰り返す心窩部痛・背部痛,消化吸収障害,腹部エコー,造影CT
	対処	膵性糖尿病に対してはインスリン
膵臓摘出後	チェック	膵臓摘出術の既往
	対処	インスリン
膵癌	チェック	早期はほとんど無症状,糖尿病の急激な増悪,体重減少,腹部エコー,CT,MRI,FDG-PET
	対処	インスリン
自己免疫性膵炎	チェック	膵臓のびまん性もしくは限局性腫大,高IgG4血症,膵外病変,腹部エコー,CT,MRI,FDG-PET
	対処	原疾患に対してはステロイド,耐糖能異常に対してはインスリン
ヘモクロマトーシス	チェック	皮膚の色素沈着,肝硬変,血清鉄高値・TIBC低下・フェリチン高値
	対処	原疾患に対しては瀉血療法,耐糖能異常に対してはインスリン

肝疾患

急性肝炎	チェック	主に肝炎ウイルス感染が原因,約1〜2%が劇症化,黄疸・褐色尿,全身倦怠感,腹痛,肝胆道系酵素の上昇,腹部エコー,CT
慢性肝炎	チェック	ほとんどが肝炎ウイルスの持続感染,肝胆道系酵素高値の持続,腹部エコー,CT
肝硬変	チェック	原因の60%がHCV感染,15%がHBV感染,12%がアルコール性,手掌紅斑,クモ状血管腫,血小板減少,腹部エコー,CT
肝細胞癌	チェック	多くは慢性肝炎や肝硬変から発症する,腹部エコー,CT,肝生検
以上の疾患	対処	原疾患に対する治療,耐糖能異常に対してはインスリン

Ⅱ 主要症候からの鑑別診断

薬剤あるいは化学物質誘発性		
ステロイド	チェック	投薬歴の確認
インターフェロン		
利尿薬(サイアザイド系利尿剤, フロセミド)		
β遮断薬		
ジアゾキサイド		
ホルモン製剤(エストロゲン, プロゲステロン, ソマトスタチン)		
向精神病薬(セロトニン・ドパミン遮断薬, リチウム)		
抗腫瘍薬(L-アスパラギナーゼ, ストレプトゾシン)	対処	投薬中止を検討する
ニコチン酸		
ペンタミジンなど		
感染症		
先天性風疹	チェック	先天性心疾患, 難聴, 白内障, 精神発達遅延, Ⅰ型糖尿病の発症
サイトメガロウイルス	チェック	Ⅰ型糖尿病の発症
ムンプスウイルスなど	チェック	Ⅰ型糖尿病の発症
以上の疾患	対処	インスリン

13 高血糖

遺伝性疾患		
Down 症候群	チェック	21 トリソミー，低身長，肥満，先天性心疾患，精神発達遅延
	対処	2 型糖尿病治療に準じる
Prader-Willi 症候群	チェック	アーモンド様眼裂，低身長，精神発達遅延，肥満など
	対処	2 型糖尿病治療に準じる
Turner 症候群	チェック	低身長，翼状頸，外反肘，二次性徴の欠如，大動脈縮窄症，45X
	対処	☞「III-E-4．女性性腺機能低下症と Turner 症候群」参照
Klinefelter 症候群	チェック	長い手足，性腺機能低下，女性化乳房，47XXY
	対処	☞「III-E-3．男性性腺機能低下症と Klinefelter 症候群」参照
Werner 症候群	チェック	早老，低身長，皮膚硬化，嗄声，常染色体劣性遺伝
	対処	2 型糖尿病治療に準じる
Wolfram 症候群	チェック	視神経萎縮による視力障害，難聴，中枢性尿崩症等，常染色体劣性
	対処	2 型糖尿病治療に準じる
セルロプラスミン低下/欠損症	チェック	網膜変性，神経症状，膵臓への鉄の過剰蓄積
	対処	インスリン
脂肪萎縮性糖尿病	チェック	脂肪組織の欠如，重度のインスリン抵抗性
	対処	レプチンの補充療法，インスリン
筋強直性ジストロフィなど	チェック	進行性の筋萎縮と筋力低下，白内障，心筋障害，常染色体優性遺伝
	対処	2 型糖尿病治療に準じる

II 主要症候からの鑑別診断

STEP 1　どう考えるか

- 定義：血中のグルコース濃度が過剰である状態を指す．血糖値が約 180 mg/dL を上回ると，腎尿細管でのグルコースの再吸収障害が出現し，尿糖を認めるようになる．
- 通常は高血糖でも自覚症状を伴わない場合が多いが，血糖が 300 mg/dL であれば口渇や多飲・多尿，全身倦怠感などをきたし，さらに上昇すると腹痛や意識障害を生じる．
- 糖尿病の発症初期の血糖高値では腓返り，発症初期に血糖の著明上昇を認める場合や進行した 2 型糖尿病では体重減少を伴うことも多い．
- 糖尿病のアプローチのしかたは「Ⅲ-G-1」参照．

STEP 2　鑑別診断の手順は？

1) 1 型糖尿病，妊娠糖尿病の鑑別・除外を行う
2) 問診により薬剤性を除外する
- 複数の薬剤や化学物質が耐糖能異常をきたす．
3) 二次性糖尿病を鑑別する
- 内分泌疾患：インスリン作用やインスリン分泌を修飾することが知られており，しばしば耐糖能異常や糖尿病を伴う．耐糖能異常合併の頻度は，先端巨大症 50〜60％，Cushing 症候群 70〜85％，甲状腺機能亢進症 60〜70％，グルカゴノーマ 80〜90％で，高インスリン血症を伴う．褐色細胞腫 60〜90％，原発性アルドステロン症 50％前後，ソマトスタチノーマ 70〜80％ではインスリン分泌の低下を認める．
- 膵疾患：膵臓の 40〜80％切除で約 40％，80〜95％切除で 60％以上に膵性糖尿病の発症がみられる．慢性膵炎の 76.7％，膵癌の 70％で耐糖能異常を認める．インスリンだけでなくグルカゴン分泌も低下することから，1 型糖尿病に比較するとインスリン治療に対する感受性は良好である．
- 肝硬変：70〜80％に耐糖能異常を合併し，食後高血糖パターンを示すが空腹時血糖は正常内であることが多い．
4) 二次性の耐糖能異常に該当しなかった場合
- 2 型糖尿病と考えられる．しかし，背景に 2 型糖尿病の合併が存在する場合もあり，確定診断が困難なこともある．

STEP 3 どう対応するか

☞ 高血糖緊急症は,「Ⅰ-10. 糖尿病性ケトアシドーシス・高浸透圧高血糖症候群・乳酸アシドーシス(昏睡)」参照

1) 原疾患の治療
- 二次性の場合は原疾患の治療を優先する. 特に,内分泌疾患に伴う高血糖は原疾患治療によって改善する可能性が高い.

2) 糖尿病に対する治療
☞「Ⅲ-G-4〜8」参照

3) 糖尿病合併症の評価・治療
☞「Ⅲ-G-4〜8」参照

14 低血糖

- 低血糖と定義する血糖値は明確に定まっておらず,血糖値のみで低血糖と診断すべきではない.
- 糖尿病治療中においては,冷汗,動悸,脱力,意識低下があり,少なくとも血糖値が 70 mg/dL 以下の場合に低血糖と診断する(ただし無自覚の場合もある)(表1).
- 低血糖時のインスリン,Cペプチドを測定して鑑別をすすめる.両者が乖離するのは,外因性のインスリン投与による場合のみである.

アプローチのためのフローチャート

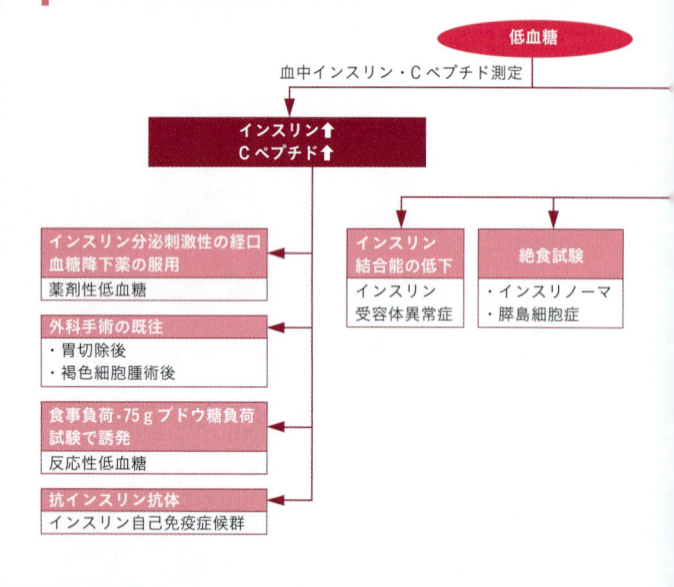

低血糖

血中インスリン・Cペプチド測定

インスリン↑
Cペプチド↑

インスリン分泌刺激性の経口血糖降下薬の服用
薬剤性低血糖

外科手術の既往
・胃切除後
・褐色細胞腫術後

食事負荷・75 g ブドウ糖負荷試験で誘発
反応性低血糖

抗インスリン抗体
インスリン自己免疫症候群

インスリン結合能の低下
インスリン受容体異常症

絶食試験
・インスリノーマ
・膵島細胞症

表1 低血糖による症状

血糖値	症状	
70〜55 mg/dL 程度	自律性神経症状	アドレナリン分泌による発汗,振戦,動悸,悪心,頭痛など
50 mg/dL 程度	中枢神経症状	グルコース欠乏症,精神症状による眠気,脱力,めまい,抑うつ,不安など
30 mg/dL 程度	大脳機能低下症状	痙攣,意識消失,一過性麻痺,昏睡など

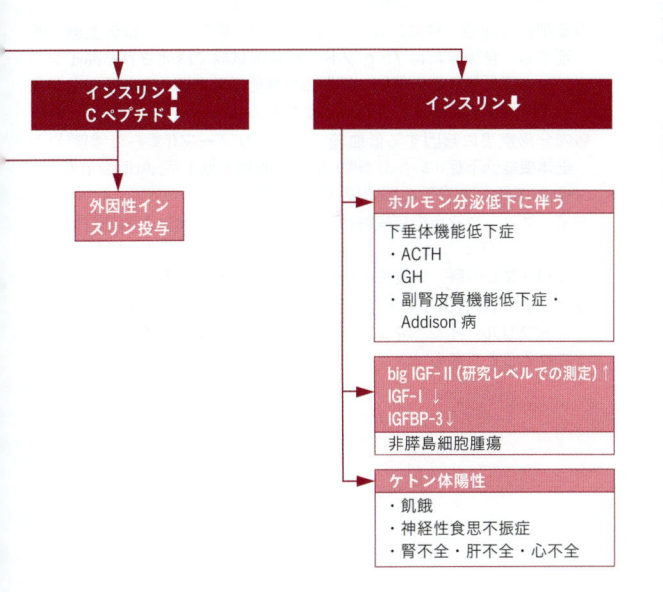

インスリン↑ Cペプチド↓

→ 外因性インスリン投与

インスリン↓

→ **ホルモン分泌低下に伴う**
- 下垂体機能低下症
  - ACTH
  - GH
  - 副腎皮質機能低下症・Addison病

→ **big IGF-II(研究レベルでの測定)↑**
IGF-I ↓
IGFBP-3↓
- 非膵島細胞腫瘍

→ **ケトン体陽性**
- 飢餓
- 神経性食思不振症
- 腎不全・肝不全・心不全

STEP 1 どう考えるか

- 古典的には，低血糖の診断にはWippleの三徴；①低血糖に一致する症状・徴候があること，②血糖値が低値であること，③グルコースなどによる血糖値の回復により症状の改善・消失を認めること，を満たすことが必要である．
- 低血糖を繰り返している症例や，自律神経障害がある場合は交感神経刺激症状が出現せず，無自覚低血糖が進行する可能性があり注意が必要である．

STEP 2 鑑別診断の手順は？

- まず問診より，低血糖の出現時期(空腹時，食後)，糖尿病の有無，投薬内容(インスリン，経口血糖降下薬，その他)，その他の基礎疾患(腎不全，肝不全，心不全，下垂体疾患，副腎疾患など)の有無，消化管の手術歴などを聴取し，鑑別をすすめる．
- 薬剤性低血糖：特にスルホニル尿素(SU)薬の使用では低血糖が遷延する．食後または75gブドウ糖負荷試験で誘発される高インスリン血症を伴う低血糖は，初期の耐糖能異常で認められることが多いが，健常者でも認められることがある．
- 内分泌疾患に起因する低血糖：インスリノーマ(「Ⅲ-F-3」参照)や下垂体機能低下症(「Ⅲ-A-3」参照)，副腎皮質機能低下症，Addison病(「Ⅲ-D-6」参照)，褐色細胞腫術後などがある．
- インスリン自己免疫症候群は，抗インスリン抗体による低血糖をきたすが，日本人に多く，Basedow病や全身性エリテマトーデス(SLE)などの自己免疫性疾患の合併が多いとされる．
- スルフヒドル(SH)基をもつ薬剤(チアマゾール，ペニシラミン，カプトプリル，イミペネム，αリポ酸など)の投与により抗体が産生されることもある．

STEP 3　どう対応するか

1）低血糖に対する治療
- 経口摂取が可能であればブドウ糖 10 g を服用する．意識障害などで経口摂取ができない場合は 50％ブドウ糖液を 20 mL 静脈注射する．30 分後に血糖値を再検し，回復がない場合は再投与する．

2）食事療法
- 胃切除後の場合，低炭水化物・高蛋白食を 1 日 5〜6 回に分けて少量ずつ分割摂取する．反応性低血糖の場合も低炭化物食を心がけることがすすめられる．

3）原疾患の治療
- 原疾患がある場合は，原疾患の治療を優先する．

15 高Na血症

- まずは細胞外液量を，①増加，②正常，③減少に分類して考える．
- 細胞外液量減少の場合は尿中 Na, K 排泄量を測定し，腎または腎外からの水分喪失につき評価する．細胞外液量正常の場合は尿浸透圧を測定して尿濃縮力障害について評価する．

アプローチのためのフローチャート

高Na血症（Na＞145 mEq/L）

細胞外液量の評価

細胞外液量減少

尿中(Na+K)＜血清Na	尿中(Na+K)＞血清Na
腎外の水分喪失	腎からの水分喪失
下痢	利尿薬
利尿薬	浸透圧利尿
不感蒸泄の増加	（高血糖，高蛋白経腸栄養，マンニトールなど）

細胞内浸透圧の一過性上昇
- 痙攣
- 横紋筋融解症

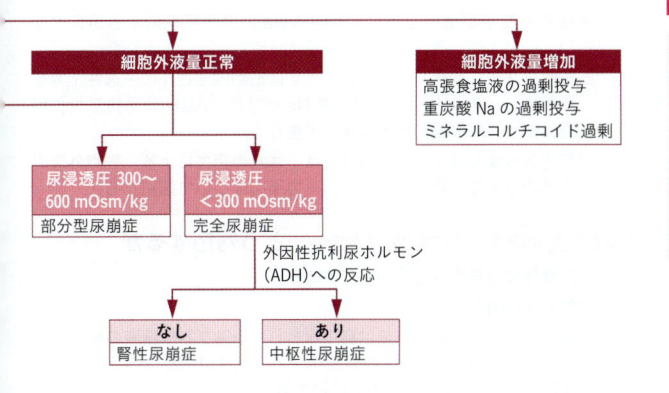

```
                                    ┌──────────────────────────┐
         ┌──────────────────────────┤     細胞外液量正常        │        ┌──────────────────────────┐
         │                          └──────────────────────────┘        │      細胞外液量増加      │
─────────┤                                                              │ 高張食塩液の過剰投与     │
         │                                                              │ 重炭酸 Na の過剰投与     │
         │                                                              │ ミネラルコルチコイド過剰 │
         │                                                              └──────────────────────────┘
```

尿浸透圧 300〜600 mOsm/kg	尿浸透圧 <300 mOsm/kg
部分型尿崩症	完全尿崩症

外因性抗利尿ホルモン (ADH)への反応

なし	あり
腎性尿崩症	中枢性尿崩症

STEP 1　どう考えるか

- 定義：血漿 Na 濃度が 145 mEq/L 以上．
- 高 Na 血症では血清浸透圧が上昇するが，生体反応として，まず腎での自由水の排泄抑制が起こり，次いで口渇による飲水行動が起こり，血清浸透圧を下げるように働く．したがって，この過程が障害された場合に高 Na 血症を生じる．
- 症状は，軽度から中等度までは脱力感，倦怠感，不穏，悪心，嘔吐，易怒性などであり，高度(Na>160 mEq/L)で急性の高 Na 血症では，細胞内脱水による高度の細胞虚脱から，痙攣，高熱，昏睡，くも膜下出血の出現がみられる．

STEP 2　鑑別診断の手順は？

- 細胞外液量が増加しているものは Na の過剰摂取による場合が多い．
- 細胞外液量に変化がない場合，まずは細胞内浸透圧の一過性上昇を除外する．細胞外量が正常な高 Na 血症は，ADH 分泌異常や作用異常による尿濃縮力障害によって生じる．
- 細胞外液量が減少している場合は，体液の喪失による．細胞外液の評価のうえで，病態を把握し，その原因について鑑別する．

STEP 3　どう対応するか

- 症候性では早急な治療が必要である．

1) 血清 Na の補正 (表 1)

- 症候性の場合，基本的には自由水として 5%ブドウ糖液の投与を行うが，血圧低下など細胞外液低下が疑われれば，0.45%または 0.9%の生理食塩水の使用も検討する．
- 急速な補正は，細胞外から細胞内への水の移動によって脳浮腫をきたす可能性があるため注意する．発症からの期間の同定が困難な場合は，基本的には慢性として扱う．
- 細胞外液量を評価し，細胞外液減少の場合は水分欠乏量の予測式を用いて補正を行う．

> 予測式＝(総体液量*)×{1−(140÷現在の血清 Na 濃度)}
> *体重(kg)×0.6

- また，ある輸液 1L 投与による Na 濃度是正の予測式は，

> ΔNa＝{(輸液中の Na+K)−血清 Na}÷(総体液量)

で表される．補正速度を考慮したうえで投与量を調整する．

表1 高Na血症における血清Naの補正

	症候性		無症候性	
	急性	慢性	急性	慢性
補正手段	5%ブドウ糖液 フロセミド	5%ブドウ糖液 (フロセミド)	5%ブドウ糖液 または 経口水分摂取	経口水分摂取 Na摂取制限 5%ブドウ糖液
補正速度	1〜2 mEq/L/時 かつ <12 mEq/L/日	1 mEq/L/時 かつ <8 mEq/L/日	0.5〜2 mEq/L/時 かつ <12 mEq/L/日	

2) 原疾患の治療

- 中枢性尿崩症に対してはDDAVP，腎性に対してはサイアザイド系利尿薬を用いる．

16 低Na血症

- まずは血漿浸透圧が①高値，②正常，③低値かを評価する．
- 血漿浸透圧は即日に結果を得ることが困難であることから，評価を急ぐ場合は近似式；2×血清Na濃度(mEq/L)＋血糖(mg/dL)/18＋BUN(mg/dL)/2.8(mOsm/kg)を用いる．
- 真の低Na血症は低浸透圧性である．低浸透圧性低Na血症では，細胞外液量を①増加，②正常，③減少に分類して考える．細胞外液量が減少・増加している場合は，尿中Na排泄量を測定し，鑑別診断をすすめる．

アプローチのためのフローチャート

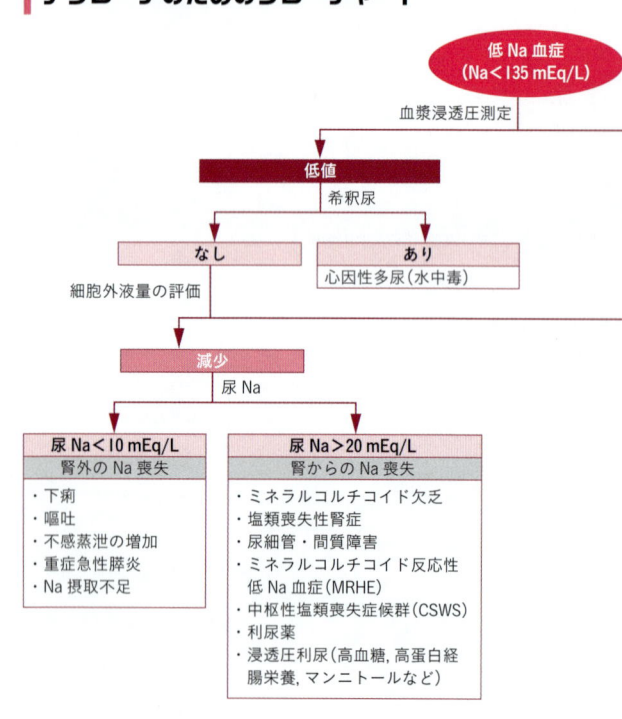

低Na血症 (Na＜135 mEq/L)

↓ 血漿浸透圧測定

低値

↓ 希釈尿

- **なし** → 細胞外液量の評価
- **あり** → 心因性多尿(水中毒)

減少
↓ 尿Na

尿Na＜10 mEq/L
腎外のNa喪失
- 下痢
- 嘔吐
- 不感蒸泄の増加
- 重症急性膵炎
- Na摂取不足

尿Na＞20 mEq/L
腎からのNa喪失
- ミネラルコルチコイド欠乏
- 塩類喪失性腎症
- 尿細管・間質障害
- ミネラルコルチコイド反応性低Na血症(MRHE)
- 中枢性塩類喪失症候群(CSWS)
- 利尿薬
- 浸透圧利尿(高血糖,高蛋白経腸栄養,マンニトールなど)

16 低Na血症

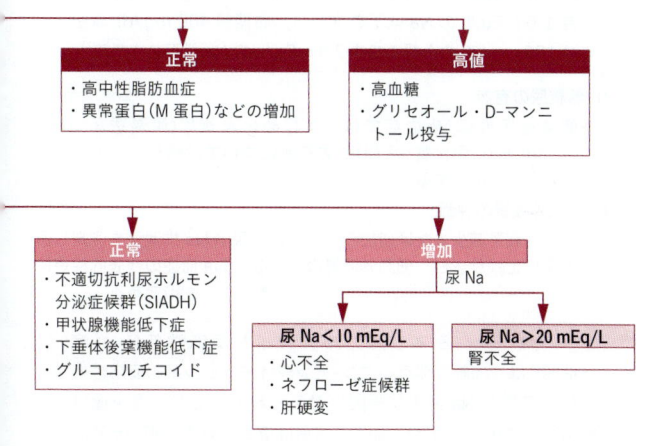

正常
・高中性脂肪血症
・異常蛋白(M蛋白)などの増加

高値
・高血糖
・グリセオール・D-マンニトール投与

正常
・不適切抗利尿ホルモン分泌症候群(SIADH)
・甲状腺機能低下症
・下垂体後葉機能低下症
・グルココルチコイド

増加
尿Na

尿Na<10 mEq/L
・心不全
・ネフローゼ症候群
・肝硬変

尿Na>20 mEq/L
腎不全

STEP 1　どう考えるか

- 定義：血清 Na 濃度が 135 mEq/L 以下.
- 低 Na 血症は日常で経験する水電解質異常の中で最も頻度が高いものの 1 つ.
- 慢性の経過では自覚症状を伴わないことが多い. 急性発症の経過(2日以内)や, 低下の進行が早い場合(>0.5 mEq/L), 慢性でも重度の低 Na 血症(Na<115 mEq/L)を認める場合には, 脳浮腫に起因する中枢神経症状(悪心・嘔吐, 頭痛, 傾眠, 痙攣, 混迷など)が生じる.

STEP 2　鑑別診断の手順は？

1) 血漿浸透圧の測定

- まず血漿浸透圧の値より, 高浸透圧性と正常浸透圧性低 Na 血症を除外する.

> **MEMO**　高浸透圧性の原因として高血糖が主に挙げられるが, 血糖値が 400 mg/dL 以下では血糖 100 mg/dL の上昇につき 1.6 mEq/L の Na 低下をきたし, 血糖値 400 mg/dL 以上では 100 mg/dL の上昇につき 2.4 mEq/L の Na 低下をきたす[1].

2) 希釈尿の有無

- 低浸透圧性低 Na 血症では, はじめに希釈尿(尿浸透圧<150 mOsm/kg, 尿比重<1.005)の有無について評価し, 心因性多尿の可能性を除外する.

3) 細胞外液量の評価

- 細胞外液量減少または増加の場合には, 尿中 Na 排泄量を測定し原因疾患を絞り込む. 細胞外液量の正常な低 Na 血症の代表的疾患は不適切 ADH 分泌症候群(SIADH)(☞「Ⅲ-A-12」参照)である.

> **POINT**　ミネラルコルチコイド反応性低 Na 血症(MRHE)は, 加齢に伴うレニン-アンジオテンシン系の反応性低下による腎性 Na 喪失が原因と考えられているが, 臨床像は SIADH と類似しており, 両者の鑑別は重要である. MRHE では細胞外液量減少を認め, 水制限で増悪する.

STEP 3　どう対応するか

- 症候性かつ急性の低下では早急な治療が必要である.
- 治療中に評価すべきは血中尿中の Na・K 値であり, 尿(Na+K) > 血中(Na+K)(mEq/L) であれば, 自由水の排泄障害があるために低 K 血症は進行することが予測される.

1) 血清 Na の補正（表 1）

- Na の補正は, 血清 Na 濃度 125 mEq/L を目標として慎重に行う. 急速な Na の補正は浸透圧性脱髄症候群(ODS)または橋中心髄鞘崩壊症候群(CPM)を生じる危険があるため, 経時的に Na 濃度をモニターしながら補正速度を調整する.

> Na 必要投与量の予測式；(総体液量*)×(目標血清 Na 濃度−現在の血清 Na 濃度)　*体重(kg)×0.6

また, 輸液 1 L 投与による血清 Na 値の改善予測式としては, 高 Na 血症同様に以下の式が用いられる.

> ΔNa = {(輸液中の Na+K)−血清 Na} ÷ (総体液量*)

- 症候性の場合は補正手段として高張食塩水(3% NaCl)を用いる.

POINT　3% NaCl は, 生理食塩水 400 mL に 10% NaCl 120 mL を加えて作る.

表 1　低 Na 血症における血清 Na の補正

	症候性		無症候性	
	急性	慢性	急性	慢性
補正手段	3% NaCl	3% NaCl または 0.9% NaCl (+フロセミド)	0.9% NaCl (+フロセミド)	0.9% NaCl または 経口食塩補充 各病態に応じた治療
補正速度	1〜2 mEq/L/時 (重度の場合には最初の 1 時間は 4〜5 mEq/L/時)かつ <12 mEq/L/日	1 mEq/L/時かつ <8 mEq/L/日	1 mEq/L/時かつ <12 mEq/L/時	<8 mEq/L/日

2) 慢性無症候性低Na血症の治療
   ①細胞外液量減少を伴う場合
   - 嘔吐や下痢が原因であれば，Naを補充する．利尿薬が原因であれば投薬を中止する．MRHEではフルドロコルチゾン（フロリネフ®）の投与を行う．
   ②細胞外液量正常の場合
   - SIADHでは水制限（＜800 mL/日）が基本となるが，V_2受容体拮抗薬（異所性AVP産生の場合のみ適応）やデメチルクロルテトラサイクリンの投与も考慮する．
   ③細胞外液量増加を伴う場合
   - 水分制限を行っても効果が乏しい場合は利尿薬（フロセミド）投与を行う．

文献

1) Hillier TA, et al：Am J Med **106**：399-403, 1999

17 高K血症

- 偽性高K血症を除外する.
- 高K血症の原因は①K摂取量の増加, ②細胞内から細胞外へのシフト, ③K排泄の低下に大別される. 原因として最も多いのは腎臓でのK排泄低下ではあるが, 腎機能低下単独での高K血症はeGFR＜15 mL/分とならなければ基本的には起こらない.

アプローチのためのフローチャート

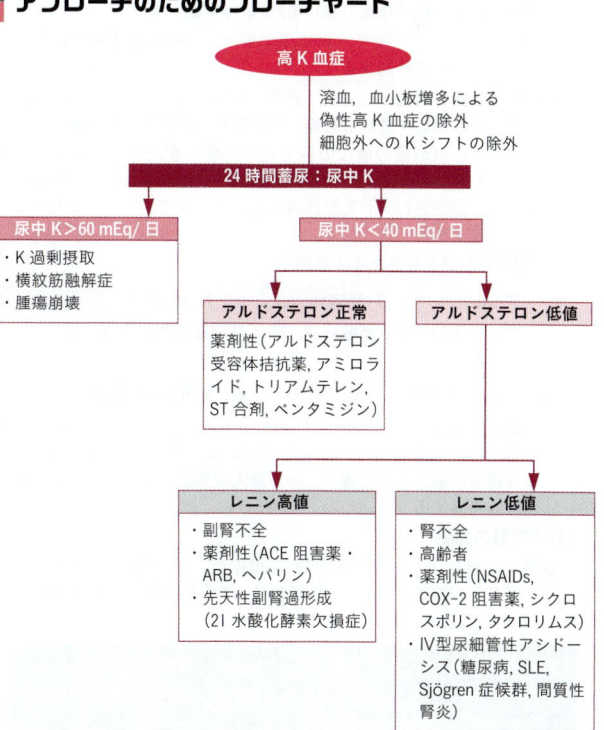

```
                    高K血症
                      │
          溶血, 血小板増多による
          偽性高K血症の除外
          細胞外へのKシフトの除外
                      │
            ┌─ 24時間蓄尿：尿中K ─┐
            │                      │
    尿中K＞60 mEq/日        尿中K＜40 mEq/日
    ・K過剰摂取                    │
    ・横紋筋融解症         ┌───────┴───────┐
    ・腫瘍崩壊         アルドステロン正常  アルドステロン低値
                       薬剤性(アルドステロン
                       受容体拮抗薬, アミロラ
                       イド, トリアムテレン,
                       ST合剤, ペンタミジン)
                                  │
                        ┌─────────┴─────────┐
                    レニン高値            レニン低値
```

レニン高値
- 副腎不全
- 薬剤性(ACE阻害薬・ARB, ヘパリン)
- 先天性副腎過形成(21水酸化酵素欠損症)

レニン低値
- 腎不全
- 高齢者
- 薬剤性(NSAIDs, COX-2阻害薬, シクロスポリン, タクロリムス)
- IV型尿細管性アシドーシス(糖尿病, SLE, Sjögren症候群, 間質性腎炎)

II 主要症候からの鑑別診断

STEP 1　どう考えるか

- 定義：血清K値が 5.5 mEq/L 以上.
- 血清K値が 7 mEq/L 以下では無症状のことが多いが，それ以上になると致死的不整脈惹起の危険が高い．高K血症を認めた場合は心電図異常の有無につき評価を行い，異常を伴う場合は鑑別診断より前に応急治療を要する．

STEP 2　鑑別診断の手順は？

- まずは，溶血による偽性高K血症(細い針による急激な吸引，血液検体の過度な撹拌などで生じる)を除外する．
- 問診で慢性腎不全の既往やKの摂取過剰，高K血症をきたしうる薬物の服用歴を確認する．
- Kを多く含む食品としては，野菜，果物(ドライフルーツを含む)，生肉，豆類などが挙げられる．アボカド，バナナに含有量が多い．
- しかし，K摂取量の増加のみで高K血症をきたすことはまれであり，細胞外へのKシフトやK排泄の低下を同時に伴っている場合が多い．細胞外シフトを除外のうえ，尿中K排泄量の評価を行い，鑑別をすすめる．

〈細胞外シフトをきたす主な因子〉

> アシドーシス，β_2 受容体遮断，インスリン欠乏，高浸透圧，過度の運動や横紋筋融解症，高K性周期性四肢麻痺など．

STEP 3　どう対応するか

- 心電図変化(ピークT波，QT短縮，PR-QRS延長，P波消失)を有する場合や，血清K>6 mEq/Lの場合は，すぐに治療を開始する．血液透析は最も迅速で確実，かつ最大の効果を得られるため，重症時には考慮する．

1) 不整脈の抑制

- 高K血症により致死的不整脈(高度徐脈，心室細動，心停止)をきたすことがあるため，Ca製剤を用いて心筋細胞の興奮性を抑制する．

> カルチコール®注(Ca含有量は 7.85 mg/mL) 10 mL を 2〜5分くらいかけて静注する．効果が不十分な場合は 10〜20 分後に再投与し，効果をみながら 2〜3 回繰り返す

2) 血清Kの補正
①インスリン

> まずレギュラーインスリン 5～10単位を静脈注射する．低血糖予防のため，同時に50%ブドウ糖液50mLを迅速に注入する．血清K濃度に対する作用は約1時間後にピークに達し，数時間持続する

②β_2受容体刺激薬
- 約30～40%の症例で効果がないことから，単独での使用はすすめられない．

> ベネトリン®吸入液 0.5% 1回 0.3～0.5mL 吸入

③炭酸水素Na
- アシドーシスが存在する場合は投与を検討する．

> メイロン®注 20mLであり，これを約5分かけて経静脈的投与し，効果をみながら30分後に再投与を検討する

④イオン交換樹脂
- 経口投与は効果発現に時間がかかるため，急性期の治療には適切でない．

> カリメート®経口液 20% 1回 1～2包，1日3回
> ケイキサレート®ドライシロップ 76% 1回 1～2包，1日3回

MEMO 溶血などによる検査場の問題の可能性もあるので，必ず再検査を行う．

血小板増多(10^6/μL)による偽性高K血症を疑う場合は，ヘパリン管への採血を行う．

18 低K血症

- 低K血症の原因は①K摂取の低下，②細胞外から細胞内へのシフト，③K排泄の亢進に分けて考える．
- 経口摂取不足の場合はMg欠乏を伴っている場合も多く，治療抵抗性低K血症の原因となる．K排泄の亢進には，腎性と腎外性に分けられる．

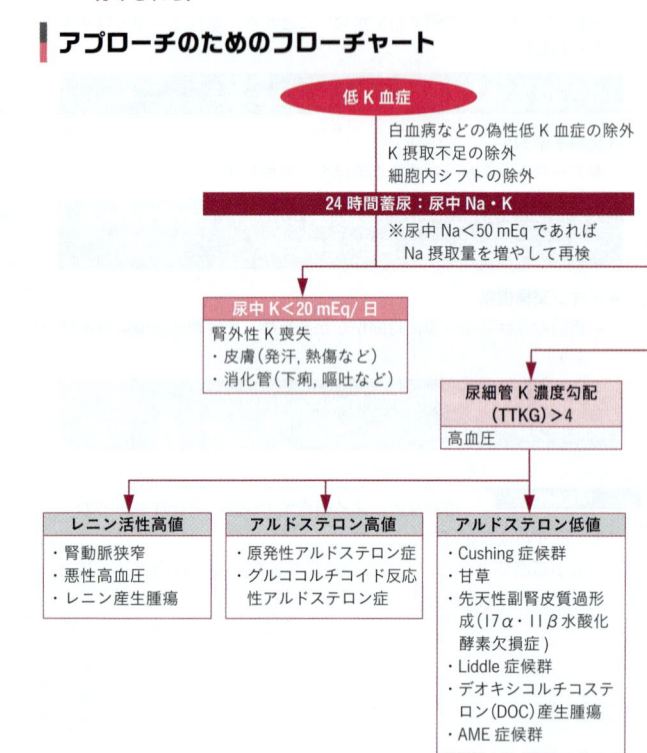

アプローチのためのフローチャート

低K血症

白血病などの偽性低K血症の除外
K摂取不足の除外
細胞内シフトの除外

24時間蓄尿：尿中Na・K

※尿中Na＜50 mEqであればNa摂取量を増やして再検

尿中K＜20 mEq/日
腎外性K喪失
・皮膚（発汗，熱傷など）
・消化管（下痢，嘔吐など）

尿細管K濃度勾配（TTKG）＞4
高血圧

レニン活性高値
・腎動脈狭窄
・悪性高血圧
・レニン産生腫瘍

アルドステロン高値
・原発性アルドステロイド症
・グルココルチコイド反応性アルドステロン症

アルドステロン低値
・Cushing症候群
・甘草
・先天性副腎皮質過形成（17α・11β水酸化酵素欠損）
・Liddle症候群
・デオキシコルチコステロン（DOC）産生腫瘍
・AME症候群

18 低K血症

```
尿中 K ≧ 20 mEq/日
       │
       ▼
  TTKG < 2
  正常血圧・血圧低下
```

HCO$_3^-$ 高値	HCO$_3^-$ 正常	HCO$_3^-$ 低値
	・低 Mg 血症 ・薬剤(アミノグリコシド, シスプラチン, アムホテリシン B)	・尿細管性アシドーシス ・糖尿病性ケトアシドーシス ・トルエン中毒 ・ペニシリン系抗生物質

尿中 Cl 高値	尿中 Cl 低値
・利尿薬 ・Gitelman 症候群 ・Bartter 症候群	嘔吐

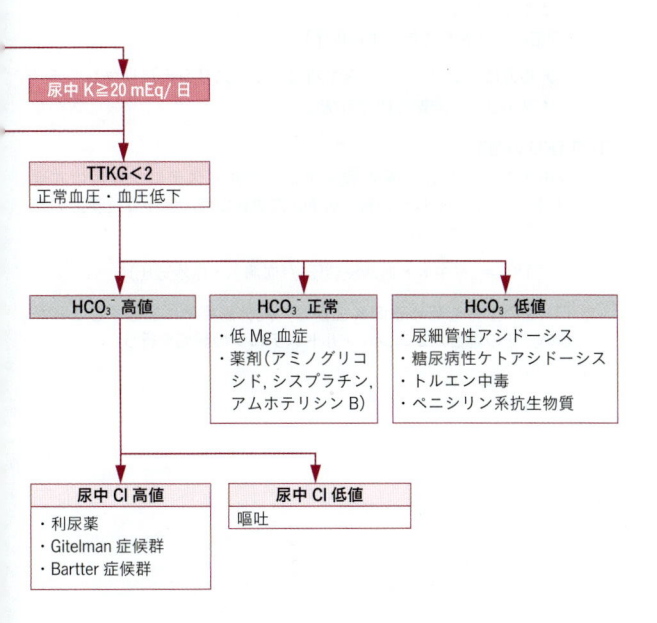

II 主要症候からの鑑別診断

STEP 1　どう考えるか

- 定義：血清 K 値が 3.5 mEq/L を下回る場合.
- 軽度の低 K 血症(3.0〜3.5 mEq/L)では，症状が現れることはまれである．血清 K 値が 3.0 mEq/L 以下では，筋力低下やテタニー，脱力，尿濃縮力障害による多尿などが出現し，心電図では ST 低下や U 波，PR 間隔の延長を認める．
- 重度の低 K 血症(2.5 mEq/L 以下)では，弛緩性麻痺や横紋筋融解症，麻痺性イレウスなどが生じる．

STEP 2　鑑別診断の手順は？

1) まずは，白血病などの著明な白血球増加($>$200,000/μL)による偽性低 K 血症を除外する
2) 問診や理学的所見から摂取不足の可能性を評価・除外する
   - 摂取不足のみで血清 K が 2 mEq/L を下回ることはまずない．
   - 次いで細胞内へのシフトをきたす病態が除外できれば，K 排泄の亢進と考えられる．

   〈細胞内シフトをきたす主な因子〉

   > アルカローシス，β_2 受容体刺激，インスリン，バリウム，テオフィリン，周期性四肢麻痺など

3) TTKG の測定：
   - 尿中 K の亢進による腎性喪失では，アルドステロン作用の亢進(TTKG*$>$4)，もしくは腎への Na 排泄量の増加に伴う K 排泄の亢進(TTKG$<$2)に分けられる．

   > *TTKG＝(尿中 K×血清浸透圧)/(血清 K×尿浸透圧)

   - TTKG の上昇を認める低 K 血症は，内分泌疾患に起因することが多い．その場合はレニン・アルドステロンの評価を行う．

STEP 3　　　　　　　　　　　　どう対応するか

●原疾患に起因するものは，原疾患の治療を最優先する．

1）低K血症に対する治療

> **POINT**　　血清Kの1 mEq/Lの低下は，総体液中のK欠乏量としては約300 mEqである．

- 可能な限り経口薬で補充を行う．経口投与の場合，1回あたり1 mEq/kgまでの投与が可能である．
- 経口摂取ができない場合や重度の低K血症の場合には経静脈的に投与する．

> **POINT**　　K濃度が高い維持輸液ではブドウ糖や重炭酸が含まれることが多く，細胞内へのKシフトが生じることで低K血症を増悪させることがあり，注意が必要である．

● 経静脈的に投与する場合は心電図のモニタリングを行う．

① K>2.5 mEq/Lの場合

```
経口投与
初期投与量は8〜16 mEq/日から開始し，適時漸増する．
・スローケー®錠600 mg（K含有量は8 meq/錠）または
  塩化カリウム末（K含有量は13.4 meq/g）
・アスパラカリウム®錠300 mg（K含有量は1.8 meq/L）
```

② 1.5<K<2.5 mEq/Lの場合

```
経口投与：塩化カリウム（上記）の投与量として80〜120 mEq/日程度
経静脈投与：40 mEq/L以下の濃度の輸液を20 mEq/時以下の速度で投与する．
```

③ K<1.5 mEq/Lの場合

```
経静脈投与：40〜60 mEq/L以下の濃度（高濃度の場合は中心静脈から投与する）で，40〜60 mEq/時以下の速度で投与する．
```

> **POINT**　　アルカローシスの補正やインスリン作用の減弱により，細胞内から外へのKシフトが生じると血清Kが上昇するため，Kの補充には注意する．

19 高 Ca 血症

- 末期癌患者の5〜10%に高 Ca 血症を認めるといわれており，入院患者での原因では最も多い．
- 外来患者で最も多い原因は原発性副甲状腺機能亢進症である．原発性副甲状腺機能亢進症と悪性腫瘍に伴うものとを合わせると全体の80〜90%を占めるとされる．
- その他の原因として頻度の比較的高いものは，Ca 製剤やビタミンD 製剤などの投与による医原性高 Ca 血症である．

アプローチのためのフローチャート

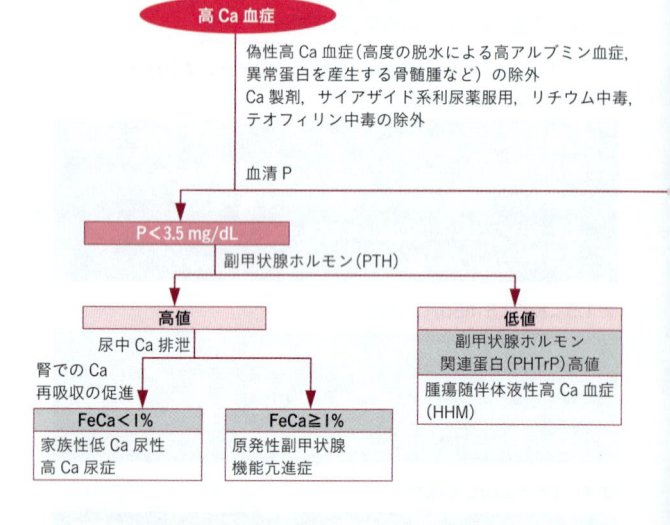

高 Ca 血症

偽性高 Ca 血症（高度の脱水による高アルブミン血症，異常蛋白を産生する骨髄腫など）の除外
Ca 製剤，サイアザイド系利尿薬服用，リチウム中毒，テオフィリン中毒の除外

↓ 血清 P

P < 3.5 mg/dL

↓ 副甲状腺ホルモン（PTH）

- **高値**
  - 尿中 Ca 排泄
    - 腎での Ca 再吸収の促進
    - **FeCa < 1%**：家族性低 Ca 尿性高 Ca 尿症
    - **FeCa ≧ 1%**：原発性副甲状腺機能亢進症
- **低値**
  - 副甲状腺ホルモン関連蛋白（PHTrP）高値
  - 腫瘍随伴体液性高 Ca 血症（HHM）

$$FECa(\%) = \frac{尿中 Ca \times 血清 Cr}{血清 Ca \times 尿中 Cr} \times 100$$

19 高 Ca 血症

```
                    ┌─────────────────┐
                    │  P≧3.5 mg/dL    │
                    └─────────────────┘
                            │ 1.25(OH)₂D
              ┌─────────────┴─────────────┐
              ▼                           ▼
        ┌─────────┐                 ┌───────────┐
        │  高値   │                 │ 低値～正常 │
        └─────────┘                 └───────────┘
```

高値
- 慢性肉芽腫性疾患
- 悪性リンパ腫
- ビタミン D 中毒
  〔1α(OH)D₃ 製剤,
  1.25(OH)₂D₃ 製剤〕

低値～正常 → 25(OH)D（保険未収載）
骨からの Ca 融解
（骨吸収の促進によるもの）

高値
- ビタミン D 中毒
  〔1α(OH)D₃ 製剤,
  1.25(OH)₂D₃ 製剤以外〕

低値
- 甲状腺機能亢進症
- 局所性骨溶解性高 Ca 血症（LOH）
- 副腎不全
- 不動
- ビタミン A 中毒

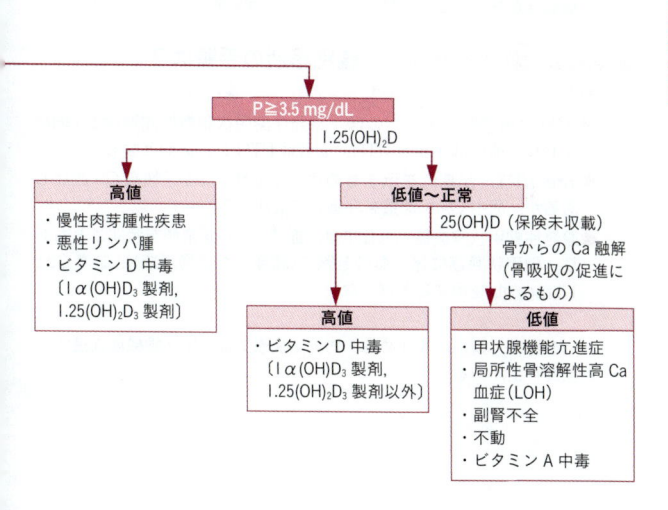

STEP 1　どう考えるか

- 低アルブミン血症(血清アルブミン 4.0 mg/dL 以下)の場合：

  補正血清 Ca(mg/dL)＝
  血清 Ca(mg/dL)＋4 －血清アルブミン(g/dL)

- 補正 Ca 濃度が 10.5 mg/dL 以上を高 Ca 血症と定義する.
- 高 Ca 血症の症状に特異的なものはなく，補正 Ca 値で 12 mg/dL を超える程度から，食欲不振や悪心などの消化器症状や，頭痛や集中力低下などの中枢神経症状，尿濃縮力障害による口渇・多尿などが出現する.
- 高 Ca 血症の原因は① PTH 作用の過剰，②ビタミン D 作用の過剰，③骨からの Ca 融解，④腎臓での Ca 再吸収の亢進に分類される.
- 悪性腫瘍に伴う場合：腫瘍の PTHrP 産生による腫瘍随伴体液性高 Ca 血症(HHM)と，骨に存在する腫瘍細胞が局所でサイトカイン(IL-1，IL-6，TNF-α)などを産生することによって Ca 上昇が生じるとされる局所性骨溶解性高 Ca 血症(LOH)に大別される. HHM は肺扁平上皮癌，乳癌，泌尿器系腫瘍，成人 T 細胞白血病での発症頻度が高い. LOH は肺癌，乳癌，多発性骨髄腫などで多い.

STEP 2　鑑別診断の手順は？

- 血清 Ca と同時に，血清 P と PTH の測定を行う.
- PTH 作用過剰によるものは，原発性副甲状腺機能亢進症と HHM があり，前者は intact PTH，後者は PTHrP が高値となる.
- intact PTH が高値を示すものに，家族性低 Ca 尿性高 Ca 血症もあるが，尿中 Ca 排泄量を評価して鑑別する.
- 原発性副甲状腺機能亢進症では，血清 Ca が正常値を示すこともあり，副甲状腺癌に伴うものを除く(腺腫または過形成)と血清 Ca≧13 mg/dL を示すことは少ない.
- PTH (intactPTH，PTHrP)が高値でない場合は，ビタミン D の測定を行い，鑑別をすすめる. 内分泌疾患では，甲状腺機能亢進症や副腎不全がある.

19 高 Ca 血症

STEP 3 　どう対応するか

- 食事からの Ca 過剰摂取や，Ca 製剤・ビタミン D 製剤の過剰投与の場合はその摂取を制限する．
  ☞ 原発性副甲状腺機能亢進症については「Ⅲ-C-4〜5」参照．

1）血清 Ca の補正
①尿からの Ca 排泄促進

- まずは循環血液量の増加を図り，腎血流量を増加させて尿中 Ca 排泄量を増加させる．また，ループ利尿薬の併用により，ヘンレ上行脚での Ca の再吸収を抑制する．

> 0.9％生理食塩水を 100〜200 mL/時で開始し，3〜5 L/日程度の投与を行う．
> ラシックス®注 1 回 20〜40 mg，1 日 1〜5 回，静脈注射

②骨からの Ca 融解抑制

- ビスホスホネート製剤は破骨細胞を抑制して，骨からの Ca 吸収を抑える．

> **POINT** 　ビスホスホネート製剤効果発現まで 2〜3 日を要するため，緊急処置としては用いない．カルシトニンも同様に破骨細胞を抑制するが，効果発現が早く，4〜6 時間以内に血清 Ca は 1〜2 mg/dL の低下が認められる．しかし，カルシトニンは頻回使用により効果が減弱するため注意する．

> アレディア®注 1 回 30〜45 mg またはゾメタ®注 1 回 4 mg，週 1 回 緩徐に静脈注射
> エルシトニン®注 1 回 40 単位，1 日 2 回（3 日間の使用が標準的）

Ⅱ 主要症候からの鑑別診断

COLUMN

【酸塩基平衡の要点】

血液はpH＝7.40±0.05と非常に狭い範囲で調整されている．

【血液ガスの解釈】

STEP 1 動脈血ガスpHから，アシデミア（pH＜7.40）かアルカレミア（pH＞7.40）かを評価する．

STEP 2 HCO_3^-と$PaCO_2$の値から，代謝性（酸塩基平衡障害）か，呼吸性（酸塩基平衡障害）かを鑑別する．

＜Henderson-Hasselbalchの式＞

$$pH = 6.1 + \log \frac{[HCO_3^-]}{0.03 \times PaCO_2}$$

アシデミア		アルカレミア	
HCO_3^- ↑	HCO_3^- ↓	HCO_3^- ↓	HCO_3^- ↑
$PaCO_2$ ↑	$PaCO_2$ ↓	$PaCO_2$ ↓	$PaCO_2$ ↑
呼吸性アシドーシス	代謝性アシドーシス	呼吸性アルカローシス	代謝性アルカローシス

※赤字は代償機構

STEP 3 アニオンギャップ（AG）を計算する．AGが増加している場合は補正HCO_3^-を計算する．

$AG = Na^+ - (Cl^- + HCO_3^-)$ ※基準値：12±2 mEq/L

$\Delta AG = AG - 12$

補正$HCO_3^- = \Delta AG + $ 測定HCO_3^-

STEP 4 適切な代償機構が働いているか評価する．

・代謝性アシドーシス・アルカローシスの場合，呼吸性代償が適切に行われているとき，「$PaCO_2 = HCO_3^- + 15$」が成り立つ．

		予測範囲	限界値
代謝性アシドーシス		$\Delta PaCO_2 = (1.0 \sim 1.3) \times \Delta HCO_3^-$	$\Delta PaCO_2 = 15$ mmHg
代謝性アルカローシス		$\Delta PaCO_2 = 0.6 \times \Delta HCO_3^-$	$\Delta PaCO_2 = 60$ mmHg
呼吸性アシドーシス	急性期	$\Delta HCO_3^- = 0.1 \times \Delta PaCO_2$	$\Delta HCO_3^- = 30$ mEq/L
	慢性期	$\Delta HCO_3^- = 0.35 \times \Delta PaCO_2$	$\Delta HCO_3^- = 42$ mEq/L
呼吸性アルカローシス	急性期	$\Delta HCO_3^- = 0.2 \times \Delta PaCO_2$	$\Delta HCO_3^- = 18$ mEq/L
	慢性期	$\Delta HCO_3^- = 0.5 \times \Delta PaCO_2$	$\Delta HCO_3^- = 12$ mEq/L

STEP 5 病歴，身体所見，検査所見などを総合して，病態を理解・診断する．

Note

20 低Ca血症

● 補正Caが低値であれば，血清P濃度を測定する．PTH作用不足では3.5 mg/dL以上になり，ビタミンD不足ではそれ未満となる．

アプローチのためのフローチャート

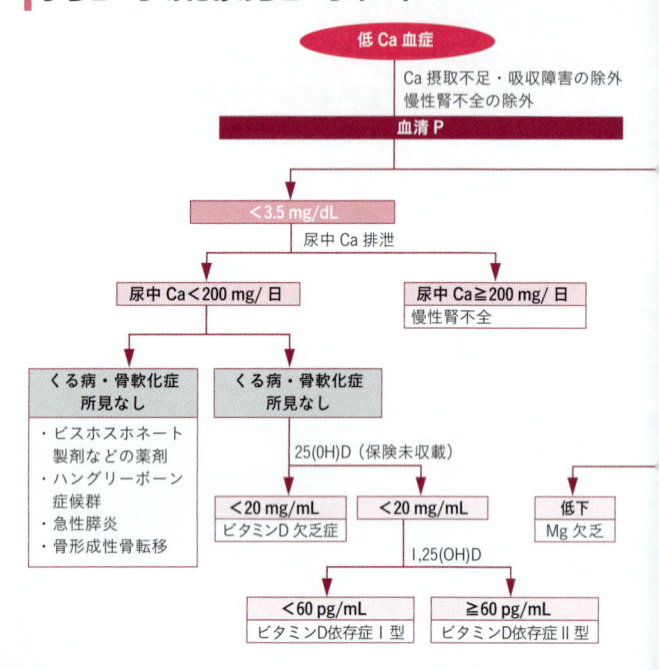

```
                    低Ca血症
                       │
              Ca摂取不足・吸収障害の除外
              慢性腎不全の除外
                       │
                    血清P
                       │
                  ＜3.5 mg/dL
                       │
                   尿中Ca排泄
                       │
        ┌──────────────┴──────────────┐
   尿中Ca＜200 mg/日              尿中Ca≧200 mg/日
                                    慢性腎不全
        │
   ┌────┴────┐
くる病・骨軟化症    くる病・骨軟化症
 所見なし          所見なし
・ビスホスホネート
  製剤などの薬剤        │
・ハングリーボーン   25(OH)D（保険未収載）
  症候群               │
・急性膵炎         ┌───┴───┐
・骨形成性骨転移  ＜20 mg/mL  ＜20 mg/mL      低下
                ビタミンD欠乏症    │         Mg欠乏
                              1,25(OH)D
                            ┌────┴────┐
                       ＜60 pg/mL   ≧60 pg/mL
                      ビタミンD依存症Ⅰ型  ビタミンD依存症Ⅱ型
```

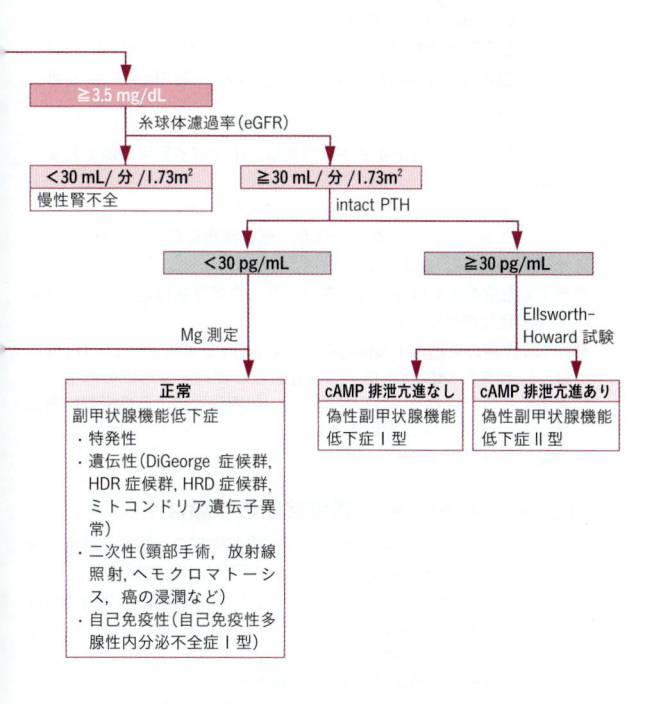

```
                                    ≧3.5 mg/dL
                                         │
                                 糸球体濾過率(eGFR)
                          ┌──────────────┴──────────────┐
                   <30 mL/分/1.73m²              ≧30 mL/分/1.73m²
                      慢性腎不全                          │
                                                    intact PTH
                                          ┌──────────────┴──────────────┐
                                    <30 pg/mL                     ≧30 pg/mL
                                         │                             │
                                     Mg 測定                     Ellsworth-
                                                                Howard 試験
                                                          ┌────────────┴────────────┐
                                                   cAMP 排泄亢進なし        cAMP 排泄亢進あり
```

| 正常 | 偽性副甲状腺機能 | 偽性副甲状腺機能 |
| | 低下症 I 型 | 低下症 II 型 |

副甲状腺機能低下症
・特発性
・遺伝性(DiGeorge 症候群,HDR 症候群,HRD 症候群,ミトコンドリア遺伝子異常)
・二次性(頸部手術,放射線照射,ヘモクロマトーシス,癌の浸潤など)
・自己免疫性(自己免疫性多腺性内分泌不全症 I 型)

STEP 1　どう考えるか

- **定義**：補正血清 Ca が 8.5 mg/dL 未満．低アルブミン血症が存在する場合には，アルブミン補正後の血清 Ca 値を評価する（☞Ⅱ-19. 高 Ca 血症参照）．
- **症状**：急性の変化では神経筋症状としてテタニーや痙攣，心症状として QT 延長や徐脈，心収縮力低下，ジギタリス不応症を認める[1]．消化器症状として，腸管痙攣による下痢や嘔吐も生じる．

〈テタニーの評価〉

> - Chvostek 徴候：外耳孔の前部の顔面神経幹を叩くと顔面筋の収縮がみられる（感度 71％，特異度 75％）
> - Trousseau 徴候：血圧計のマンシェットを巻き，収縮血圧より 20 mmHg 以上で 3 分以上カフに圧をかけ続けると「助産師の手」と呼ばれる所見を認める（感度 94％，特異度 99％）[2]．

- 急激に血清 Ca が低下する主な病態は，甲状腺や副甲状腺の術後である．
- **慢性の低 Ca 血症**：認知機能低下や錐体外路症状，ミオパチー，白内障，皮膚乾燥，脱毛などのほか，原因疾患に応じた症状（大脳基底核石灰化など）が生じる．
- 低 Ca 血症の多くは慢性経過をたどり，自覚症状は乏しく血液検査で偶然発見される例も少なくない．
- 低 Ca 血症の原因は①慢性腎不全，②PTH 分泌低下，③PTH 抵抗性，④ビタミン D 作用低下，⑤骨吸収の促進・骨形成の低下，⑥その他に分類される．経口摂取不足・吸収障害による低栄養の場合は，Ca，ビタミン D だけでなく Mg 欠乏を伴っている場合も多く，治療抵抗性低 Ca 血症の原因となる．

STEP 2　鑑別診断の手順は？

- まずは，慢性腎不全や経口摂取不足・吸収障害の可能性を評価・除外し，続いて血中 P 濃度，血清 intactPTH と Mg の評価を行う．
- 1.25(OH)$_2$ ビタミン D は活性型ビタミン D であるが，体内での量も少なく半減期も短いため，スクリーニングには適さない．そのため，ビタミン D 欠乏症のスクリーニングには 25(OH) ビタミン D を測定することが推奨される（保険適用外）．
- ALP の測定：骨軟化症やくる病，造骨性骨転移（乳癌，前立腺癌など），ハングリーボーン症候群で高値を認める．

STEP 3 どう対応するか

1）緊急時の治療

●不整脈の出現時やテタニーが強い場合，経静脈的に Ca 投与を行う．Ca 注入後の発現効果は早いが，治療効果持続時間も短いため，数時間おきに Ca 濃度のチェックを行う．

> カルチコール®注（含有量は 7.85 mg/mL）10〜20 mL を 10 分くらいかけてゆっくり静注する．
> 血中 Ca 濃度の低下が再度認められるようであれば，8.5％グルコン酸カルシウム 60〜100 mL を 5％ブドウ糖 500 mL に混合し，0.05〜0.2 mL/kg/時の速度で持続投与する．

2）軽症の場合の治療

●まずは吸収不良や栄養不良などの原因を可能な限り取り除き，Ca 摂取の励行とビタミン D 製剤の投薬を行う．食事や Ca 補充量による 1 日あたりの目標 Ca 摂取量は，約 1,000〜2,000 mg/日である．

> 乳酸カルシウム水和物原末 1 回 1 g，1 日 3 回
> アルファロール®カプセル 1 回 0.25〜1 μg，1 日 1 回

※低 Mg 血症がある場合は，Mg の補正を行ってから Ca 補正を行う．血清 Mg は補正により 1〜2 日で正常化するが，体全体の Mg が正常化するには 4〜5 日を要する．

> 緊急時には，マグネゾール®注（2 g）を 10 分くらいかけて経静脈的投与を行う．
> 軽症で自覚症状のない場合には，マグミット®錠を 250〜500 mg/回を用いる．

＊アシドーシスが存在する場合，先にアシドーシスを補正すると Ca イオンが減少するため，Ca の補正を優先する．

文献

1) Cooper MS, et al：BMJ **336**：1298, 1302, 2008
2) 林　寛之：レジデントノート **14**：2917-2926, 2013

21 高P血症

- 高P血症で最も多いのは腎不全によるP排泄の低下である.
- 腎臓でのP排泄能は1日4g以上であることから,腎機能が正常な場合はPの経口摂取過剰だけで高P血症をきたすことはない.

アプローチのための疾患スクリプト

★は見逃すと危険な疾患

鑑別すべき疾患	疾患を鑑別するためのチェック事項,対処(治療)法
腸管でのP吸収増加	
★ビタミンDの過剰摂取	チェック:血清Ca濃度も同時に伴う 対処:摂取の制限
高リン食の摂取過剰	チェック:乳製品や肉類の摂取 対処:摂取の制限
腎からのP排泄低下・再吸収増加	
★急性・慢性腎不全	チェック:eGFR<30 mL/分 対処:炭酸カルシウムもしくは酢酸カルシウム
PTH分泌低下	
特発性副甲状腺機能低下症	チェック:Ca低値 対処:☞「Ⅲ-C-3.副甲状腺機能低下症と偽性副甲状腺機能低下症」参照
DiGeroge症候群	チェック:胸腺と副甲状腺の形成不全,先天性免疫不全症 対処:ビタミンD製剤とCa製剤の投与
自己免疫性多内分泌症候群(APS)Ⅰ型	チェック:35歳以前の発症,約80%に副甲状腺機能低下症が合併する 対処:ビタミンD製剤とCa製剤の投与
続発性副甲状腺機能低下症	チェック:摂取不足や慢性アルコール中毒等によるMg欠乏,Ca感知受容体異常によるもの 対処:可能であれば原因の除去,ビタミンD製剤とCa製剤の投与
PTH作用低下	
偽性副甲状腺機能低下症	チェック:Ⅰ型・Ⅱa型:Albright徴候(円形顔貌,短躯,第4中手骨・中足骨の短縮など)あり Ⅱb型:Albright徴候なし 対処:☞「Ⅲ-C-3.副甲状腺機能低下症と偽性副甲状腺機能低下症」参照
成長ホルモン作用	
先端巨大症	チェック:先端巨大症様顔貌,GH・IGF-Ⅰ高値 対処:☞「Ⅲ-A-6.先端巨大症」参照
その他	
ビスホスホネート製剤	チェック:投薬歴の確認 対処:投薬中止を検討する

21 高P血症

細胞内から細胞外へのシフト		
★横紋筋融解症	チェック	CK高値，ミオグロビン尿
	対処	対症療法
溶血性貧血	チェック	正球性正色素性貧血，異常赤血球，LDH高値
	対処	原疾患の治療
★組織壊死/腫瘍崩壊症候群	チェック	化学療法や放射線治療が誘因，高K血症と高尿酸血症も合併
	対処	対症療法
糖尿病性ケトアシドーシス	チェック	糖尿病の治療歴，血中・尿中ケトン体陽性
	対処	原疾患の治療
偽性		
高γ-グロブリン血症	チェック	基礎疾患として多発性骨髄腫など
	対処	原疾患の治療
高ビリルビン血症	チェック	肝胆道系疾患
	対処	原疾患の治療
★糖尿病性ケトアシドーシス	チェック	糖尿病の治療歴，血中・尿中ケトン体陽性
	対処	原疾患の治療

STEP 1　どう考えるか

- 定義：(成人) 血清Pが5 mg/dL以上，(小児) 血清Pが7 mg/dL以上．
- 高P血症に伴う症状はほとんどなく，低Ca血症を併発していればテタニーなどの低Ca血症症状が出現しうる．
- 慢性の経過では，異所性石灰化が関節部や血管壁に生じる．
- 血管の硬化は心血管系疾患の危険因子となる．

STEP 2　鑑別診断の手順は？

- まずは，偽性高P血症 (高γ-グロブリン血症，高ビリルビン血症，溶血など) を除外する．
- 次いで細胞内から外へのPの移動の可能性を除外する．インスリンはPを細胞内へシフトさせる作用をもつため，インスリン作用不足に基づく糖尿病性ケトアシドーシスも高P血症の原因となる．
- 腎機能を確認し，eGFR＜30 mL/分であればP排泄の低下による高P血症が考えられる．その背景には，線維芽細胞増殖因子 (FGF) 23の作用不全があり，近位尿細管でのNa-P輸送体発現抑制PによりPの再吸収が低下する．
- 腎機能が正常であった場合は，PTHの作用低下やMg欠乏の有無について評価する．
- PTHが正常値であれば，成長ホルモン過剰の可能性を考慮する．成長ホルモンは尿細管でのP排泄を抑制することから高P血症をきたす．

STEP 3　どう対応するか

- 原疾患がある場合はその治療を優先する．

1）血清 P の補正

- P を多く含む食品(特に乳製品や蛋白質)を制限する．Al 製剤は経口の P 吸着剤として効果が高い．

> **POINT**　腎不全患者では，Al 製剤の蓄積による骨軟化症などのリスクがあるため投与は禁忌であり，炭酸カルシウムや酢酸カルシウムを用いる．

- 慢性腎不全患者では，血清 P 濃度を 5.5 mg/dL 以下に保つことが重要である．

アルサルミン®細粒 1回1g，1日3回
カルタン®錠 (500 mg) 1回1〜2錠，1日3回

22 低P血症

- 通常の食事でPが不足することはない．しかし，乳児においては母乳栄養の推進を背景としたビタミンD欠乏性により低P血症・低Ca血症をきたす．
- Pの細胞内へのシフトをきたす病態は複数あり，全身疾患の評価も不可欠である．PはKと同様にインスリン作用により細胞外液から細胞内へ急速に移動するため，糖尿病性ケトアシドーシスの治療や飢餓状態からの急速な回復(refeeding症候群)で低P血症が生じる．

アプローチのための疾患スクリプト ★は見逃すと危険な疾患

鑑別すべき疾患	疾患を鑑別するためのチェック事項，対処(治療)法	
腸管でのP吸収低下		
ビタミンDの作用不全	チェック	ビタミンD欠乏，活性化障害，受容体異常
	対処	ビタミンD製剤の投与
P摂取不足	チェック	菜食主義，偏食，飢餓
	対処	Pの摂取，P製剤投与
アルコール依存症	チェック	既往歴の聴取
	対処	禁酒，P製剤投与
吸収障害(慢性下痢など)	チェック	消化器症状の有無
	対処	原疾患の治療，P製剤投与
薬剤(P吸着薬)	チェック	投薬歴の確認
	対処	投薬中止を検討する
腎からのリン排泄増加		
原発性副甲状腺機能亢進症	チェック	intactPTH高値，高Ca血症，副甲状腺腫瘍
	対処	☞「Ⅲ-C-4．原発性副甲状腺機能亢進症(PHPT)」参照
尿細管性アシドーシス	チェック	近位尿細管：HCO_3^-の再吸収障害，遠位尿細管：H^+の排泄障害
	対処	HCO_3^-とK製剤の投与
Fanconi症候群	チェック	近位尿細管での，ブドウ糖・アミノ酸・P・HCO_3^-の再吸収障害
	対処	HCO_3^-の投与と腎不全への対応
家族性低P血症性くる病	チェック	伴性劣性遺伝，歩行開始後頃からの下肢骨の変形(O脚など)
	対処	P製剤・ビタミンD製剤の投与
★腫瘍随伴性骨軟化症	チェック	腫瘍随伴症候群の1つ，悪性腫瘍では骨肉腫に伴うことが最多
	対処	原疾患の治療，P製剤・ビタミンD製剤の投与

McCune-Albright 症候群	チェック	常染色体優性遺伝，カフェオレ斑，内分泌異常（思春期早発症など），線維骨異形成，低 P 血性くる病
	対処	P 製剤・ビタミン D 製剤の投与
Cushing 症候群	チェック	コルチゾール高値，Cushing 徴候
	☞「III-D-4. Cushing 症候群と subclinical Cushing 症候群」参照	
薬剤性（ステロイド）のグルココルチコイド過剰	チェック	投薬歴の確認
	対処	可能であれば投薬中止を検討する
薬剤性（シクロスポリン，シスプラチン）	チェック	投薬歴の確認
	対処	可能であれば投薬中止を検討する
細胞外から細胞内へのシフト		
インスリン投与（糖尿病性ケトアシドーシスの治療中）		
呼吸性アルカローシス	対処	原疾患の治療
refeeding 症候群	チェック	低栄養からの栄養補充
	対処	投与量やスピードに注意する
ハングリーボーン症候群（骨へのシフト）	チェック	原発性副甲状腺機能亢進症術後など
	対処	Ca 製剤の投与
敗血症	対処	原疾患の治療
白血病	対処	原疾患の治療
薬剤性（テオフィリン，サリチル酸）	チェック	投薬歴の確認
	対処	可能であれば投薬中止を検討する

STEP 1 どう考えるか

- 定義：血清 P 濃度が 2.5 mg/dL 以下．
- 血清 P 値が 1.5 mg/dL 以下に低下すると，低 P 血症によるさまざまな症状が出現する．
- 低 P 血症では，2.3-ジホスホグリセリン酸（GDP）の低下により赤血球の変形や溶血を生じ，末梢組織は低酸素状態となる．その他，呼吸筋や心筋の障害や，骨格筋障害，横紋筋融解などが生じる．
- 慢性的に低 P 血症が持続すると石灰化障害が起こり，小児ではくる病，成人では骨軟化症をきたす．

STEP 2 鑑別診断の手順は？

1）詳細な病歴聴取から，腸管からの吸収障害や細胞内シフトの可能性を鑑別する

- 飢餓やアルコール依存症では，極端な栄養不良により P の経口摂取量が低下するが，菜食主義者などでも P は不足する．

- ビタミンD欠乏が疑われる場合は, 血中の25(OH)Dの測定が推奨される(保険未収載).

2) 原因の探索

- 白血病では, 白血球数が10万/μLを超えると増殖する白血病細胞へのP取込みが増し, 血清Pの低下をきたす.
- 敗血症では, 特にグラム陰性菌感染で細胞内へのPのシフトが起こりやすい.

3) 腎からの排泄亢進の有無について, 腎尿細管機能を評価する

- P再吸収率(%TRP)や, 尿細管P再吸収閾値(TmP/GFR)[1]での評価を行う.

%TRP：{1−(血清Cr×尿中P)/(血清P×尿中Cr)}×100

- 線維芽細胞増殖因子(FGF)23はPの恒常性を維持するために最も重要な分子であり, FGF23の過剰による一連の疾患群ではPの排泄亢進により低P血症となる(保険未収載). 家族性低P血症性くる病が否定的であれば, 腫瘍随伴性骨軟化症の可能性を考慮し, 原発巣の精査をすすめる.

STEP 3 　どう対応するか

- 経口摂取不足があれば摂取量を増やす. 通常のPの1日摂取量は1gであり, 例として同量が牛乳1Lに含まれる. 早期に治療が必要な場合や, 経口摂取ができない場合は経静脈的にP製剤の投与を行う. Ca塩を含む製剤との混合は沈殿を生じるため避ける.

1) 血清Pの補正

ホスリボン®配合顆粒(1包あたりのP含有量は100 mg)1日あたり20〜40 mg/kgを数回に分けて投与
または
リン酸2カリウム注 20 mEqキット, AN.〔リン酸二カリウムとして1.5 mol/L(製品あたり1.74 g)を含有〕を輸液本体に混合して持続投与する. 投与速度は20 mEq/時以下とすること

2) ビタミンD製剤の投与

- FGF23高値の場合は, ビタミンDの活性化障害も認められるため, 活性化ビタミンD製剤を投与も必要である.

アルファロール®カプセル1回0.25〜1μg, 1日1回

文献

1) Walton RJ, et al : Lancet **2** : 309-310, 1975

III

各疾患へのアプローチ

1 A 視床下部・下垂体疾患
アプローチのしかた

- 下垂体は各種ホルモンを分泌する臓器であり,各々の分泌過剰・分泌不全の自他覚症状について評価する.
- また,下垂体は解剖学的にトルコ鞍内に位置し,上方に視交叉,左右に海面静脈洞とその中を走る脳神経(動眼,滑車,三叉,外転)が存在することから,腫瘍や炎症の波及に伴う影響を評価する.
- 下垂体には,腫瘍(下垂体腺腫など),炎症(リンパ球性下垂体炎など),感染(結核など),脳血管障害(Sheehan症候群,下垂体卒中など),発生異常(下垂体茎断裂症候群,先天性複合性下垂体ホルモン欠損症など),外傷,医原性(脳腫瘍術後,放射線治療後など),特発性などさまざまな疾患が生じる.視床下部では腫瘍が最も多い.
- まれではあるが,多発性内分泌腫瘍症1型(MEN1),家族性下垂体腺腫(FIPA),Kallman症候群など遺伝性疾患として下垂体疾患が生じることがある.

a 診察のすすめかた

- 各下垂体ホルモンの分泌過剰および分泌不全によって生じる自他覚症状を評価する.
  ① 問診:食欲や体重の変動,便通の変化,月経異常や性欲減退の有無,気力の低下,乳汁分泌などを確認する.
  ② 視床下部病変:下垂体ホルモン異常に加えて,体温調節や摂食行動,飲水行動,睡眠リズム,情動や精神活動,自律神経機能などの機能異常も生じうる.
  ③ 手術や放射線治療,頭部外傷などの既往歴や遺伝性疾患も考えた家族歴の聴取を行う.
- 診察では,外表奇形,顔貌や体形の視診,腋毛・陰毛を含めた二次性徴の発育状態,乳房圧迫による乳汁分泌,粗大視野や眼球運動などを評価する.

b どのような検査を行うか

- 血液検査:電解質,血糖,脂質プロファイル,白血球分画などとともに,下垂体ホルモンを標的内分泌臓器のホルモンと同時にペアで測定して評価する.必要に応じて分泌刺激や抑制試験を行う.
- 画像検査(MRIまたはCT):視床下部・下垂体を評価する.正常下垂体の位置の把握が重要である.
- トルコ鞍周辺の組織に進展する病変では,眼科にて視機能の精密検査を行う(視野・視力障害,複視・眼球運動障害など).

2　A 視床下部・下垂体疾患
下垂体前葉ホルモンの作用と調節

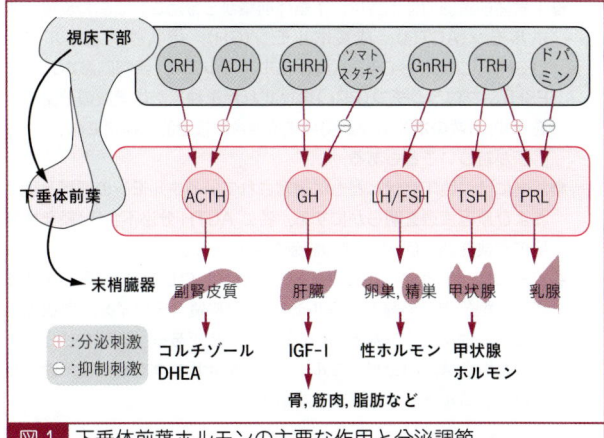

図1　下垂体前葉ホルモンの主要な作用と分泌調節

- 副腎皮質刺激ホルモン（ACTH）は副腎皮質に作用してコルチゾールと副腎アンドロゲン（DHEA）分泌を促す．ACTH分泌は，視床下部のACTH放出ホルモン（CRH）と抗利尿ホルモン（ADH）により促進される．
- 成長ホルモン（GH）は全身に作用し，骨伸長だけでなく，筋肉量増加，糖新生促進，脂肪分解促進などの代謝調節作用を有する．GHの分泌調節は主に視床下部の成長ホルモン放出ホルモン（GHRH）により促進され，ソマトスタチンにより抑制される．
- 黄体形成ホルモン（LH）は，男性においては精巣，女性においては卵巣に作用して，性ホルモンの分泌を促す．LH，卵胞刺激ホルモン（FSH）は，視床下部の性腺刺激ホルモン放出ホルモン（GnRH）により分泌が刺激される．
- 甲状腺刺激ホルモン（TSH）は甲状腺に作用し，甲状腺ホルモン分泌促進および甲状腺細胞増殖に働く．TSH分泌は視床下部甲状腺刺激ホルモン放出ホルモン（TRH）により刺激される．
- プロラクチン（PRL）は乳腺に働き，乳腺発育と乳汁産生を促す．PRL分泌はTRHにより刺激され，視床下部ドパミンにより抑制的に制御されている．

3 A 視床下部・下垂体疾患
下垂体前葉機能低下症

- 下垂体前葉機能低下症は，下垂体前葉から分泌される副腎皮質刺激ホルモン（ACTH），成長ホルモン（GH），甲状腺刺激ホルモン（TSH），ゴナドトロピン（黄体化ホルモン LH，卵胞刺激ホルモン FSH），プロラクチン（PRL）のいずれか単独または複数の分泌不全を示す．複数のホルモンが関与する場合は複合的な症状になるため，診断が難しいこともある．
- 診断には，臨床症状とともに障害されているホルモンの種類と程度および原因疾患を明らかにする．特に ACTH 分泌不全症（続発性副腎皮質機能低下症）の有無の評価が重要である．
- 治療には，下垂体ホルモン（GH，ゴナドトロピンなど）を補充する場合と標的内分泌臓器のホルモン（副腎皮質ステロイド，甲状腺ホルモン，性ホルモンなど）を補充する場合がある．副腎クリーゼを疑った場合は，ACTH・コルチゾール測定用検体を採取後，速やかにヒドロコルチゾンの補充を開始する．

STEP 1 どう考えるか

- 原因には，視床下部・下垂体の腫瘍，炎症，浸潤性疾患，外傷，分娩時の大量出血，遺伝子異常などがある[1]．
- 下垂体は予備能が大きいため，その 90％程度が障害されて初めて症状が出現する．成人発症の単独欠損症としては ACTH 単独欠損症が多い．
- 症状は，低下を示すホルモンおよびその障害程度により異なる（表1）[2〜6]．

表1 各ホルモンの分泌低下による症状

ACTH 分泌低下	コルチゾール低下により，全身倦怠感，易疲労感，食欲不振，意識障害，低血圧，低血糖，低 Na 血症，悪心・嘔吐，腹痛など．感染症や外傷を契機に副腎クリーゼで発症することもある．
GH 分泌低下	小児期発症では成長障害を伴う．易疲労感，気力低下，性欲低下などの自覚症状のほか，体組成の変化（内臓脂肪の増加，除脂肪体重の低下など），骨量低下，体毛の柔軟化，高コレステロール血症，脂肪肝など．
TSH 分泌低下	甲状腺ホルモン低下により，寒がり，不活発，皮膚乾燥，徐脈，便秘など．
ゴナドトロピン分泌低下	二次性徴の欠如や進行停止，月経異常，陰毛・腋毛の脱落，性欲低下，不妊など．
PRL 分泌低下	産褥期の乳汁分泌低下．

※上記に加えて，原因となる疾患による症状も加わる（例：下垂体腫瘍による視野異常や頭痛など）．

［文献 2〜6 より作成］

STEP 2　どう診断していくか

- 病歴や一般検査から下垂体機能低下症が疑われた際には，基礎値を測定後，必要に応じて分泌予備能を評価する．
- **ACTH 分泌低下**：血中コルチゾール基礎値低値，ACTH 正常〜低値．CRH 試験またはインスリン低血糖試験に対し，血中 ACTH およびコルチゾールは低〜無反応を示す．視床下部障害では CRH 試験で ACTH の過剰増加反応がみられることがある．迅速 ACTH 試験に対して，急性発症時は血中コルチゾールが正常増加反応を示すが，慢性的障害では低反応となる．ACTH-Z 連続試験で増加を示す．なお，外因性ステロイドによる続発性副腎不全を除外する．
- **GH 分泌低下**：IGF-1 基礎値が年齢・性を考慮した基準値に対して低値．GH は脈動的に分泌されており基礎値単独は参考にとどまる．インスリン低血糖，アルギニン，グルカゴンまたは GHRP-2 試験に対して GH は低反応を示す．
- **TSH 分泌低下**：血中 FT_4 低値，TSH 低値〜正常．TRH 試験で血中 TSH は低〜無反応であるが，視床下部障害では遅延過剰反応を示すことがある．
- **ゴナドトロピン分泌低下**：性ステロイドホルモン（女性ではエストラジオール，プロゲステロン，男性ではテストステロン）は低値，LH・FSH は低値〜正常．GnRH 試験に対し LH・FSH は低〜無反応を示す．
- **PRL 分泌低下**：PRL 基礎値は低く，TRH 試験に対し低〜無反応を示す．視床下部・下垂体茎障害では高 PRL 血症を示す．
- 各ホルモンの分泌低下症の診断と治療の手引きが，厚生労働科学研究費補助金難治性疾患克服研究事業　間脳下垂体機能障害に関する調査研究班より公表されている[2〜6]．
- 画像診断として，下垂体 MRI（可能ならば造影も実施）を行い，形態学的な評価を行う．

STEP 3　どう対処するか

- 必要なホルモンの補充を行う．

1) ACTH 分泌低下：ヒドロコルチゾン 15〜20 mg/日を，朝 2/3 量，夕 1/3 量で投与する

コートリル®錠（10 mg）1 日 2 回（朝 1 錠，夕 0.5 錠）

☞シックデイの対応は「Ⅲ-A-4．ACTH 単独欠損症」の項を参照

- 副腎クリーゼが疑われる場合は，ACTH・コルチゾール測定用検体を採取後，速やかにヒドロコルチゾンを静注する．

> ソル・コーテフ®注 100 mg, 点滴静注

2) GH 分泌低下：GH 補充を行う

> ジェノトロピン®注, ヒューマトロープ®注, ノルディトロピン®注, グロウジェクト®注など, 成人例では 0.021 mg/kg/週から開始. 6～7 回に分けて眠前に皮下注(自己注射)する

3) TSH 分泌低下：レボチロキシンを投与する. ACTH 分泌低下合併例では, 必ずヒドロコルチゾン補充を先に行う

> チラーヂン®S 錠(12.5 または 25 μg) 1 日 1 錠, 1 日 1 回から開始し, 用量を調整する

4) ゴナドトロピン分泌低下
   - 男性例の二次性徴の発現・成熟の目的ではテストステロン補充を行う.

> エナルモンデポー®注 1 回 250 mg, 筋肉注射, 3～4 週間ごと

   - 挙児希望で精子形成促進には, hCG-rFSH 療法を行う.

> ゴナトロピン®注 1 回 1,500～3,000 単位＋ゴナールエフ®注 1 回 75～100 単位, 週 1～2 回皮下注

   - 女性で挙児希望がない場合は, 第 1 度無月経に Holmstrom 療法, 第 2 度無月経には Kaufmann 療法を行う.

> Holmstrom 療法：
> (月経があれば周期の後半に)
> ルトラール®(2 mg) 1 回 1～2 錠, 1 日 1～3 回, 5～10 日間
> または
> デュファストン®(5 mg) 1 回 1 錠, 1 日 1～3 回, 5～10 日間
> Kaufmann 療法：
> プレマリン®(0.625 mg) 1 回 1～2 錠, 1 日 1 回, 20～21 日間
> 上記 11 日目から
> ルトラール®(2 mg) 1 回 1～2 錠, 1 日 1～3 回, 10～11 日間
> または
> デュファストン®(5 mg) 1 回 1 錠, 1 日 1～3 回, 10～11 日間

または,

> プレマリン®(0.625 mg) 1回1〜2錠, 1日1回, 10日間
> 引き続いて
> ルトラール®(2 mg) 1回1〜2錠, 1日1〜3回, 10〜11日間
> または
> デュファストン®(5 mg) 1回1錠, 1日1〜3回, 10〜11日間

- 女性で挙児希望がある場合は, 排卵誘発のために第1度無月経ではクロミフェン療法, 第2度無月経ではゴナドトロピン療法を行う.

> クロミフェン療法:クロミッド®(50 mg) 1回1(〜2)錠, 1日1回, 5日間
> ゴナドトロピン療法:月経周期の4〜6日目からrFSH注射を1日50〜225単位連日皮下注し卵胞成熟を確認後, ゴナトロピン® 5,000〜10,000単位投与して排卵を誘発する.

5) PRL分泌低下:定まった治療法はない

- 下垂体機能低下をきたした原因疾患の治療を行う.

文献

1) 杉山 徹:ホルモンと臨 **58**:57-63, 2010
2) 厚生労働科学研究費補助金難治性疾患克服研究事業.間脳下垂体機能障害に関する調査研究班:ACTH分泌低下症の診断と治療の手引き(平成22年度改訂)〈http://rhhd.info/pdf/001011.pdf〉(2015年5月参照)
3) 厚生労働科学研究費補助金難治性疾患克服研究事業 間脳下垂体機能障害に関する調査研究班:成人成長ホルモン分泌不全症の診断と治療の手引き(平成24年度改訂)〈http://rhhd.info/pdf/001010a.pdf〉(2015年5月参照)
4) 厚生労働科学研究費補助金難治性疾患克服研究事業 間脳下垂体機能障害に関する調査研究班:TSH分泌低下症の診断と治療の手引き(平成21年度改訂)〈http://rhhd.info/pdf/001012.pdf〉(2015年5月参照)
5) 厚生労働科学研究費補助金難治性疾患克服研究事業 間脳下垂体機能障害に関する調査研究班:ゴナドトロピン分泌低下症の診断と治療の手引き(平成22年度改訂)〈http://rhhd.info/pdf/001013.pdf〉(2015年5月参照)
6) 厚生労働科学研究費補助金難治性疾患克服研究事業 間脳下垂体機能障害に関する調査研究班:プロラクチン分泌低下症の診断と治療の手引き(平成22年度改訂)〈http://rhhd.info/pdf/001014.pdf〉(2015年5月参照)

4 A 視床下部・下垂体疾患
副腎皮質刺激ホルモン単独欠損症

- 副腎皮質刺激ホルモン単独欠損症は，下垂体ホルモンのうち副腎皮質刺激ホルモン（ACTH）の合成・分泌だけが低下して生じる続発性副腎皮質機能低下症．
- わが国における ACTH 単独欠損症の有病率は 10 万人に 2〜7 例程度である．50〜60 歳代に発症のピークがあり，男性にやや多い[1]．
- 続発性副腎皮質機能低下症を生じ，適切な診断・治療が行われないと，ときに致死的である．
- 症状は非特異的であるため，まずは疑うことが重要である．

STEP 1 どう考えるか

- 副腎皮質機能低下症（副腎不全）は，糖質コルチコイドであるコルチゾールの欠乏によって，適切な診断・治療が行われないと，ときに致死的となる．

```
副腎皮質低下症 ┬ 原発性―副腎に原因がある
               └ 続発性―下垂体または視床下部に原因がある
        IAD ┬ 特発性―原因が明らかでない
            └ 先天性―遺伝子変異（TPIT，PCSK1，POMC など）
                     による
```

- 最も重要なことは，頻度の高い続発性副腎皮質機能低下症の原因病態であるステロイド離脱症候群を丁寧な問診によってまず除外することである[2]．

※特発性 ACTH 単独欠損症の発症機序には，自己免疫が有力視されている．他の自己免疫疾患の合併も多く，橋本病（慢性甲状腺炎）が最も頻度が高い．その他，Basedow 病，1 型糖尿病，多腺性自己免疫症候群や，Crohn 病，重症筋無力症，特発性血小板減少性紫斑病などが報告されている[1]．

- 症状は，副腎不全症状が主体であり，全身倦怠感（59%），食欲不振（54%），低血糖や低 Na 血症による意識障害（48.8%），体重減少（36.5%），悪心・嘔吐（32.8%），発熱（21.8%），腹痛（5.8%），精神症状（4.4%）などである．皮膚色は，原発性副腎不全患者とは対照的で色白である．
- 若年層では低血糖発作やそれに伴う痙攣，集中力の低下，学業不振などから精神・神経疾患と誤診されることがある[1]．

STEP 2　　どう診断していくか

- 一般検査では，低 Na 血症，高 K 血症，低血糖，好酸球増多を認める．
- 血中コルチゾールの低値と，尿中遊離コルチゾール排泄量の低下(血中 ACTH は必ずしも低値ではない)，(多くは ACTH≤25 pg/mL だが正常～軽度高値例もあり，生物活性の乏しい ACTH が分泌されている可能性が考えられる)[3]．
- ACTH 分泌刺激試験(CRH，インスリン負荷など)で血中 ACTH およびコルチゾールの低反応または無反応[3]．
- 迅速 ACTH(コートロシン®)試験で血中コルチゾールの低反応．ただし ACTH-Z(コートロシン®Z)連続試験に増加反応[3]．視床下部性では CRH の単回または連続投与で正常反応．
- ACTH 以外の下垂体ホルモンの分泌が保たれていることを確認．ただし副腎不全状態の際には TSH，PRL は上昇，IGF-1 は低値を示し，GH は低反応を示すことがあるため，糖質コルチコイド補充後に評価する．またバソプレシンも糖質コルチコイド不足下では分泌が促進されるため，糖質コルチコイド補充後に多尿が顕在化する(仮面尿崩症)ことがあり注意を要する．

STEP 3　　どう対処するか

- 糖質コルチコイドを補充する．1 日あたりの維持量は，成人でヒドロコルチゾン 15～20 mg，小児で 10～20 mg/m^2 である．

コートリル®錠(10 mg) 1 日 2 回(朝 1 錠，夕 0.5 錠)

- 起床時の倦怠感が強い症例などでは，作用時間の長い糖質コルチコイドを使用する．

コートリル®錠(10 mg) 1 回 1 錠，1 日 1 回，朝 ＋ デカドロン®錠(0.5 mg) 1 回 0.5 錠，1 日 1 回，夕

- 甲状腺機能低下症を合併する場合，糖質コルチコイド補充開始後に甲状腺ホルモンの投与をする．
- アルドステロン分泌は ACTH の支配下にないため，原発性副腎皮質機能低下症と異なりミネラルコルチコイド補充は不要である．
- 患者に対しては，ヒドロコルチゾン内服を確実に行うよう指導するとともに，外傷や感染，その他のストレス時(シックデイ)には，維持量の 3～5 倍量を内服すること，内服できない場合やストレスが強い場合には医療機関をすぐに受診するよう説明する．以下のようなカードを携帯させることが望ましい．

〈緊急時のお願い〉

私は副腎皮質機能低下症で
ステロイドを内服中です
I have *Adrenocortical insufficiency*
on steroid therapy.

内服ができなかったり，大きな怪我や病気など強いストレスがかかったときに，急に具合が悪くなる場合があります。私がぐったりしているときは，医療機関での緊急処置が必要な状態です。

救急車を呼んでください。

In the event of serious illness or injury,
Please call an *ambulance*.

■名前：
■生年月日：
■緊急連絡先(続柄)：

■お願い(救急外来の先生へ)

私は（疾患名）に対して，下記医療機関にかかり，コートリル(内服量)mg/日を内服しています。ストレス時には維持量の3〜5倍量で内服をする指示を受けています。しかし嘔吐などで内服不能時や，大きな怪我や下痢，発熱など強いストレス時には急変する可能性があります。私に副腎不全が少しでも疑われる場合には，下記を参考に処置をお願い致します。またお手数ですが，主治医にもご連絡をお願い致します。

(処方例)
・ヒドロコルチゾン(水溶性ハイドロコートン，ソルコーテフ，サクシゾンなど)100〜200mgを点滴静注
・適宜，生理食塩水やブドウ糖を投与

■医療機関名：
■主治医名：
■連絡先：

文献

1) 南 史朗ほか：診断と治療 **100**：1135-1141, 2012
2) Paul M Stewart, et al: Glucocorticoid Deficiency. Williams Textbook of Endocrinology, 12th Melmed S, et al(eds), Saunders, Philadelphia, ed, p515, 2011
3) 厚生労働科学研究費補助金 難治性疾患克服研究事業 間脳下垂体機能障害に関する調査研究班：ACTH分泌低下症の診断と治療の手引き(平成22年度改訂)〈http://rhhd.info/pdf/001011.pdf〉(2015年5月参照)

A 視床下部・下垂体疾患

5 成長ホルモン分泌不全性低身長症と成人成長ホルモン分泌不全症

- 成長ホルモン(GH)は，小児期の成長・発達にかかわるだけではなく，成人期には代謝調節や生体の機能維持などにかかわり，生涯にわたり重要なホルモンである．
- GH 補充の目的は，小児期においては成長促進，成人期においては心血管疾患などの合併・進行を防いで生命予後を改善することと生活の質(QOL)の改善を得ることである．
- 視床下部-下垂体領域の器質的疾患が原因のことが多い．GH 分泌不全症(GHD)には，先天性や遺伝子異常，器質的疾患による症候性と原因不明の特発性があるが，成人期発症 GHD において特発性はまれである[1]．
- 小児期に診断された GHD 患者における成人期の GH 治療に際しては，GH 分泌能の再評価を行い重症型成人 GHD (AGHD)を確認する．
- 診断には，自覚症状や理学的所見のほか，GH 分泌刺激試験で GH 分泌の低反応を証明する．血中 IGF-1 濃度の低値は参考所見である．

STEP 1 どう考えるか

- 小児期発症の GH 分泌不全症では低身長を呈する．成人期の GHD では体脂肪量増加や除脂肪体重減少などの体組成異常，脂質異常症やインスリン抵抗性などの代謝異常とそれに伴う心血管疾患リスクの増加，骨量の低下，非アルコール性脂肪肝疾患(NAFLD)や非アルコール性脂肪肝炎(NASH)の合併，うつ気分や易疲労感，QOL 低下などを認める[2]．
- 症候性 GHD の原因として，胚細胞腫瘍，頭蓋咽頭腫などの腫瘍性病変，Langerhans 細胞組織球症などの浸潤性病変，頭頸部への放射線照射などがあり，これらは永続性 GHD となる可能性が高い．一方，特発性 GHD には，思春期遅発例や一過性 GHD が含まれており，成人期の再評価で GH 分泌が正常化することが多い[1]．
- 小児期に GHD と診断された患者における成人期 GH 治療に際しては，GH 分泌能の再評価を行い重症型成人 GHD を確認する必要がある．ただし重症型であっても特発性成人 GHD は，現在保険適用外である．

STEP 2 どう診断していくか

- GH 分泌は間欠的であるため GH 分泌能を基礎値だけで診断するこ

とはできず，分泌刺激試験を実施する（尿中 GH は低値）．
① 小児：GHRP-2，インスリン低血糖，アルギニン，L-DOPA，クロニジン，またはグルカゴンによる分泌刺激
② 成人：GHRP-2，インスリン低血糖，アルギニン，またはグルカゴンによる分泌刺激
● GHD であっても血中 IGF-1 濃度が基準範囲内の例もあるが，低値の場合は参考になる．

> **POINT** 栄養障害，肝障害，コントロール不良な糖尿病，甲状腺機能低下症などにより IGF-1 が低下することがあるので注意する．

● 小児では利き手でない側の手の X 線により，骨年齢の評価を行う（公益財団法人成長科学協会では BoneXpert® による骨年齢自動読影を行っている）．
● 診断は，「成長ホルモン分泌不全性低身長症の診断の手引き」[3] および「成人成長ホルモン分泌不全症の診断の手引き」[4] に基づいて行う（表1，表2）．
● GH 以外の下垂体ホルモン分泌に異常がないか評価する．
● GH 分泌刺激試験は，副腎皮質ホルモン，甲状腺ホルモン，デスモプレシンなどを補充した状態で実施することが望ましい（偽陰性反応を示すことがあるため）．
● GHD の原因検索のため，頭部 MRI・CT を実施して視床下部-下垂体領域の評価を行う．

表1　GH 分泌不全性低身長症の診断

I．主症候
1．成長障害：身長が標準身長の−2.0 SD 以下または成長速度が2年以上にわたって標準値の−1.5 SD 以下
2．成長ホルモン分泌不全が原因と考えられる乳幼児の症候性低血糖
3．頭蓋内器質性病変や他の下垂体ホルモン分泌不全の存在

II．検査所見
GH 分泌刺激試験（インスリン，アルギニン，L-DOPA，クロニジン，グルカゴンまたは GHRP-2）において，GH 頂値が 6 ng/mL 以下（GHRP-2 試験では 16 ng/mL 以下）

[判定基準]
・I の 1 を満たし，かつ II の 2 種類以上の分泌刺激試験において検査所見を満たす
・I の 2，あるいは 1 と 3 を満たし，II の 1 種類の分泌刺激試験において検査所見を満たす

[文献 3 より改変して引用]

表2 AGHDの診断

I．主症候および既往歴
1. 小児期発症では成長障害を伴う．
2. 易疲労感，スタミナ低下，集中力低下，気力低下，うつ状態，性欲低下などの自覚症状を伴い，QOLが低下していることがある．
3. 身体所見として皮膚の乾燥と菲薄化，体毛の柔軟化，ウェスト/ヒップ比の増加などがある．
4. 検査所見として体脂肪（内臓脂肪）の増加，除脂肪体重の減少，骨塩量減少，筋肉量減少，脂質代謝異常，耐糖能異常，脂肪肝の増加などがある．
5. 頭蓋内器質性疾患の合併ないし既往歴，治療歴または周産期異常の既往がある．

II．検査所見
1. GH分泌刺激試験（インスリン，アルギニン，グルカゴン，またはGHRP-2）において，GH頂値が3 ng/mL以下（重症では1.8 ng/mL以下，GHRP-2試験では9 ng/mL以下）
2. GHを含めて複数の下垂体ホルモンの分泌低下がある

［判定基準］
・Iの1，あるいは2と3と4を満たし，かつIIの1で2種類以上の分泌刺激試験において基準を満たす
・Iの5とIIの2を満たし，IIの1で1種類の分泌刺激試験において基準を満たす

［文献4より改変して引用］

STEP 3　どう対処するか

- AGHDの治療目的は，易疲労感，スタミナ低下，集中力低下などの自覚症状を含めたQOL改善，または体脂肪量の増加，除脂肪体重の減少などの体組成異常の是正，血中脂質高値などの代謝障害の是正により，合併症を予防し，生命予後を改善することである．
- 適応を見定めてGH補充療法を行う（表3，表4）．

> ジェノトロピン®注，ヒューマトロープ®注，ノルディトロピン®注，グロウジェクト®注など
> 0.175 mg/kg/週（低身長症），0.021 mg/kg/週（成人GHD）から開始する
> 6～7回に分けて，眠前に皮下注射（自己注射）する

POINT　GH補充に伴い，甲状腺ホルモンや副腎皮質ホルモンの必要量が増加する場合があるため，適宜補充量の検討が必要である

- 治療開始前に，初期評価［成人期では代謝疾患の有無，体脂肪量，ウェストヒップ周囲径，QOL質問票（AHQ）など］を行い，定期的に治療効果判定を行う．

> **POINT** 関節痛,浮腫,注射部位の変化などの副作用に注意する.また IGF-1 値は年齢・性別基準範囲の上限を超えないようにする.

表3 GH 分泌不全性低身長症の治療

- 治療方針:身長増加を促進し,最終身長を正常化することが第 1 の目標.他の下垂体ホルモンの分泌不全があれば,適宜補充を行う.
- 治療開始年齢:患児が低身長を意識できる 5〜6 歳頃までに開始するのが望ましい.
- 投与量:0.175 mg/kg/週を標準量とし,週 6〜7 回の自己皮下注により分割投与.体重に合わせて 0.1〜0.2 mg ずつ増量していく.
- 治療経過:3〜6 カ月ごとに血液検査,一般生化学検査,甲状腺機能,尿検査を行う.診察時には,身長,体重,思春期の程度を調べる.骨年齢を定期的に測定する(前思春期:年 1 回,思春期:半年に 1 回)

[文献 3 より改変して引用]

表4 AGHD の治療

- 治療の基本:治療目的は,自覚症状を含めて生活の質(QOL)を改善し,体組成異常および代謝障害を是正すること.当面の治療対象は,重症成人 GH 分泌不全症患者とする.一般に,糖尿病や悪性腫瘍のある患者,妊婦に対する投与は禁忌.
- 投与量:少量(3 μg/kg 体重/日)から開始し,臨床症状や血中 IGF-1 値をみながら増量.
- 治療経過:定期的に IGF-1 を測定し,年齢・性別基準範囲内であることを確認.体組成,代謝障害,QOL などに対する治療効果を評価する.

[文献 4 より改変して引用]

文献

1) Melmed S, et al : Pituitary Physiology and Diagnostic Evaluation. Williams Textbook of Endocrinology, 12th ed, Melmed S, et al (eds), Saunders, Philadelphia, p179, 2011
2) 島津 章:診断と治療 **100**:1129-1134, 2012
3) 厚生労働科学研究費補助金難治性疾患克服研究事業 間脳下垂体機能障害に関する調査研究班:成長ホルモン分泌不全性低身長症の診断の手引き(平成 24 年度改訂)〈http://rhhd.info/pdf/001009a.pdf〉(2015 年 5 月参照)
4) 厚生労働科学研究費補助金難治性疾患克服研究事業 間脳下垂体機能障害に関する調査研究班:成人成長ホルモン分泌不全症の診断と治療の手引き(平成 24 年度改訂)〈http://rhhd.info/pdf/001010a.pdf〉(2015 年 5 月参照)

6 A 視床下部・下垂体疾患
先端巨大症

- 下垂体腺腫からの成長ホルモン（GH）過剰分泌によって生じる．
- 年間発生率は100万人あたり約4〜5人．性差はなく，診断時平均年齢は43歳，初発症状出現から診断までに6〜10年ほど要することが問題である[1]．
- 長期のGH過剰により特徴的な外観を生じるだけではなく，糖尿病，高血圧，脂質異常症，心血管障害，睡眠時無呼吸症候群，大腸ポリープなどを高率に合併する．
- 診断は，臨床症状の存在，GH分泌過剰の証明，下垂体腫瘍の存在から行う．
- コントロール不良の先端巨大症患者では生命予後は低下するが，治療によりGH/IGF-1が正常化すると生命予後は一般人口と差がなくなることから，早期診断および治療が重要である．
- 治療の第一選択は経鼻的下垂体腫瘍摘出術である．

STEP 1 どう考えるか

- 原因の大部分は散発性GH産生腫瘍である．家族性の場合，McCune-Albright症候群，家族性下垂体腺腫（FIPA），MEN1，Carney複合などに伴う場合がある．
- 長期のGH過剰により特徴的な外観を生じるだけではなく，糖尿病，高血圧，脂質異常症，心血管障害，睡眠時無呼吸症候群，大腸ポリープなどを高率に合併する．
- 合併症のため，未治療の先端巨大症の死亡率は一般人口と比べて2〜3倍高い．治療によってGH/IGF-1を正常化すると，生命予後は一般人口と差がなくなるため，早期診断および治療が重要である．

STEP 2 どう診断していくか

- 診断は，臨床症状の存在，GH分泌過剰の証明，下垂体腫瘍の存在から行う．

1) 臨床症状の存在

- 主症候：手足の容積増大（指輪や靴のサイズ変化の聴取），先端巨大症様顔貌（眉弓部の膨隆，鼻・口唇の肥大，下顎の突出など），過去の写真による経時変化の評価，巨大舌の評価を行う（舌縁に歯の圧痕が残っているか）．
- 副症候：発汗過多，頭痛，視野障害，月経異常，睡眠時無呼吸症候群，耐糖能異常，高血圧，咬合不全，頭蓋骨および手足の単純X

III 各疾患へのアプローチ

線の異常(トルコ鞍の拡大・破壊や手指末節骨の花キャベツ様肥大変形, heel pad の増大など)の有無を評価.
- その他：甲状腫腫大や大腸ポリープ, 大腸癌などの合併を評価する.

2) GH 分泌過剰の証明
- GH は脈動的に分泌されているため，1 回の測定だけでは過剰分泌の証明にはならず, 75 gOGTT でも GH 底値が 1.0(高感度測定法で 0.4)μg/L 未満にまで抑制されないことを確認する.
- 血中 IGF-1 は年齢・性別基準値よりも高値をとる. ただし, 栄養障害やコントロール不良の糖尿病などが合併すると IGF-1 が高値を示さないことがある.
- 参考所見：TRH 試験で約 60～70%, LHRH 試験で約 15～30%, CRH 試験でも一部の症例に GH 奇異反応がみられる.
- ブロモクリプチン試験で奇異性抑制がみられることがある. またオクトレオチド試験で GH 抑制の評価を行い, 薬物治療の際に参考にする.

3) 下垂体腫瘍の存在
- MRI で下垂体腫瘍の存在を確認.

※診断には「先端巨大症および下垂体性巨人症の診断と治療の手引き」[2]を参照する.

STEP 3　どう対処するか

- GH 過剰に対する治療としては, 手術治療, 薬物治療, 放射線治療があり, このうち手術治療が第一選択である. 手術困難例や手術後コントロール不良例では, 薬物治療や放射線治療を選択する.
- 他の下垂体ホルモン分泌不全や代謝異常の合併があれば, それらに対する治療も合わせて行う.
- 手術療法の第一選択は, 経鼻的下垂体腫瘍摘出術である.
- 薬物療法では, ソマトスタチンアナログが中心となる. GH 分泌抑制だけでなく腫瘍縮小も期待できる.

> サンドスタチン®LAR 注 10～40 mg, 筋肉内注射, 4 週間に 1 回
> または
> ソマチュリン®注 60～120 mg, 深部皮下注, 4 週間に 1 回

※オクトレオチドの場合, 皮下注製剤を一定期間投与して効果・安全性を確認したうえで徐放製剤に切り替える.

- ソマトスタチンアナログで効果不十分な場合は, GH 受容体拮抗薬(ペグビソマント)の使用を検討する. GH 作用の抑制は期待されるが腫瘍縮小効果はないため, 定期的な画像検査と肝機能チェックが必要である. ペグビソマント使用中, GH 値は反応性に上昇し, 現在用いられている GH 測定系に交差反応を示すため, 治療効果評価

に用いることができない．

> ソマバート®注 10〜30 mg，皮下注，1日1回

- ドパミン作動薬は，ブロモクリプチン負荷で GH が抑制される例や高プロラクチン血症を伴う場合，IGF-1 が軽度上昇している例では使用を考慮する．

> パーロデル®錠(2.5 mg) 1回1〜2錠，1日2〜4回，食後および眠前
> カバサール®錠(0.25 mg) 1回1〜2錠，週1〜2回，眠前
> (必要に応じて)カバサール®錠(1.0 mg) 1回1錠，週2〜3回，眠前

※カバサール®は高 PRL 血性下垂体腺腫にしか保険適用がない．

- 放射線療法は，主に定位的放射線治療(ガンマナイフなど)が行われる．

文献

1) 福田いずみ：ホルモンと臨 **57**：23-30，2009
2) 厚生労働科学研究費補助金難治性疾患克服研究事業 間脳下垂体機能障害に関する調査研究班：先端巨大症または下垂体性巨人症の診断と治療の手引き(平成 24 年度改訂)〈http://rhhd.info/pdf/001001a.pdf〉(2015 年 5 月参照)

7 A 視床下部・下垂体疾患
高プロラクチン血症 / プロラクチノーマ

- 高プロラクチン(PRL)血症では、女性では月経異常や不妊や乳汁分泌、男性では性欲低下や勃起障害が生じる.
- ドイツの処方薬局からの報告では、治療を受けた高 PRL 血症の頻度は、10万人あたり男性で約20例、女性で約90例であった[1].
- 高 PRL 血症の原因は多様であるが、はじめに薬剤性および甲状腺機能低下症による高 PRL 血症を除外することが重要である.

STEP 1 どう考えるか

- 高 PRL 血症の原因には、プロラクチノーマや視床下部-下垂体茎における器質的疾患のほかに、薬剤性、甲状腺機能低下症などがあり、まずはこれらの除外が重要である.
- 高 PRL 血症の症状には、乳腺への作用により、女性では乳汁分泌、男性ではときに女性化乳房を生じる. また PRL による GnRH のパルス状分泌の抑制により、女性では月経異常や無月経、不妊が生じ、男性では性欲低下や勃起障害が生じる. 性腺機能低下により骨密度低下も生じる. また下垂体腫瘍による mass effect で頭痛や視力視野障害を生じる. 特に男性では PRL 過剰症状が出にくく、大型腺腫で発見されることが多い.

STEP 2 どう診断していくか

- 血中 PRL 値の測定を行う:採血時の強い痛み刺激や早朝時に上昇するため、複数回の測定による確認が望ましい.
- 血清 PRL 値が 200 ng/mL 以上ではプロラクチノーマの存在が強く示唆されるが微小腺腫では 100 ng/mL 以下のことも多く、血清 PRL 値のみでは診断できない.
- 高 PRL 血症をきたしうる薬剤の服用がないか確認する:抗潰瘍薬・制吐薬(メトクロプラミド、ドンペリドンなど)、降圧薬(レセルピン、メチルドパなど)、向精神薬・抗うつ薬(フェノチアジン系薬、ハロペリドール、イミプラミンなど)、エストロゲン製剤など
- 血中 TSH と FT_4 の測定を行い、甲状腺機能低下症の有無を調べる.
- 薬剤性、甲状腺機能低下症が除外されれば、トルコ鞍部の画像検査(下垂体 MRI)を行い、下垂体腫瘍や視床下部-下垂体茎病変の評価を行う.

- 臨床症状に乏しい高 PRL 血症では，マクロプロラクチンの存在を疑い，ポリエチレングリコール(PEG)沈降後の遊離 PRL 値の測定を行う．

※診断には，「プロラクチン分泌過剰症の診断と治療の手引き」[2]を参照する．

STEP 3　どう対処するか

- 治療法は，高 PRL 血症の原因病態により異なる．
- プロラクチノーマでは，多くの場合，薬物治療が第一選択となる．高 PRL 血症による症状（月経異常，乳汁分泌，性欲低下など）や腫瘍による視野障害，頭痛が存在する場合に治療適応となる．
- マクロプロラクチン血症は治療対象とならない．

1) 薬剤性が疑われる場合

- 当該薬の中止，あるいは高 PRL 血症を生じにくい同効薬への変更を行う．薬剤性であれば中止後数日で PRL 値は低下する[1]．当該薬の中止・変更が難しく，高 PRL 血症の症状が強い場合にはドパミン拮抗薬の投与を検討するが，精神疾患の悪化が懸念されるため，必ずかかりつけの精神科処方医と連携をとる．

2) 原発性甲状腺機能低下症

- 甲状腺ホルモンの補充を行い，甲状腺機能が正常化した後に PRL 値を再検する．

3) プロラクチノーマ

- ドパミン D_2 受容体作動薬による薬物治療が基本である．PRL 値の低下および下垂体腫瘍の縮小が期待される．

> カバサール®錠(0.25 mg) 1 回 1 錠，週 1 回，眠前から開始し，基準範囲低値になるまで増量する

※悪心，立ちくらみ，便秘などの副作用に注意する．ブロモクリプチンを使用する場合もある．

- 手術は，薬物治療に抵抗性あるいは副作用などで服薬できない場合や，髄液鼻漏・下垂体卒中などが生じた場合に適応となる．

文献

1) Melmed S, et al : J Clin Endocrinol Metab **96** : 273-288, 2011
2) 厚生労働科学研究費補助金難治性疾患克服研究事業 間脳下垂体機能障害に関する調査研究班：プロラクチン(PRL)分泌過剰症の診断と治療の手引き(平成 22 年度改訂)〈http://rhhd.info/pdf/001002.pdf〉(2015 年 5 月参照)

8　A 視床下部・下垂体疾患
Cushing病とsubclinical Cushing病

- Cushing病(CD)，subclinical Cushing病(SCD)いずれも下垂体腫瘍のACTH過剰産生により生じる．
- わが国におけるCDの年間新規発症数は，約40例程度と推定されている．
- CDではコルチゾール過剰によるCushing徴候を呈する．SCDではCushing徴候を欠くか非常に軽微であるため，画像による下垂体腫瘍がきっかけで診断されることが多い．
- 治療の第一選択は経鼻的下垂体腫瘍摘出術である．CDは原則全例が手術適応である．SCDでは腫瘍による圧迫症状や代謝異常などの合併症により判断する．

STEP 1　どう考えるか

- Cushing症候群では高コルチゾール血症により，耐糖能異常や脂質異常症，高血圧症，心血管疾患，骨粗鬆症，うつ状態などが生じる．未治療のままでは，虚血性心疾患や感染症などにより死亡率が高い[1]．
- Cushing症候群は，ACTH依存性とACTH非依存性とに大別される．ACTH依存性Cushing症候群には，CD以外に異所性ACTH症候群(EAS)が含まれる．SCDは他の下垂体腫瘍(機能性，非機能性)と鑑別を要する．
- CDではCushing徴候(満月様顔貌，中心性肥満，水牛様脂肪沈着，赤色皮膚線条，皮膚菲薄化，皮下溢血など)や，ACTH関連ペプチド過剰による色素沈着が肘や膝，爪床，口腔粘膜などに認められる．
- SCDは下垂体腫瘍からのACTH自律性分泌が証明され，コルチゾールの相対的過剰分泌をきたしているが，CDに特徴的な身体所見は呈さないものと定義されている．その病態としては，①低いACTH自律性分泌能を有するもの，②大分子型ACTH(前駆ペプチドのプロセシング不全による生物活性の低いACTH関連ペプチド)を主に産生するもの，③コルチゾールのクリアランス亢進(11β HSD type1の活性低下)などの機序が考えられている[2]．Subclinical Cushing症候群と異なり，欧米ではSCDの疾患概念がない．下垂体偶発腫瘍として発見されることが多い．
- CDでは微小腺腫(microadenoma)が多いが，大型腺腫(macradenoma)の場合，眼球運動障害や視野異常を引き起こす
- 治療は経鼻的下垂体腫瘍摘出術が第一選択である．CDは原則的に全例手術適応である．SCDでは，視野異常などの圧迫症状や代謝

A 視床下部・下垂体疾患
8 Cushing 病と subclinical Cushing 病

異常などの合併症により手術適応を判断する．
- 術後は，正常下垂体からの ACTH 分泌能が回復し，副腎皮質からのコルチゾール分泌が回復するまで，ヒドロコルチゾン補充を行う．通常，合成ミネラルコルチコイド（フルドロコルチゾン）補充は不要である．

STEP 2 どう診断していくか

- 特異的症候（Cushing 徴候）や非特異的症候（高血圧，ざ瘡，耐糖能異常など）の有無を確認する：CD では Cushing 徴候を認め，SCD では徴候を欠く．
- 同時に測定した血中 ACTH とコルチゾールは正常〜高値を示す（ACTH の抑制を欠く）．尿中遊離コルチゾール排泄量は，正常範囲〜高値を示す
- 一般血液・生化学検査で，好中球増多，リンパ球や好酸球の減少，低 K 血症，高 Ca 尿症，血糖や LDL コレステロールや中性脂肪の増加などを伴いやすい．
- 下垂体造影 MRI で下垂体腫瘍の存在を確認する．ただし，ACTH 産生腺腫は微小の場合が多く，3 テスラの MRI による評価が推奨される．SCD では下垂体腫瘍の存在が診断の契機となることが多い．
- 上記を満たす場合，スクリーニング検査を行う；一晩少量（わが国では 0.5 mg）デキサメタゾン抑制試験では翌朝コルチゾールが CD では 5 μg/dL 以上，SCD では 3 μg/dL 以上である．その他，深夜睡眠時の血中コルチゾール値が 5 μg/dL 以上，DDAVP 試験で ACTH 値が前値の 1.5 倍以上，または深夜唾液中コルチゾール値が施設平均値の 1.5 倍以上，のいずれかを満たせば，ACTH 依存性 Cushing 症候群が疑われる．
- 確定診断および EAS との鑑別を行う；CD および SCD では，CRH 試験で ACTH が前値の 1.5 倍以上に増加し，大量（8 mg）デキサメタゾン抑制試験では翌朝コルチゾールが前値の半分以下に抑制される．これら内分泌検査上，EAS との鑑別が困難な場合には，選択的下錐体静脈洞または海綿静脈洞サンプリングを行う．血中 ACTH 値の中枢/末梢比が 2 以上（CRH 刺激後は 3 以上）であれば CD や SCD の可能性が高い．

※診断には「クッシング病の診断の手引き」（表 1）[3]，「サブクリニカルクッシング病の診断と治療の手引き」を参考にする．

表1 Cushing病の診断

1. 主徴候：下記の(1)(2)の中から，それぞれ1つ以上を認める
   (1) 特異的症候(満月様顔貌，中心性肥満，水牛様脂肪沈着，赤色皮膚線条など)
   (2) 非特異的症候(高血圧，月経異常，ざ瘡，耐糖能異常など)
2. 検査所見：下記のうち(1)は必須
   (1) 血中ACTHとコルチゾール(同時測定)が高値～正常
   (2) 尿中遊離コルチゾールが高値～正常
3. スクリーニング検査：(1)を満たす場合，確定診断検査へ
   (1) 一晩少量デキサメタゾン抑制試験：翌朝の血中コルチゾール値が5 μg/dL以上
   (2) 画像検査：MRIにより下垂体腫瘍の存在
4. 確定診断検査：(1)～(3)すべてを満たす→確実例，(1)～(2)を満たす→ほぼ確実例
   (1) 血中コルチゾール日内変動：深夜睡眠時の血中コルチゾール値が5 μg/dL以上
   (2) CRH試験：ACTH頂値が前値の1.5倍以上に増加
   (3) 選択的下錐体静脈洞血サンプリング：血中ACTH値の中枢・末梢比が2以上(CRH刺激後は3以上)

重要参考所見
　一晩大量デキサメタゾン抑制試験：前日深夜に大量(8 mg)のデキサメタゾンを内服した翌朝(8～10時)の血中コルチゾール値が前値の半分以下に抑制される．

[文献3より改変して引用]

STEP 3　どう対処するか

- CDの治療の第一選択は，経鼻的下垂体腫瘍摘出術である．
- 手術施行困難例や，術後に腫瘍残存した例では，放射線治療や薬物治療を検討する．
- 薬剤のうち，腫瘍自体への作用を期待してオクトレオチドやドパミン作動薬などの投与が試みられてきたが，有効性は不十分で保険適応のあるものはない．現在，難治性CDに対するソマトスタチンアナログのpasireotide(SOM230)皮下注製剤は欧米で承認された[4]．わが国では，徐放性製剤の臨床試験が行われている(2014年4月現在)．
- 副腎皮質レベルで高コルチゾール血症をコントロールする合成酵素阻害薬として，メチラポン，ミトタン(o,p'-DDD)，トリロスタンがわが国で承認されている．メチラポンは速効性があり，可逆的のため第一選択薬として頻用される．ミトタンは効果発現までに数週間～数ヵ月を要し，非可逆的で副作用が多く，血中濃度モニターによる慎重な投与が必要である．新しい11β水酸化酵素阻害薬の臨床試験が進行中である．いずれの場合も，過剰投与による副腎不全に注意する．

メトピロン®カプセル(250 mg) 1回1～4錠，1日1～4回
オペプリム®カプセル(500 mg) 1回1～2錠，1日3回
デソパン®錠(60 mg) 1回1～2錠，1日4回
より開始し，用量を調整する．

●放射線治療や薬物療法でのコルチゾール過剰分泌の制御が困難であれば，両側副腎摘出術を積極的に検討する．術後は永続的なステロイド補充が必要となる．また，Nelson 症候群の発症に気をつける（あらかじめ下垂体腫瘍への治療を行っておく）．

文献

1) Nieman LK, et al : J Clin Endocrinol Metab **93** : 1526-1540, 2008
2) 二川原健ほか : Subclinical Cushing disease. 下垂体腫瘍のすべて，寺本　明ほか（編），医学書院，東京，p257-262, 2009
3) 厚生労働科学研究費補助金　難治性疾患克服研究事業　間脳下垂体機能障害に関する調査研究班：クッシング病の診断の手引き（平成 21 年度改訂）
〈http://rhhd.info/pdf/001003.pdf〉（2015 年 5 月参照）
4) Colao A, et al : N Engl J Med. **366** : 914-924, 2012

9 A 視床下部・下垂体疾患
異所性副腎皮質刺激ホルモン症候群

- 異所性ACTH症候群(EAS)とは,下垂体以外の組織にできた神経内分泌腫瘍からACTHが過剰に自律的分泌され,Cushing徴候(副腎皮質機能亢進症例)が出現する病態である.
- Cushing症候群全体の10%未満[1]とまれだが,ACTH依存性Cushing症候群であるCushing病との鑑別が臨床的に問題となる.
- 治療はACTH産生腫瘍の外科的摘出であるが,治癒切除困難例も多く,コルチゾール過剰と合併症に対する治療が必要である.

STEP 1 どう考えるか

- 原因の腫瘍は,わが国では肺癌[小細胞癌や気管支神経内分泌腫瘍(カルチノイド)]が半数を占め,ついで胸腺腫(カルチノイド含む),膵神経内分泌腫瘍(ラ氏島腫瘍),甲状腺髄様癌,褐色細胞腫などが続く.10〜15%の例では原発巣が不明である[1].
- 腫瘍と下垂体前葉におけるACTHの生合成は,翻訳後のプロセシングが異なり,EASでは生物活性の低い大分子ACTHが分泌される.したがって,血中大分子ACTHが本症の腫瘍マーカーとして有用であるが,下垂体マクロアデノーマでも大分子ACTHが分泌されるため,特異性は必ずしも高くない[1].
- 気管支神経内分泌腫瘍のように緩徐に進行する場合はEASによるCushing徴候を認めるが,肺小細胞癌のように進行の早い場合は体重減少や悪液質,電解質異常が目立つ[2].
- Cushing病よりも低K血症(50〜100%),色素沈着(32〜50%)の頻度が高い[1].
- 著明な高コルチゾール血症(30 μg/dL以上)による重症感染症,敗血症,消化管出血,高血糖,低K血症などが生命予後を左右する.

STEP 2 どう診断していくか

1) Cushing病の診断基準に準じてACTH依存性Cushing症候群であることを確認する[3]

- 特異的症候(満月様顔貌,中心性肥満,水牛様脂肪沈着,赤色皮膚線条,皮膚の菲薄化,皮下溢血など)や非特異的症候(高血圧,ざ瘡,耐糖能異常など)の有無を確認する.
- 同時に測定した血中ACTHとコルチゾールが高値を示す.また尿中遊離コルチゾールが高値を示す.

- 一晩少量（0.5または1mg）デキサメタゾン抑制試験で翌朝コルチゾールが5または3μg/dL以上である．

2）Cushing 病との鑑別を行う

- EAS では CRH 試験に対する血中 ACTH の増加反応を欠く（ACTH 頂値は前値の 1.5 倍未満）．
- EAS では大量デキサメタゾン（8mg）による翌朝血中コルチゾールの抑制を欠く（翌朝コルチゾールが前値の半分以上）ただし高コルチゾール血症が著明な場合は，病状を悪化させる危険性があり，抑制試験は行わない方が賢明である．
- 下垂体 MRI で下垂体腫瘍を認めず，胸部や腹部 CT 検査で下垂体以外の臓器に腫瘍を認める．
- ソマトスタチン受容体シンチグラフィ（わが国では未承認）や FDG-PET による腫瘍シンチグラフィにより原発腫瘍を認める．
- 神経内分泌腫瘍の腫瘍マーカー[ProGRP，neuron specific enolase (NSE)，chromogranin A (CgA)，尿中 5-HIAA 排泄，HCG α subunit，calcitonin，PTHrP など]が増加する．
- Cushing 病との鑑別が困難な場合には，選択的下錐体静脈洞または海綿静脈洞サンプリングを行う．血中 ACTH 値の中枢/末梢比が 2 未満（CRH 刺激後は 3 未満）であれば，下垂体周辺以外の EAS の可能性を考える．

STEP 3 どう対処するか

1）高コルチゾール血症の是正

- わが国で現在使用可能なコルチゾール合成阻害薬は，メチラポン，ミトタン（o,p'-DDD），トリロスタンの 3 種である．メチラポンには速効性があり，可逆的であることから第一選択薬として頻用される．ミトタンは効果発現までに数週間〜数ヵ月を要し，非可逆的，副作用が多く，慎重な投与が必要である（血中濃度モニターが可能である）．いずれの場合も，過剰投与による副腎不全に注意する．

> メトピロン®カプセル（250 mg）1 回 1〜4 錠，1 日 1〜4 回
> オペプリム®カプセル（500 mg）1 回 1〜2 錠，1 日 3 回
> デソパン®錠（60 mg）1 回 1〜2 錠，1 日 4 回

- 薬物治療でのコントロールが困難であれば，両側副腎摘出術を考慮する．術後，永続的なステロイド補充が必要である．

2）原疾患（腫瘍）の治療

- 根本治療は手術による外科的切除である．しかし転移・進行例や腫瘍が同定できない例など，治癒切除困難例も多い．腫瘍に応じた薬

物治療(ソマトスタチンアナログ,化学療法など),放射線治療,アブレーションなどの適応を考慮する.
- 3) 合併症の治療
  - ●高血糖,血圧異常,感染症(日和見感染・結核など),電解質異常,凝固異常,骨粗鬆症による骨折などの合併症を合わせて治療する.

文献

1) 三原正朋ほか:癌と化療 **37**:989-994,2010
2) Wajcheberg BL et al:Endocr Rev **15**:752-787, 1994
3) 厚生労働科学研究費補助金 難治性疾患克服研究事業 間脳下垂体機能障害に関する調査研究班:クッシング病の診断の手引き(平成21年度改訂)〈http://rhhd.info/pdf/001003.pdf〉(2015年5月参照)

10 A 視床下部・下垂体疾患
下垂体後葉ホルモンの作用と調節

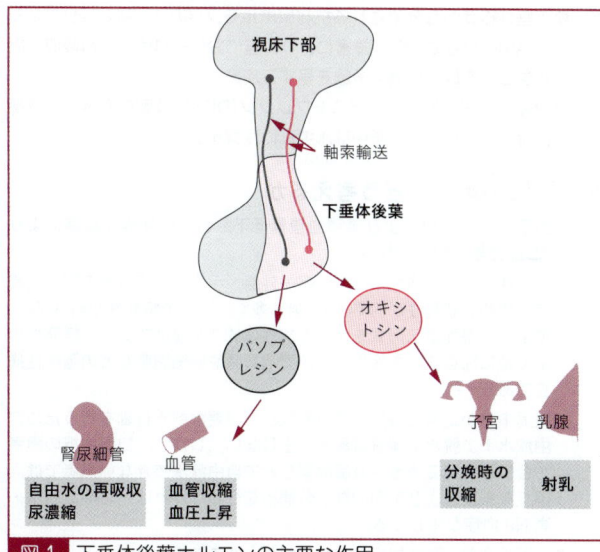

図1　下垂体後葉ホルモンの主要な作用

- 下垂体後葉からは，バソプレシン（AVP）とオキシトシンが分泌される．いずれも視床下部で産生され，下垂体後葉まで軸索輸送された後に分泌される．
- AVPは腎臓の集合管に発現するV_2受容体に作用して水チャネルアクアポリン2を介して水の再吸収を促す．また，血管に発現するV1a受容体を介して血管を収縮させ昇圧作用を示す．AVPは，血漿浸透圧（血清Na）の軽微な上昇にも速やかに反応して分泌される．循環血漿量または血圧の低下でも分泌が促進される．その他，嘔吐，疼痛，ストレス，運動などもAVP分泌を刺激する．
- オキシトシンは，分娩時の胎児頭下降による子宮口伸展刺激や，吸綴による乳頭刺激により分泌が促進され，分娩時の子宮筋収縮，授乳期の射乳を促す．

11 A 視床下部・下垂体疾患
中枢性尿崩症

- 下垂体後葉から分泌される抗利尿ホルモン（ADH，別名バソプレシン AVP）の合成・分泌障害により腎臓における自由水の再吸収障害が生じ，多尿，口渇，多飲を呈する疾患．
- 治療は分解されにくいデスモプレシン（DDAVP）製剤を舌下や経鼻に投与して行う．治療中は水中毒に注意する．

STEP 1 どう考えるか

- 血漿浸透圧上昇および循環血漿量低下，および神経性経路により ADH 分泌が刺激される．
- 中枢性尿崩症の病因には，腫瘍・外傷・手術・炎症などの器質的異常を認める続発性が約60％と最も多く，次いで特発性が約40％，常染色体優性遺伝形式を示す家族性は約1％程度である．続発性の中で特に注意すべき疾患は，頭蓋咽頭腫や胚細胞腫などの腫瘍性病変である[1]．
- 口渇中枢が正常に機能している限り，必要な飲水行動を行うため自由飲水下で脱水や電解質異常は生じない．しかし，口渇中枢の障害を合併している患者や意識障害などで自由飲水できない患者では，確実な服薬および定期的な水分補給を行わなければ，著明な脱水・高 Na 血症が生じうる．
- 心因性多飲，腎性尿崩症との鑑別が必要である．

STEP 2 どう診断していくか

- 口渇，多飲，多尿（1日 3,000 mL 以上）の症状を確認する．
- 血清 Ca，K は正常（高 Ca 血症，低 K 血症など，腎性尿崩症をきたしうる疾患を除外する）．心因性多飲では飲水量の減少に伴い夜間に尿量が減ることが多いため，夜間多尿があるか確認する（尿に出るから飲むのか，飲むから尿に出るのか，の違い）．
- 尿比重は低値．尿浸透圧は 300 mOsm/kg 以下と低張尿．血漿浸透圧は正常～高値．尿浸透圧/血漿浸透圧<1．
- 5％高張食塩水負荷試験：血漿浸透圧（血清 Na）の上昇にもかかわらず，血漿 ADH は血漿浸透圧に比べて低値で，相対的に ADH 分泌反応が低下している（現在使用できる ADH 測定系の測定感度はよくないことに注意）．
- バソプレシン試験：AVP（または DDAVP）投与により尿量は減少し，尿浸透圧は 300 mOsm/kg 以上に増加する．
- 水制限試験：尿浸透圧は 300 mOsm/kg を超えない．水制限は多

大な苦痛を患者に与えるため，実施に際し適応を十分に検討する．
- **T1強調MRI画像**：T1強調画像で下垂体後葉の高信号を認めない．腫瘍性病変など器質的変化の有無も合わせて評価する．

※診断は「バソプレシン分泌低下症（中枢性尿崩症）の診断と治療の手引き」[2]参照．

STEP 3　どう対処するか

- DDAVPまたはAVPを投与する．夜間尿をなくして安眠が得られ，尿量が3L以下で安定して食事が食べられることを目標に投薬量を調整する．水中毒の予防には，患者の生活リズムを考慮して，1日の中で薬が切れ利尿がつく時間帯が確保できることが望ましい．
- 患者には，DDAVP投与後すぐに過度に水分摂取をしないように説明する．口渇中枢障害合併例では，確実な服薬と定期的な飲水（1日1,500 mL程度）および1日2回程度の体重測定を指導する．

デスモプレシンスプレー 2.5 1回1〜2噴霧，1日1〜2回
または　デスモプレシン点鼻液 1回0.025〜0.10 mL，1日1〜2回
または，ミニリン®メルトOD錠（60または120 mg，舌下）1回1錠，1日1〜2回

※点鼻製剤は，鼻炎により吸収が低下するため，抗アレルギー薬の併用や投与前に鼻をかむよう指導する．また液が鼻腔外に垂れてこないよう，噴射後にしばらく頭を少し傾けて鼻を軽く押さえるのがよい．
※経口製剤は食後に服用すると吸収が半減するため，空腹時に舌下で崩壊させる
※点鼻製剤と経口製剤との用量互換に定まったものはない[3]ため，製剤変更の際には最小用量から開始し，効果をみながら漸増する．

- 経鼻手術後などに中枢性尿崩症が生じた場合や，周術期などで厳密な水・電解質コントロールが必要な場合は，水溶性AVPの間欠皮下注や持続投与を用いる．ただし，AVPはV$_2$受容体を介した抗利尿効果以外に，V$_1$受容体を介して血圧上昇をきたすおそれがあるため，慎重に用いる．

ピトレシン®注 2〜4単位，8〜12時間ごとに皮下注
または，0.1単位/時で持続静注（効果をみながら用量を調整する）

文献

1) 岩間信太郎：ホルモンと臨 **58**：781-788，2010
2) 厚生労働科学研究費補助金難治性疾患克服研究事業　間脳下垂体機能障害に関する調査研究班：バソプレシン分泌低下症（中枢性尿崩症）の診断と治療の手引き（平成22年度改訂）〈http://rhhd.info/pdf/001015.pdf〉（2015年5月参照）
3) Arima H, et al：Endocr J **60**：1085-1094，2013

12 A 視床下部・下垂体疾患
抗利尿ホルモン不適切分泌症候群（SIADH）

- 抗利尿ホルモン不適切分泌症候群（SIADH）とは，不適切な ADH 分泌過剰により低浸透圧および低 Na 血症を生じる症候群である．
- 診断には，他の低 Na 血症をきたす疾患の除外が必要である．
- 浸透圧の急激な変化による浸透圧性脱髄症候群（橋中心髄鞘崩壊：CPM，橋外髄鞘崩壊症：EPM）に注意しながら Na 補正を行う．
- 現在保険適用がある V_2 受容体拮抗薬はモザバプタンであり，異所性 ADH 産生腫瘍が対象となっている．

STEP 1　どう考えるか

- 低 Na 血症により，頭痛，悪心，意識障害，痙攣などが生じうる．Na 値が低いほど，また急激に低下したものほど，症状が強く出やすい．
- 脱水や溢水の徴候がなく，体液量は正常である．
- SIADH の診断は，他の低 Na 血症をきたす疾患の除外によって行う（低 Na 血症の項を参照）．
- 原因として，中枢神経系疾患（髄膜炎，外傷，くも膜下出血など），肺疾患（肺炎，肺腫瘍など），異所性 ADH 産生腫瘍（肺小細胞癌，膵癌など），薬剤（ビンクリスチン，カルバマゼピンなど）などが知られている[1]．

STEP 2　どう診断していくか

- 脱水や溢水徴候がないことを確認する．
- 低 Na 血症（血清 Na 135 mEq/L 未満）および低浸透圧血症（血漿浸透圧 280 mOsm/kg 未満）の存在にもかかわらず，血漿バソプレシン値が測定可能である．
- 尿は高張（尿浸透圧 300 mOsm/kg 以上）であり，尿中 Na 濃度は 20 mEq/L 以上が持続する．
- 腎機能は正常，低尿酸血症（血清尿酸値 5 mg/dL 以下）を呈する．
- 副腎不全と甲状腺機能低下症を除外する（早朝空腹時の血清コルチゾールは少なくとも 6 μg/dL 以上）．
- SIADH の診断がつけば，原因検索のため，内服薬や基礎疾患の確認，胸部 X 線や CT，頭部 CT や MRI などを行う．
- ※「バソプレシン分泌過剰症（SIADH）の診断と治療の手引き」[2] を参照する（表 1）．

A 視床下部・下垂体疾患
12 抗利尿ホルモン不適切分泌症候群(SIADH)

表1 SIADHの診断

I．主症候
 1．脱水所見を欠く
 2．低Na血症の症状（倦怠感，食欲低下，意識障害など）を呈することがある
II．検査所見
 1．低Na血症：135 mEq/L未満
 2．血漿バソプレシン値：Iを満たすときに測定感度以上
 3．血漿浸透圧：280 mOsm/kg未満
 4．尿浸透圧：300 mOsm/kg以上
 5．尿中Na濃度：20 mEq/L以上が続く
 6．腎機能：正常
 7．副腎皮質機能：正常
[診断基準]
確実例：Iの1およびIIの1〜7を満たすもの

[文献2より引用]

STEP 3　どう対処するか

● 原疾患の治療と水制限が基本である．それらのみでの効果が不十分であれば，経口的あるいは経静脈的にNa投与を行う．

1）原疾患の治療を行う

2）薬剤が原因であれば中止を検討する

3）水分制限

● 1日の水分摂取量を15〜20 mL/kgに制限する．
● それらでも改善がみられなければ，食塩を経口的あるいは経静脈的に200 mEq/日以上投与する．

4）神経症状（意識障害）が出現している場合

● 重症の低Na血症（120 mEq/L以下）で意識障害や痙攣などの中枢神経系症状を伴う場合など，速やかな補正を必要とする場合は，高張食塩水の点滴やループ利尿薬を使用する．

> ラシックス®注（20 mg/A）1回 0.5〜1A，静注，尿中Na排泄量に相当する3%食塩水の投与

POINT　浸透圧の急激な変化による浸透圧性脱髄症候群（CPM, EPM）が生じないよう，1日の血清Na濃度上昇は10 mEq/L以下とする．

5）異所性ADH産生腫瘍が原因のSIADH

● V_2受容体拮抗薬のうち，保険適用があるのはモザバプタンである．トルバプタンは，わが国では心不全および肝硬変における体液貯留と常染色体優性多発性嚢胞腎に対して保険収載されているが，欧米ではSIADHも適応症となっている．

> フィズリン®錠(30 mg) 1回1錠，1日1回
> ※投与開始3日間で有効性が認められた場合のみ，引き続き7日間まで継続投与可能

文献

1) Spasovski G, et al : Eur J Endocrinol **170**: G1-47, 2014
2) 厚生労働科学研究費補助金難治性疾患克服研究事業 間脳下垂体機能障害に関する調査研究班：バゾプレシン分泌過剰症(SIADH)の診断と治療の手引き(平成22年度改訂)〈http://rhhd.info/pdf/001008.pdf〉(2015年5月参照)

13

A 視床下部・下垂体疾患
視床下部・下垂体腫瘍

- トルコ鞍部腫瘍の約60％が下垂体腺腫で最も多く，次いで頭蓋咽頭腫が約25％，その他，胚細胞腫瘍，神経膠腫，髄膜腫などが生じる．非腫瘍性病変としてRathke囊胞もしばしば遭遇する．
- 症候を示す腫瘍では，手術適応を考慮する．胚細胞腫瘍では，生検による病理組織確認後，化学療法と放射線治療の併用を行う．

STEP 1 どう考えるか

- 下垂体は上方に視交叉，左右には動眼神経，滑車神経，三叉神経，外転神経および内頸動脈を内包する海綿静脈洞が近接して存在する．そのため，腫瘍の上方進展により視力・視野障害（典型的には両耳側半盲），側方進展により複視や眼球運動障害，眼瞼下垂などを生じる．巨大化して第三脳室に進展すれば水頭症も生じる．また正常下垂体の圧排・浸潤により，各種下垂体ホルモンの分泌不全となる．視床下部の障害により生じる機能異常は視床下部症候群と呼ばれ，下垂体前葉・後葉機能異常のほか，体温調節や摂食行動異常，睡眠覚醒リズム障害，記銘力低下，情動行動異常などの原因となる[1]．
- ホルモン過剰を伴う機能性下垂体腺腫については別項に譲り，本項ではホルモン過剰を伴わない非機能性下垂体腺腫，Rathke囊胞，頭蓋咽頭腫，胚細胞腫瘍を取り上げる．
- **非機能性下垂体腺腫**：内分泌機能の判明している腺腫のうち，非機能性腺腫が45.5％を占める（脳腫瘍全国集計2009）[2]．下垂体腺腫は病理組織免疫染色により，GH-PRL-TSH系，ACTH系，ゴナドトロピン系の3系統に分けられる．ゴナドトロピン産生腺腫がホルモン過剰症状を呈することはまれで，大部分が臨床的に非機能性である．その他に非機能性腺腫には，不顕性のホルモン産生腺腫，ホルモン免疫染色が陰性のnull細胞腺腫が含まれる．
- **Rathke囊胞**：胎生期に下垂体が形成される過程で遺残したRathke囊上皮より発生する非腫瘍性病変．無症状で発見されることが多いが，囊胞内容物が周囲に漏出し炎症を起こし，頭痛や視力視野異常，下垂体機能不全，髄膜刺激症状などを呈することがある．
- **頭蓋咽頭腫**：頭蓋咽頭腫は頭蓋咽頭管の遺残扁平上皮から発生する良性腫瘍．好発年齢は，小児期と中高年期．周囲組織との癒着のために全摘出が困難な例があり，放射線治療が併用される．
- **胚細胞腫瘍**：胎児の三胚葉成分や胎盤組織に由来する腫瘍で，組織型により胚芽腫（germinoma），奇形腫，卵黄囊腫，絨毛癌，胎児性癌とこれらの混合腫瘍に分類される．発症は学童期〜青年期で

III 各疾患へのアプローチ

151

あり，松果体部（50％）と神経下垂体部（30％）に好発し，前者は90％以上が男性に，後者には性差がない[3]．微小な腫瘍でも尿崩症を生じやすく，若年にみられた尿崩症では必ず鑑別する必要がある．hCGやαフェトプロテイン（AFP）を産生する場合がある．

STEP 2　どう診断していくか

- CTやMRIにより腫瘍の形態的特徴や造影効果，および正常下垂体や周辺臓器への影響を評価する．各疾患の画像上の特徴を以下に示す．
- **非機能性下垂体腺腫**：T1強調像で低～等信号，T2強調像でやや高信号を示し，正常前葉に比べ造影効果が弱い．
- **Rathke囊胞**：前葉と後葉の間にあり，辺縁平滑・境界明瞭，内容物の信号強度はさまざまで，囊胞壁・内容物ともに造影されない．囊胞内にT1強調像で高信号，T2強調像で低信号の結節（waxy nodule）があれば特徴的である．
- **頭蓋咽頭腫**：典型例は内部に囊胞，充実部，石灰化の3成分を含む．腫瘍が第三脳室に進展して水頭症を呈することもある．
- **胚細胞腫瘍**：奇形腫では，単純CTで骨・軟骨成分，歯芽が描出されることがある．松果体部と神経下垂体部の2箇所に病変を生じることもある．尿崩症を伴う場合は，T1強調像で後葉の高信号が消失する．
- 内分泌学的検査により，ホルモン分泌障害の評価をする．内部に囊胞成分を含む下垂体腫瘍では，腫瘍内出血の既往が疑われるため，負荷試験の適応を慎重に検討する．
- 視交叉に接する腫瘍では，眼科にて視機能（視力・精密視野測定）を評価する．
- 胚細胞腫瘍では，腫瘍マーカーとしてhCG，AFP，病理組織で胎盤性ALPやc-kitの染色などが有用である．

STEP 3　どう対処するか

- 症候性を示す腫瘍では，基本的に手術を考慮する．胚細胞腫瘍では，生検による病理組織確認後，化学療法と放射線治療の併用を行う．
- 腫瘍内出血など下垂体卒中が疑われる場合，緊急手術の必要性を脳外科にコンサルトする．

文献

1) 島津　章：視床下部症候群．別冊日本臨床 内分泌症候群Ⅰ，第2版，日本臨床社，東京，p5-7, 2006
2) 寺本　明：下垂体腫瘍　臨床総論．下垂体腫瘍のすべて，寺本　明ほか（編），医学書院，東京，p192-194, 2009
3) 杉山一彦：胚細胞腫瘍．下垂体疾患診療マニュアル，平田結喜緒ほか（編），診断と治療社，東京，p225-228, 2012

14 A 視床下部・下垂体疾患
リンパ球性下垂体炎と IgG4 関連下垂体炎

- 視床下部下垂体炎は，病変の主座により下垂体前葉炎，漏斗下垂体後葉炎，汎下垂体炎に大別される．病因別では，原因不明の原発性下垂体炎と，Rathke 囊胞や蝶形咽頭腫などの疾患に併発する二次性（続発性）下垂体炎とに分けられる．病理学的には，リンパ球性，肉芽腫性，黄色腫性，黄色肉芽腫性，壊死性，IgG4 形質細胞性などに分類される．

- リンパ球性下垂体炎において自己免疫機序の関与が推定されているが，IgG4 関連下垂体炎は IgG4 関連疾患に伴う多臓器病変の 1 つととらえられ，発症機序はまだ明らかではない．

- リンパ球性下垂体炎の診断には，類似病変を生じる疾患との鑑別を十分に行う．

- 治療は，下垂体腫大による圧迫症状および下垂体機能低下症の有無により，ステロイド治療の適応を判断する．ステロイド治療前に病変部の組織学的検索が（IgG4 関連下垂体炎では血清 IgG4 測定も）望まれる．

STEP 1 どう考えるか

- 成人下垂体機能低下症に占める下垂体炎の頻度は 2.4％である[1]．
- リンパ球性下垂体前葉炎（LAH）は，大部分が女性に生じ，妊娠末期と産褥期に多い．頭痛，視野障害など下垂体腫瘍に準ずる症候と，全身倦怠感，無月経などの下垂体機能低下症の症状がみられる．リンパ球性漏斗神経下垂体後葉炎（LINH）では，多尿，口渇など中枢性尿崩症の症候を示す．
- IgG4 関連疾患は膵臓，唾液腺，甲状腺，後腹膜組織，腎臓，下垂体など多彩な臓器病変が時間的・空間的多発性をもって発症する．
- IgG4 関連下垂体炎は中高年男性に多く，種々の程度の前葉機能低下および尿崩症が生じる．MRI では下垂体柄肥厚や下垂体腫瘤がみられ，ステロイド反応性が良く，補充量のステロイドでも著明に縮小する[2]．

STEP 2 どう診断していくか

- リンパ球性下垂体炎の診断は，基本的に除外診断による．類似病変疾患との鑑別を行い，ステロイド治療前の組織学的検索が望まれる．
  ※診断には「自己免疫性視床下部下垂体炎の診断と治療の手引き」を参照する[3]．

- LAH（典型例）：1 つまたは複数の血中下垂体前葉ホルモンの分泌不

全となる．高 PRL 血症を 1/3 の症例に認める．画像検査では下垂体の腫大，早期に著明で均一な造影増強効果を認める．長期経過例ではトルコ鞍空洞症（empty sella）を示すことがある．下垂体生検では，下垂体前葉細胞の破壊像，線維化およびリンパ球を中心とした細胞浸潤を認める．

- LINH（典型例）：中枢性尿崩症に合致する検査所見となる．画像検査では，下垂体柄の限局的肥厚あるいは下垂体神経葉の腫大を認め，造影剤による強い造影増強効果をみる．一般に下垂体前葉機能は保たれることが多い．生検ではリンパ球を中心とした細胞浸潤と慢性炎症像を認める．
- リンパ球性汎下垂体炎：LAH，LINH 両者の特徴を合わせもつ．視床下部性と下垂体性の下垂体機能低下症が混在する場合がある．
- IgG4 関連下垂体炎：IgG4 関連疾患を伴い視床下部下垂体病変が疑わしい場合や下垂体・下垂体茎の生検で炎症性偽腫瘍の病理組織像と多数の IgG4 陽性形質細胞の浸潤を認める場合に疑う．ステロイド投与前に血清 IgG および IgG4 濃度を測定する．Leporati らによる IgG4 関連下垂体炎の診断基準が示されている[4]．

STEP 3　どう対処するか

1) **下垂体の腫大が著明で，圧迫症状（視力・視野障害や頭痛）がある場合**
   - グルココルチコイドの薬理量（プレドニン換算で 1 mg/kg 体重/日）を投与する．症状の改善が認められれば漸減する．症状の改善が認められない場合は腫瘤の部分切除による減圧を試みる．

2) **圧迫症状がなく，下垂体-副腎系の機能低下（や尿崩症）が認められる場合**
   - グルココルチコイドの補充量を試みる．急性期であれば薬理量を試みることもすすめられるが，結核などの感染症を十分に除外する必要がある．

3) **圧迫症状がなく，下垂体-副腎系の機能低下が認められない場合**
   - MRI などによって下垂体腫瘤の形態学的変化を経過観察する．

4) **不足している下垂体ホルモンの補充**
   - 適宜補充療法を行う．

　☞「Ⅲ-A-3．下垂体前葉機能低下症」，「Ⅲ-A-11．中枢性尿崩症」参照

文献

1) 島津 章：ホルモンと臨 **60**：165-172, 2012
2) Shimatsu A, et al：Endocr J **56**：1033-1041, 2009
3) 厚生労働科学研究費補助金難治性疾患克服研究事業 間脳下垂体機能障害に関する調査研究：自己免疫性視床下部下垂体炎の診断と治療の手引き（平成 21 年度改訂）〈http://rhhd.info/pdf/001016.pdf〉（2015 年 5 月参照）
4) Leporati P, et al：J Clin Endocrinol Metab **96**：1971-1980, 2011

15 A 視床下部・下垂体疾患
中枢性摂食異常症

- 中枢性摂食異常症(摂食障害)とは，主に若年女性において，自分の問題対処能力を超えるストレスを契機に，やせ願望に基づく食行動異常のため，やせをきたす心身症である．
- 本症には神経性食欲不振症(AN)と神経性大食症(BN)とが含まれる．10～20歳代女性に多いが，小児発症や30歳以上での初発，結婚や出産を契機に再発する例も増えており，患者数は増加傾向にある．
- AN 患者は病識が乏しく受診や治療を渋る傾向にあるが，放置すると死亡率は高いため，入院加療の判断と適切な介入が重要である．

STEP 1 どう考えるか

- BN はやせがないため気づかれにくいが，患者自身が過食を問題視して自ら受診することが多い．一方，AN は病識に乏しく受診を嫌がることが多い．
- AN の死亡率は6～20％と高い[1]．主な死因は衰弱，低血糖，電解質異常，不整脈，心不全，感染症，自殺などである[2]．
- AN の慢性化により骨粗鬆症，腎不全，うつ病などを併発しやすい．
- 精神科との連携が重要である．AN では飢餓により気分や精神状態に変化が生じている(飢餓症候群)ため，栄養状態の改善なしには精神療法の導入は困難である[2]．

STEP 2 どう診断していくか

1) AN の場合

〈神経性食欲不振症の診断基準〉（平成元年）[1]

(1) 標準体重の－20％のやせ
(2) 小食，多食，隠れ食いなどの食行動の異常
(3) 体重や体型についての歪んだ認識(極端なやせ願望，ボディーイメージの障害)
(4) 発症年齢は30歳以下
(5) 女性ならば無月経
(6) やせの原因と考えられる器質性疾患がない

・上記すべてを満たす場合に診断確定
・すべてを満たさない場合には偽診例として経過観察する
・(1)，(2)，(3)，(5)は既往歴を含む

- 徐脈，低体温，低血圧，骨量減少，貧血，電解質異常(低 Na 血症，

- 低K血症),肝酵素上昇,低血糖などを認めることがある[2].
- ANには,小食のみの「制限型」と,飢餓の反動による過食後にやせを維持するため自己誘発性嘔吐や下剤乱用を行う「むちゃ食い/排出型」とがある.
- 鑑別すべき器質性疾患には,下垂体・視床下部腫瘍,慢性炎症性腸疾患,感染症,慢性膵炎,甲状腺機能亢進症,悪性腫瘍などがある.その他,統合失調症による奇異な拒食,うつ病や一時的な心因反応(身内の死亡など)による食欲低下も除外する[2].

2) BNの場合

- 自制不可能な発作的むちゃ食いを繰り返し,やせた体重や体型への異常なこだわりがあるため,自己誘発性嘔吐,下剤や利尿薬の使用,無理なダイエット,激しい運動を行う.
- 体重は正常範囲内である.
    ※ ANとBNには移行性がある.

STEP 3　どう対処するか

- 起立や階段昇降ができない全身衰弱,重篤な合併症(低血糖昏睡,感染症,腎不全,不整脈,心不全,電解質異常),標準体重の55%以下のやせ,がある場合には,入院加療が必要である[2].
- ANにエビデンスのある薬物治療はない.BNでは選択的セロトニン再取込み阻害薬(SSRI)により過食や嘔吐の頻度が減少し,抑うつ気分が軽減する[3].
- 精神科と連携して診療にあたる.強いうつ症状や自傷行為などがある場合には,積極的に精神科へ紹介する.

1) 栄養療法

- 経口摂取が原則.AN患者は太ることに強い恐怖心があるため,体重増加の利点を自覚させるような動機づけが最も重要である.再栄養時には,全身浮腫,肝機能障害,Refeeding症候群,微量元素不足が生じうる.詳細は成書やガイドラインを参照(精神・神経疾患研究班2007年度策定の「摂食障害救急患者治療マニュアル」も参照).

> **MEMO**　Refeeding症候群とは,長期間の低栄養状態にある生体に急速な栄養補給を行った際に認められる複合的な代謝異常である[4].急速な糖質投与に伴い,ブドウ糖やP,K,Mg,水分などの細胞内への移動が起き,心不全や不整脈,神経学的異常などの重篤な合併症を引き起こす.予防にはエネルギー投与を少量から開始し段階的に増量する.血清電解質を頻回にモニターし補正しながら循環動態を把握する.特に低P血症に注意する.

2) 活動の制限

- AN では，病状悪化や事故回避のため，やせの程度に応じた活動制限を行う（表 1）[2]．

表 1 やせの程度による身体状況と活動制限の目安

%標準体重	身体状況	活動制限
55 未満	内科的合併症の頻度が高い	入院による栄養療法の絶対適応
55〜65	最低限の日常生活にも支障がある	入院による栄養療法が適切
65〜70	軽労作の日常生活にも支障がある	自宅療養が望ましい
70〜75	軽労作の日常生活は可能	制限つき就学・就労の許可
75 以上	通常の日常生活は可能	就学・就労の許可

［文献 2 より引用］

文献

1) 厚生労働省難治性疾患克服研究事業 中枢性摂食異常症に関する調査研究班：神経性食欲不振症のプライマリケアのためのガイドライン（2007 年）〈http://hikumano.umin.ac.jo/AN_guideline.pdf〉（2015 年 5 月参照）
2) 鈴木（堀田）眞理：臨精医 **42**：537-545, 2013
3) 野間俊一：臨精医 **42**：513-517, 2013
4) 浦野綾子：臨栄 **119**：37-42, 2011

16 妊娠と下垂体疾患

A 視床下部・下垂体疾患

- 下垂体疾患は月経異常や不妊を伴いやすく，妊娠中に初めて診断されることはまれである．
- 妊娠時のホルモン動態は複雑であり，下垂体疾患を正確に診断することは難しい．
- 妊娠に伴い下垂体が腫大するため，腫瘍の場合，あらかじめ縮小させた後に妊娠を許可することが望ましい．大型腺腫を合併した妊娠例では頭痛・視野異常などに注意する．
- 画像検査が必要な場合は，単純 MRI を安定期に行う．
- 薬物治療は，妊娠時の利点・欠点を考慮する．

STEP 1 どう考えるか

- 妊娠時のホルモン動態は胎盤由来ホルモンの影響などにより複雑になっており，分泌低下や過剰の診断が困難である（表1）[1,2]．

表1 妊娠時の各ホルモン動態

コルチゾール	・胎盤から ACTH と CRH が産生され，コルチコステロイド結合グロブリン（CBG）合成の増加により，血中コルチゾール・尿中遊離コルチゾールは非妊娠時の2〜3倍に増加する．
GH	・GH は胎盤からも産生され（GH-V），IGF-1 値は増加する． ・通常の GH 測定法は GH-V と下垂体 GH とを区別できない．
PRL	・妊娠中から分娩にかけて増加し，授乳終了まで高値を示す．
TSH	・妊娠9〜13週に胎盤由来 hCG は TSH 様の生物活性により，甲状腺ホルモンは増加し下垂体 TSH 分泌は抑制される．
FSH・LH	・胎盤からエストロゲン，プロゲステロンが大量に産生され，下垂体 FSH・LH 分泌は抑制される．
ADH	・胎盤バゾプレシナーゼは ADH 分解を促進し，軽症の尿崩症は妊娠時に顕在化・増悪を認めるが，正常妊婦では ADH 分泌も増加するため多尿を呈さない． ・妊娠中は浸透圧閾値が低下し，非妊娠時よりも低い浸透圧・血清 Na 値で ADH 分泌が刺激される[2]．
その他	・妊娠に伴い，非妊娠時の約2〜3倍に下垂体が肥大する． ・マクロアデノーマは妊娠中の腫瘍増大が懸念されることから，手術や薬物治療で腫瘍をコントロールした後に妊娠を許可する．

［文献1, 2より改変して引用］

STEP 2 どう診断していくか

- **下垂体機能低下症**：各種検査薬の妊婦や胎児への安全性や妊娠時の診断カットオフ値は確立されていないため，臨床所見と基礎値から下垂体機能を評価する．

- Cushing 症候群：コルチゾール日内変動消失，尿中遊離コルチゾールが基準値上限の3倍以上[1]，妊娠経過とともに臨床症状が悪化することなどから診断する．
- 先端巨大症：妊娠中は正常妊婦でも IGF-1 は上昇し，糖負荷により GH が抑制されにくいため，妊娠中の診断は難しい[1]．
- プロラクチノーマ：高 PRL 血症による月経異常や不妊を契機とするため，妊娠中に初めて診断されることはまれである．
- 尿崩症：妊娠中の診断は，血漿浸透圧上昇時（＞295 mOsm/kg）に尿浸透圧の上昇を認めない（＜500 mOsm/kg）ことから疑われる．水制限試験は脱水により子宮胎盤機能不全を誘発することがあり，安易な施行を避ける[2]．
- 画像検査は，胎児への被曝を考慮し MRI がすすめられる．高磁場の胎児への影響や安全性はまだ十分に確立されていないが，必要に応じて安定期に撮像する．

> **POINT** 造影剤は禁忌である．

STEP 3　どう対処するか

1) 下垂体機能低下症

- 妊娠時のステロイド補充量は非妊娠時と変わらず，胎盤で代謝されるヒドロコルチゾンまたはプレドニンを用いる．分娩時はストレスカバーとして 200 mg/日に増量して対応する[3]．
- 妊娠中は甲状腺ホルモンの需要が高まるため，ホルモン補充量を非妊娠時の約 1.5 倍に増量する．

> **MEMO** GH 補充は，添付文書上妊婦に禁忌のため妊娠判明後に中止するが，妊娠初期の GH 補充は流産を防ぐとの報告があり安定期まで補充を行うべきという意見もある．

- DDAVP は妊娠中も使用継続でき，胎盤バゾプレシナーゼによる分解を受けにくいため，補充量は非妊娠時と同量でよいが，子宮収縮を増強しうるリスクを考慮する．ピトレシンは分解を受けやすく，血管や子宮収縮作用が強いことから妊娠中は避ける[2]．

2) Cushing 病

- Cushing 病合併妊娠では，妊娠中毒症・子癇や早産・死産などのリスクが高く，診断がつけば，妊娠第 2 期での手術が望ましい．
- コルチゾール過剰症状が強ければ，メチラポン治療を考慮する[1]．

3) 先端巨大症

- 視機能障害が問題の場合に手術を検討する．ソマトスタチンアナログは胎盤を通過するため，少なくとも妊娠判明時には中止すること

- が望ましい.
  - ●報告数は十分でないが，D_2作動薬やGH受容体拮抗薬による胎児奇形増加の報告はない.
4) **プロラクチノーマ**
  - ●妊娠判明後にD_2作動薬の内服は原則中止とする.
5) **非機能性下垂体腺腫**
  - ●妊娠中に下垂体手術が必要であれば，妊娠第2期に行う.

文献
1) Karaca Z, et al : Eur J Endocrinol **162** : 453-475, 2010
2) 鈴木陽之ほか : ホルモンと臨 **59** : 805-811, 2009
3) 桑原智子ほか : ホルモンと臨 **59** : 799-804, 2009

1 B 甲状腺疾患
アプローチのしかた

- 甲状腺機能異常症のうち,血中の甲状腺ホルモンが正常より多いものを「甲状腺中毒症」,少ないものを「甲状腺機能低下症」という.甲状腺腫には甲状腺全体が大きくなる「びまん性甲状腺腫」と甲状腺内の腫瘤形成による「結節性甲状腺腫」がある.
- 甲状腺疾患の頻度は高い.日本人における甲状腺機能異常症の頻度は男性で1.6%,女性で約3%である[1].超音波検査による甲状腺腫の頻度は男性で38%,女性で57%である[2].

a 問診のしかた

- 甲状腺機能異常症では表1のような症状を問診する[3].
- 次に,甲状腺腫の有無を触診する.
- 甲状腺機能異常症を引き起こす薬剤の使用がないかを確認する(⇒多くの薬剤が破壊性甲状腺炎や甲状腺機能低下症を引き起こす.ヨウ素を含むサプリメント服用歴の聴取も忘れてはならない).

b 触診のしかた

- 患者の正面から母指を使って甲状軟骨(喉仏)に触れる.
- 指を下げていくと甲状軟骨下端,輪状軟骨,気管軟骨の順に確認できる.
- 両母指を動かさずに患者に嚥下運動をして気管を上下に動かしてもらうと動く気管軟骨の上のやわらかい構造物が甲状腺である.

表1 甲状腺機能異常症の自覚症状

甲状腺中毒症		甲状腺機能低下症
頻脈(動悸)	⇔	徐脈
暑がり	⇔	寒がり
皮膚湿潤(発汗過多)	⇔	皮膚乾燥
活動的,振戦	⇔	言語や動作が緩慢
躁状態	⇔	無気力(うつ状態)
神経過敏(イライラ)	⇔	嗜眠,記憶力低下
体重減少(食欲旺盛なのに)	⇔	体重増加
便通促進,下痢	⇔	便秘
希少月経	⇔	過多月経
眼症状(眼瞼後退)	⇔	眼瞼浮腫
下腿浮腫(圧痕あり,心不全)	⇔	下腿浮腫(圧痕なし)
息切れ	⇔	嗄声
共通症状		
倦怠感・易疲労感,筋力低下,脱毛		

[文献3より引用]

III 各疾患へのアプローチ

c どのような検査を行うか

1) **甲状腺機能検査**として血中 **FT$_4$** と **TSH** をセットで測定する
   - 血中の甲状腺ホルモンにはヨウ素が4分子結合したT$_4$と，3分子結合したT$_3$があるが，T$_4$が100％甲状腺で合成されることから甲状腺機能評価としてはT$_4$が適している（生物活性はT$_3$がT$_4$の4～5倍あるが，T$_3$の80％が末梢組織で脱ヨウ素化によりT$_4$からT$_3$に変換され変換率は全身状態に左右される）．甲状腺ホルモンの99％以上がサイロキシン結合グロブリン（TBG），サイロキシン結合プレアルブミン（TBPA），アルブミンなどのサイロキシン結合蛋白（TBP）と結合して存在しているのでその濃度に影響されない遊離型（FT$_4$）を測定する（総T$_4$を測定する場合はTBGも測定する必要がある）．
   - TSHは下垂体で合成・分泌される甲状腺刺激ホルモンであるが，フィードバック機構により血中甲状腺ホルモン濃度を反映して最も鋭敏に変化するため，FT$_4$とセットで測定する．

2) **自己免疫性甲状腺疾患検査**として**抗Tg抗体**と**抗TPO抗体**を測定する
   - TgAbとTPOAbは橋本病の診断に必要である．ただし，Basedow病でも陽性になる．
   - 甲状腺中毒症や一部の甲状腺機能低下症では**抗TSH受容体抗体**を測定する（⇒TRAbはBasedow病の診断に必要である．ただし，阻害型抗体による甲状腺機能低下症でも陽性になる）．
   - 甲状腺腫ではサイログロブリンも測定する（⇒サイログロブリンはびまん性甲状腺腫，甲状腺腫瘍，甲状腺炎など甲状腺疾患全般かつ特異的に上昇する）．
   - 甲状腺腫の確認のため超音波検査を行う（⇒甲状腺結節の検出感度はCT・MRIよりエコーのほうが高い）．

d 診断アプローチのしかた

1) 甲状腺腫からのアプローチ
   - **びまん性甲状腺腫**：単純性甲状腺腫，Basedow病，橋本病，先天性甲状腺機能低下症，TSH産生下垂体腫瘍，甲状腺ホルモン不応症など．
   - **結節性甲状腺腫**：甲状腺囊胞，腺腫様甲状腺腫，Plummer病，亜急性甲状腺炎，急性化膿性甲状腺炎，甲状腺腫瘍，甲状腺癌など．

2) 甲状腺機能異常からのアプローチ

●FT_4 と TSH による甲状腺疾患の分類を表 2 に示す.

表 2　FT_4 と TSH による甲状腺疾患の分類

FT_4	TSH 低	TSH 正	TSH 高
高	甲状腺中毒症(Basedow 病, 無痛性甲状腺炎, Plummer 病, 亜急性甲状腺炎)		TSH 不適切分泌症候群(TSH 産生下垂体腫瘍, 甲状腺ホルモン不応症)
正	潜在性甲状腺機能亢進症	単純性甲状腺腫 橋本病 甲状腺囊胞 腺腫様甲状腺腫 甲状腺腫 甲状腺癌	潜在性甲状腺機能低下症
低	中枢性甲状腺機能低下症		原発性甲状腺機能低下症

文献

1) 浜田　昇：医事新報 **3740**：22-26, 1995
2) 宮崎朝子ほか：人間ドック **25**：789-797, 2011
3) 田上哲也：甲状腺疾患の診かた, 考えかた, 中外医学社, 東京, p8, 2012

2 B 甲状腺疾患
甲状腺ホルモンの作用と調節

a 甲状腺ホルモンの作用

- 甲状腺ホルモンは発達・分化や代謝，ホメオスターシスの維持に多彩な効果をもたらす[1]．
- 成人での甲状腺機能異常は主に新陳代謝（基礎代謝）の異常として現れる．脂質代謝のほか，糖代謝，アミノ酸代謝などのエネルギー代謝や骨代謝，薬物代謝にも影響する．
- 胎児・小児では心身の発育・発達に多大な影響を与える．
- T_3 は甲状腺ホルモン受容体（TR）を介して標的遺伝子の発現を制御し，生体の発達や代謝を調節する．TRα1，TRβ1，TRβ2のアイソフォームが存在する（表1）．その他，TRを介さないノンゲノミック作用もあると考えられている．

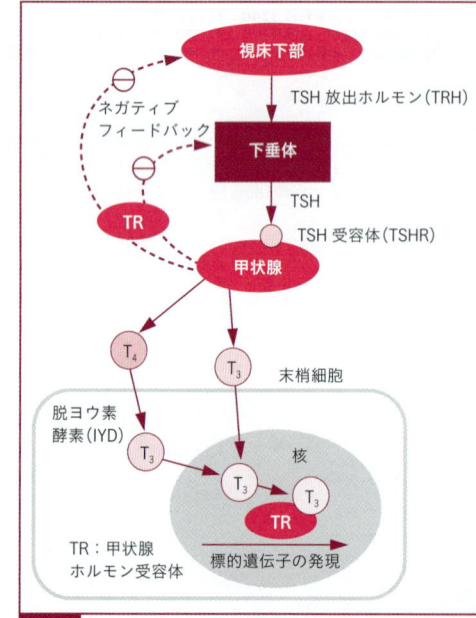

図1 甲状腺ホルモンの合成・分泌調節と作用機構

表1 TRのアイソフォームと機能

種類	機能
TRα1	成長,骨・腸の発育,脳の発達・分化,基礎心拍,糖代謝,体温調節などの生命維持
TRβ1	蝸牛・網膜の発達,肝臓における脂質代謝,心拍数の増加
TRβ2	下垂体におけるTSHの分泌調節

b 甲状腺ホルモンの分泌調節（図1）

- 視床下部で合成分泌されたTSH放出ホルモン（TRH）によりTSHの合成が促され,甲状腺の濾胞細胞に作用して,ヨウ素を原料として甲状腺ホルモンの合成・分泌を刺激する.
- 血中ヨウ素は濾胞上皮細胞から細胞内に取り込まれるとサイログロブリン（Tg）上で,甲状腺ホルモンが合成される（MIT → DIT → T_4/T_3）. Tg 上にできた甲状腺ホルモンは濾胞内に貯蔵されており,甲状腺細胞により取り込まれてライソゾームで蛋白骨格が分解され,血中に分泌される[2].

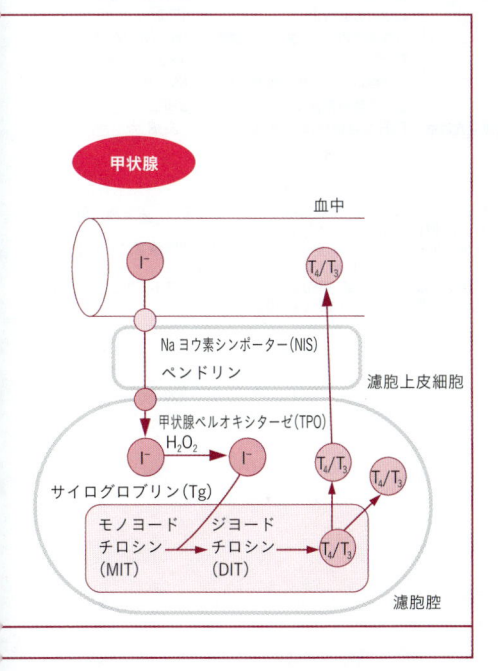

- T$_4$ は末梢の標的臓器に到達し,細胞内で脱ヨウ素酵素(IYD)の働きで活性型ホルモンである T$_3$ に変換される.T$_3$ は甲状腺ホルモン受容体(TR)を介して標的遺伝子の発現を制御し,生体の発達や代謝を調節する[3].

C 臨床への影響

- 甲状腺の発達,甲状腺ホルモンの合成・分泌・代謝,甲状腺ホルモン作用にかかわる多くの遺伝子異常により,先天性甲状腺疾患の原因となる(表2).

表2 遺伝子異常による甲状腺疾患

	機能	遺伝子
甲状腺発生異常	転写因子	*TITF1, TITF2, PAX8*
甲状腺低形成(TSH不応症)	TSH受容体(不活化変異)	*TSHR*
甲状腺ホルモン合成障害	ヨウ素の取込み(濃縮)	*NIS(SLC5A5)*
	ヨウ素の輸送(流出)	*PDS(SLC26A4)*
	甲状腺ホルモン合成基質	*TG*
	過酸化水素合成	*DUOX2, DUOXA2*
	ヨウ素の有機化	*TPO*
	ヨウ素の再利用(脱ヨウ素酵素)	*IYD(DEHAL1)*
甲状腺ホルモン不応症	T$_3$受容体	*TRβ, TRα*
	甲状腺ホルモン細胞膜移送体	*MCT8*
	脱ヨウ素酵素合成	*SBP2*
非自己免疫性甲状腺機能亢進症	TSH受容体(活性化変異)	*TSHR*

文献

1) 田上哲也:甲状腺ホルモンの作用.甲状腺疾患診療マニュアル,第2版,田上哲也ほか(編),診断と治療社,東京,p16-17, 2014
2) 豊田長興:甲状腺ホルモンの合成・分泌・代謝.甲状腺疾患診療マニュアル,第2版,田上哲也ほか(編),診断と治療社,東京,p13-15, 2014
3) 佐々木茂和:甲状腺ホルモンの調節.甲状腺疾患診療マニュアル,第2版,田上哲也ほか(編),診断と治療社,東京,p18-19, 2014

3 B 甲状腺疾患
甲状腺機能低下症

- TSHとFT$_4$を測定し，FT$_4$が低値なら甲状腺機能低下症と診断する．原因の多くは橋本病による（表1）．
- 一般外来での原発性甲状腺機能低下症の頻度は男女とも200人に1人である[1]．潜在性甲状腺機能低下症の頻度はこれよりもやや高く，男性で100人に1人，女性で50人に1人である．一方，中枢性甲状腺機能低下症はまれで，2万人に1人である．
- 潜在性甲状腺機能低下症では副腎皮質機能低下症を除外する．
- 中枢性甲状腺機能低下症では他の下垂体機能低下がないかを調べる．

STEP 1　どう考えるか

- 症候：無気力，倦怠感・易疲労感，眼瞼浮腫，寒がり，体重増加，動作緩慢，嗜眠，記憶力低下，便秘，嗄声，徐脈（遅脈，拡張期高血圧），皮膚乾燥，息切れ・浮腫（心不全），脱毛，筋力低下など．女性では過多月経．小児では低身長，発達障害．
- 橋本病の甲状腺腫はゴム様に硬く，ホルモン合成障害による先天性甲状腺腫はマシュマロ様にやわらかいのが特徴である．

STEP 2　どう診断していくか

- 血中FT$_4$とTSHをセットで測定する．
  ① FT$_4$低値：甲状腺機能低下症（TSH高値：原発性，正常〜低値：中枢性）

表1　甲状腺機能低下症の原因

原発性甲状腺機能低下症
① 自己免疫性（橋本病，萎縮性甲状腺炎（阻害型TRAbによる），特発性粘液水腫）
② ヨウ素の過剰摂取（昆布，昆布だし，ひじき，ヨウ素系うがい薬，ヨウ素系造影剤など）
③ 甲状腺の手術や放射線照射（外照射・内照射）後
④ 浸潤性（悪性リンパ腫，アミロイドーシス，ヘモクロマトーシスなど）
⑤ 薬剤性（抗甲状腺薬，インターフェロン，アミオダロン，炭酸リチウム，抗てんかん薬，抗うつ薬など）
⑥ 破壊性甲状腺炎の回復期（一過性：無痛性，亜急性など）
⑦ 先天性（無・低形成，異所性甲状腺，ホルモン合成障害など）

中枢性甲状腺機能低下症
① 下垂体性（腫瘍，Sheehan症候群，手術・放射線治療後，肉芽腫，下垂体炎，薬剤性，先天性）
② 視床下部性（腫瘍，手術・放射線治療後，外傷性，肉芽腫）

甲状腺ホルモン不応症（TRβ・α）・抵抗症（MCT8，SBP2）

②FT₄ 正常，TSH 高値：潜在性(副腎不全でも同様の所見になるので注意が必要).
③FT₄ 高値，TSH 正常〜高値：甲状腺ホルモン不応症(全身型).
④FT₃ のみ低値：低 T₃ 症候群.

- **抗 Tg 抗体と抗 TPO 抗体を測定する**：甲状腺機能低下症の主な原因である橋本病を診断するため.
- **抗 TSH 受容体抗体を測定する**：阻害型 TRAb による甲状腺機能低下症(萎縮性甲状腺炎など)が疑われる例.
- **甲状腺超音波検査**：原発性甲状腺機能低下症の原因の多くは橋本病であり，超音波検査で内部エコーが不均一に低下したびまん性甲状腺腫を認める．中枢性甲状腺機能低下症では甲状腺腫を認めない.
- **一般血液検査**：コレステロール高値，クレアチンキナーゼ(CK)高値を示すことが多い．その他，貧血や肝機能異常，進行すると低 Na 血症を認めることがある.
- **胸部 X 線検査**：心囊液の貯留により心拡大を認めることがある
- **心電図検査**：徐脈や低電位を認める.

STEP 3　どう対処するか

- **合成 T₄ 製剤，合成 T₃ 製剤**，乾燥甲状腺に大別されるが，主に用いられるのは合成 T₄ 製剤(レボチロキシン)である.
  ※理由は，甲状腺で主につくられているのが T₄ であり，T₃ は末梢の脱ヨウ素酵素で変換されていることと，合成 T₄ 製剤の血中半減期が健常者で 1 週間(代謝の遅れる甲状腺機能低下症では 10 日間)であるのに対し，合成 T₃ 製剤(リオチロキシン)は内服後 3 時間で血中濃度はピークに達し，半減期も 1 日と短く，血中濃度の変動が大きいためである．乾燥甲状腺末は製造中止となった.

- 甲状腺機能低下症の治療目標は甲状腺ホルモンレベルの正常化であるが，原発性甲状腺機能低下症では TSH(5 μU/mL 以下)を，中枢性甲状腺機能低下症では FT₄ を目安に治療する.

- 潜在性甲状腺機能低下症では小児や妊婦，甲状腺腫などを除けば，TSH 10 μU/mL 以下が補充の対象となる[2].

> チラーヂン®S 錠(25 μg) 1 回 1 錠，1 日 1 回で開始する．TSH(中枢性では FT₄)を指標に 2〜4 週ごとに増量していく．ただし，高齢者や心疾患患者ではチラーヂン®S 錠(12.5 μg) 1 回 1 錠，1 日 1 回で開始する．狭心症状に注意しながら TSH(中枢性では FT₄)を指標に 2〜4 週ごとに増量していく．

> **POINT**
> 副腎機能低下症合併(Schmidt症候群や中枢性甲状腺機能低下症など)ではヒドロコルチゾン(コートリル®)錠(10 mg)1回1錠,1日2回をまず開始し,その後レボチロキシンを少量から開始する.

文献

1) 浜田 昇:日本医事新報 **3740**:22-26, 1995
2) 渋沢信行ほか:甲状腺機能低下症,甲状腺疾患診療マニュアル,第2版,田上哲也ほか(編),診断と治療社,東京,33-35, 2014

4 B 甲状腺疾患
甲状腺中毒症

- 血中甲状腺ホルモンが過剰の状態をいう．交感神経刺激（頻脈，手指振戦など）や代謝亢進（体重減少，発汗過多など）に基づく症状が出現する．
- 一般外来での甲状腺中毒症の頻度は女性で150人に1人，男性で600人に1人[1]．
- 特にBasedow病と無痛性甲状腺炎の鑑別は重要である．
- 血中FT$_4$の高値とTSHの低値で診断するが，潜在性甲状腺機能亢進症ではTSHの抑制のみがある．逆に下垂体性甲状腺機能亢進症ではTSHの抑制がない．

STEP 1 どう考えるか

- 甲状腺中毒症は血中甲状腺ホルモンの過剰状態であり，その種類と原因を図1に示す．
- 甲状腺機能亢進症の主な原因はBasedow病である．
- 甲状腺中毒症に占める破壊性甲状腺炎の割合は意外に高く，当院では約1/4であった[2]．
- 甲状腺中毒症では血中甲状腺ホルモンの過剰による代謝亢進に基づく症状と交感神経刺激症状が出現する．
  ① 代謝亢進による熱産生の増加：暑がり，微熱，発汗過多，体重減少
  ② 交感神経刺激：動悸，振戦，易疲労，息切れ，イライラ，排便回数の増加，不順月経

- **甲状腺機能亢進症**：甲状腺の機能が亢進
  ※Basedow病，妊娠性甲状腺機能亢進症（hCGによる），Plummer病（機能性甲状腺結節），TSH産生下垂体腫瘍などによる
- **破壊性甲状腺炎**：甲状腺組織の崩壊で貯蔵ホルモンが漏出
  - **無痛性甲状腺炎**：寛解Basedow病でも発症するので鑑別が重要
  - **亜急性甲状腺炎**：有痛性で発熱を伴う
- **甲状腺ホルモン薬の過剰摂取**

図1　甲状腺中毒症の種類と原因

STEP 2 　どう診断していくか

- 血中 FT_4 と TSH をセットで測定する：甲状腺中毒症では FT_4 は高値，TSH は通常低値になるが，TSH が低値でない場合は甲状腺刺激ホルモン不適切分泌症候群(SITSH)として TSH 産生下垂体腫瘍などを考える．
- 抗 Tg 抗体と抗 TPO 抗体を測定する：甲状腺中毒症の主な原因である Basedow 病や無痛性甲状腺炎を診断するため．
- 抗 TSH 受容体抗体を測定する：Basedow 病と無痛性甲状腺炎を鑑別するため．そのほか ALP 上昇の有無，甲状腺ドプラエコーでの血流の程度，ヨウ素(テクネチウム)シンチグラフィでの摂取率などで鑑別する．
- 亜急性甲状腺炎では CRP が治療効果や再燃判定に有用．
- 甲状腺腫の有無の確認のため触診や超音波検査を行う：Plummer 病では甲状腺内に結節を認める．亜急性甲状腺炎では痛みの部位に一致して低エコー領域を認める．
- 破壊性甲状腺炎を引き起こす病態として出産後，薬剤としてインターフェロンやアミオダロンの使用がないかを確認する：甲状腺ホルモン薬や輸入された漢方薬の服用歴の聴取も忘れてはならない．

STEP 3 　どう対処するか

- 治療法は，原因によって異なる．
- 甲状腺ホルモンの過剰により代謝亢進状態にあることから，運動は控え(学生では体育の授業は見学するなど)，できるだけ安静にしてもらう．

1) 動悸・頻脈症状を緩和する

- β遮断薬を使用する．$β_1$ 選択性で，内因性交感神経刺激作用(ISA)のないものが望ましい．β遮断薬は甲状腺中毒症の原因にかかわらず，対症療法として用いられる．

```
下記のいずれか
セロケン®L 錠またはロプレソール®SR 錠(120 mg) 1回1錠，1
日1回，朝食後
テノーミン®錠(50 mg) 1回1錠，1日1回，朝食後
メインテート®錠(5 mg) 1回1錠，1日1回，朝食後
```

※無痛性甲状腺炎は自然に軽快するので対症療法による月1回の経過観察でよい．典型的には低下症の時期を経て正常に復するが，機能低下が固定するケースもある．

> **POINT** 抗甲状腺薬や無機ヨウ素薬は甲状腺ホルモンの合成・分泌を抑制するための薬剤であるので,甲状腺機能亢進症以外の疾患,例えば無痛性甲状腺炎や亜急性甲状腺炎には用いられない.

2) Basedow 病や Plummer 病
- ^{131}I 内用療法や外科切除も選択される.

> Basedow 病に対し下記のいずれか
> メルカゾール®錠(5 mg) 1回3錠,1日1回,朝食後
> チウラジール®錠またはプロパジール®錠(50 mg) 1回2錠,1日3回,食後
> (オプション) 上記に追加して
> ヨウ化カリウム丸(50 mg) 1回1丸,1日1回,就寝前

3) 亜急性甲状腺炎
- 抗炎症薬を用いる(胃薬を併用).

> プレドニン®錠(5 mg) 1回2錠,1日2回(再燃がないことを確認しながら2週間ごとに5 mg ずつ減量していく)

文献
1) 浜田 昇:医事新報 **3740**:22-26, 1995
2) 田上哲也:甲状腺中毒症,甲状腺疾患診療マニュアル,第2版,田上哲也ほか(編),診断と治療社,東京,p30-32, 2014

5 B 甲状腺疾患
Basedow 病

- Basedow 病は甲状腺機能亢進症の最も多い原因であるが同義語ではない．
- 甲状腺中毒症の最も多い原因である．頻度は約 400 人に 1 人で，1：2 で女性に多い．
- 診断は甲状腺中毒症の持続性と抗 TSH 受容体抗体で行う．ただし，確定診断には放射性ヨウ素またはテクネシウムによる甲状腺シンチグラフィが必要である．
- 眼球突出は甲状腺中毒症のうち Basedow 病に特徴的である．
- 高齢者や小児では Basedow 病の代表的な症状に乏しい．

STEP 1　どう考えるか

- 刺激性の抗 TSH 受容体抗体(TRAb や TSAb)を原因とする自己免疫性甲状腺機能亢進症である[1]．
- 甲状腺ホルモンの中毒症状(交感神経刺激と代謝亢進に基づく症状 ☞「Ⅲ-B-4. 甲状腺中毒症」参照)と一部の症例では眼球突出(☞「Ⅲ-B-6. 甲状腺眼症」参照)や限局性の粘液水腫(前脛骨下 1/3 の左右対称性限局性の圧痕のない硬い隆起)，びまん性甲状腺腫を認める．
- 多因子遺伝性疾患と考えられている．

STEP 2　どう診断していくか(表 1)[2]

- 血中 FT_4 と TSH をセットで測定する：FT_4 高値(通常 FT_3 も高値)，TSH 低値となる．FT_4 正常で FT_3 高値，TSH 低値であることもある(T_3 トキシコーシス)．TSH のみ低値(FT_4 と FT_3 が正常)のものは潜在性甲状腺機能亢進症という．
- 抗 TSH 受容体抗体を測定する：TRAb または TSAb が陽性となる．抗 Tg 抗体と抗 TPO 抗体は Basedow 病でも陽性になるので注意が必要である．
- 超音波検査：甲状腺はびまん性に腫大し，ドプラ検査で火焔状の血流増加を認める．
- 甲状腺シンチグラフィ：びまん性の取込みと摂取率の増加を認める．
- 一般血液検査：血清コレステロール低値，CK 低値，アルカリホスファターゼ(ALP)高値であることが多い．軽度の白血球減少と肝機能異常を認める．

表1 Basedow病の診断ガイドライン

a) 臨床所見
1. 頻脈，体重減少，手指振戦，発汗増加などの甲状腺中毒症所見
2. びまん性甲状腺腫大
3. 眼球突出または特有の眼症状

b) 検査所見
1. FT_4, FT_3 いずれか一方または両方高値
2. TSH低値（0.1μU/mL以下）
3. 抗TSH受容体抗体（TRAb,TBII）陽性，または甲状腺刺激抗体（TSAb）陽性
4. 放射性ヨード（またはテクネシウム）甲状腺摂取率高値，シンチグラフィでびまん性

診断
1) Basedow病
   a)の1つ以上に加えて，b)の4つを有するもの
2) 確からしいBasedow病
   a)の1つ以上に加えて，b)の1，2，3を有するもの
3) Basedow病の疑い
   a)の1つ以上に加えて，b)の1と2を有し，遊離T_4，遊離T_3高値が3ヵ月以上続くもの

付記
1. コレステロール低値，アルカリホスファターゼ高値を示すことが多い．
2. 遊離T_4正常で遊離T_3のみが高値の場合がまれにある．
3. 眼症状があり TRAb または TSAb 陽性であるが，遊離T_4 および TSH が正常の例は euthyroid Graves'disease または euthyroid ophthalmopathy といわれる．
4. 高齢者の場合，臨床症状が乏しく，甲状腺腫が明らかでないことが多いので注意をする．
5. 小児では学力低下，身長促進，落ち着きの無さ等を認める．
6. 遊離T_3(pg/mL)/遊離T_4(ng/dL)比は無痛性甲状腺炎の除外に参考となる．
7. 甲状腺血流測定・尿中ヨウ素の測定が無痛性甲状腺炎との鑑別に有用である．

[文献2より引用]

STEP 3　どう対処するか

- 抗甲状腺薬により甲状腺ホルモンの産生と分泌を抑制するか，放射性ヨウ素（^{131}I）や手術で甲状腺容量を減少させる方法がある（表2）[3]．

1) 生活指導のポイント

- 規則的な生活を行い，睡眠を充分にとる．
- 甲状腺中毒症期は激しい運動を制限する．
- 甲状腺中毒症期は手術，抜歯，侵襲を伴う検査を避ける．
- ストレスを避ける，またはうまく処理する．
- 未治療，治療中，寛解中にかかわらず禁煙を指導する．
- 日常のヨウ素摂取は特に制限する必要はない．

表2 各治療法の長所と短所

	長所	短所
抗甲状腺薬治療	●外来で治療を開始できる. ●ほとんどすべてのケースに施行できる. ●不可逆的な甲状腺機能低下症に陥ることがほとんどない.	●寛解率が低い. ●寛解に至るまでの治療期間が長い. ●服薬中止や予後を判断する確かな指標がない. ●副作用が多い.
^{131}I 内用療法	●安全で確実性が高い. ●法律上は500 MBq (13.5 mCi) までなら外来治療が可能.	●治療を受けた多くのケースは, 将来甲状腺機能低下症になる可能性がある. ●治療後に甲状腺眼症が発症または増悪する例がある. ●妊婦, 授乳婦には行えない.
手術治療	●早くて確実性が高い.	●入院, 麻酔, 手術瘢痕は避けられない. ●頻度は低いが反回神経麻痺や副甲状腺機能低下症が生じる可能性がある. ●熟練した甲状腺外科専門医によってなされなければならない.

[文献3より作成]

2) 抗甲状腺薬

- ●**抗甲状腺薬**はチアマゾール(MMI)とプロピルチオウラシル(PTU)だけであるが, 効果と副作用の観点から MMI が第一選択薬である.
- ●標準的には MMI 3錠/日で開始し, 副作用チェックのため最初の3ヵ月間は2週間ごとに受診する. 痒疹には抗ヒスタミン薬を併用する.
- ●発熱したら医療機関を受診して白血球数の検査を受けるように説明しておく. 初期の無機ヨウ素の併用により早期の機能改善が期待できる.
- ●症状の緩和を目的として β 遮断薬を併用するが, 高齢者では心不全に注意する. 初期量の抗甲状腺薬を継続し, 機能低下を予防するために甲状腺ホルモン薬を併用するいわゆる block & replace 療法の有用性は否定的である.
- ●薬物治療は2年が目安であり, 開始後2年以上経過しても休薬, 寛解のめどが立たないような場合には, 他の治療法に切り替えることを考える.
- ●大きな甲状腺腫, T_3(FT_3)高値, 抗 TSH 受容体抗体高値は治りにくい.

① 軽症の Basedow 病（FT₄：7 ng/dL 未満）

> メルカゾール®錠(5 mg) 1回3錠，1日1回．FT₄とFT₃を指標に2〜4週ごとに減量し，維持する．

② 中等症以上の Basedow 病（FT₄：7 ng/dL 以上）：下記のいずれか

> メルカゾール®錠(5 mg) 1回3錠，1日2回．FT₄とFT₃を指標に2〜4週ごとに減量し，維持する．
> メルカゾール®錠(5 mg) 1回3錠，1日1回 および ヨウ化カリウム丸(50 mg) 1回1錠，1日1回(メルカゾールと時間をずらして内服)．ヨウ化カリウム丸から減量(隔日投与)し，中止する．

③ 妊娠初期または MMI で副作用が出たとき

> チウラジール®錠，プロパジール®錠(50 mg) 1回2錠，1日3回

④ 甲状腺中毒症で動悸（頻脈）が強いとき（下記のいずれかを併用）

> セロケン®L錠またはロプレソール®SR錠(120 mg) 1回1錠，1日1回，朝食後
> テノーミン®錠(50 mg) 1回1錠，1日1回，朝食後
> メインテート®錠(5 mg) 1回1錠，1日1回，朝食後

2) ¹³¹I 内用療法
- アイソトープ治療は外来で安全に行えるが，事前のヨウ素制限が必須である．

3) 手術療法
- 手術の主流は超亜全摘（準全摘）〜全摘になりつつある．術前に抗甲状腺薬や無機ヨウ素薬(40〜80 mg/日×10日間，血流抑制効果もある)で甲状腺機能を正常化しておく必要がある．

POINT 　無機ヨウ素が過剰になると，ヨウ素の有機化（ヨウ素が炭素と結合すること）が抑制され，甲状腺ホルモンの合成・分泌が抑制される（Wolff-Chaikoff 効果）．その結果，血中の甲状腺ホルモンは速やかに低下する（効果は投与後24時間以内に現れる）．しかし，効果は長続きせず，正常の甲状腺では通常10日以内に効かなくなる（エスケープ現象）．無機ヨウ素との併用により甲状腺腫が増大する症例があり，減量は無機ヨウ素から行う．

COLUMN

【抗甲状腺薬の副作用】

抗甲状腺薬の副作用には, 軽度なものと重大なものがあるが, ほとんどの副作用は服用開始3ヵ月以内に起こる. 抗甲状腺薬を使用する際には副作用について必ず説明する. 肝機能が悪化したり白血球が減少したりすることがあるので, 定期的な検査が必要である. 発熱などの感染症状があれば, 医療機関を受診して白血球数の検査を受けるよう説明する. 副作用チェックのための受診の頻度は, 最初の3ヵ月間は2週間ごと, それ以後は甲状腺機能の状態や薬剤量に応じて徐々に減らす. それぞれの副作用について熟知し, 適切な対応ができるようになることが必要である.

1) 軽度の副作用

- 皮疹(蕁麻疹)が多い(約5%). 痒みがある場合は, 抗ヒスタミン薬を投与する. 痒みが改善しないときはもう一方の抗甲状腺薬に変更する. ひどい場合にはステロイド薬を使う.
- 未治療Basedow病では軽度の肝機能異常がみられることがあるので, 抗甲状腺薬投与前に肝機能(AST, ALT, γ-GTP, 総ビリルビンなど)をチェックしておく. 治療前の黄疸は甲状腺クリーゼを示唆するので注意が必要. 一過性の肝障害は甲状腺機能の改善時にもみられるため, 治療後の軽度の悪化(ALTで正常上限の3倍以下)では慎重に経過をみる.
- 筋肉痛や関節痛などの症状が出現した場合はもう一方の抗甲状腺薬に変更するが, 重大な副作用の初期症状の可能性もあるので薬剤以外の治療が望ましい場合もある.

2) 重大な副作用

- 無顆粒球症(好中球数<500/mm^3)の頻度は0.1〜0.5%である. 未治療Basedow病では白血球数4,000/mm^{3}未満の症例が10%にみられるので, 抗甲状腺薬投与前に白血球数と好中球数をチェックしておく. 無症状でみつかる無顆粒球症もあるので治療開始後3ヵ月間は2週間おきに白血球数と好中球数を調べる. ただし, 突然発症することがあるので, 発熱などの症状があれば医療機関を受診して白血球を調べてもらうようにいっておく. 無顆粒球症と診断したら, ただちに抗甲状腺薬を中止し無機ヨウ素に変更する. 白血球数が戻ったら薬物以外の治療を行う. 交差反応があるのでもう一方の抗甲状腺薬も使用

- すべきではない．発熱などの感染症状があれば感染症に対する強力な治療が必要．
- 重症肝障害の頻度は 0.1〜0.2％で PTU のほうが起こしやすい．ウイルス性肝炎など別の肝障害との鑑別をするとともに，ただちに抗甲状腺薬を中止し無機ヨウ素に変更する．肝機能が落ち着いたら薬物以外の治療を行う．
- 抗好中球細胞質抗体（ANCA）関連血管炎症候群の頻度は 0.01％とまれであるが，他の副作用と異なり服用開始後 1 年以上で起こる．PTU に起こりやすいので，PTU を 1 年以上投与している例では特に注意が必要（PTU の長期投与例における MPO-ANCA の陽性頻度は 4〜40％）．発熱，関節痛，筋肉痛，風邪症状などの出現に注意し，検尿，CRP，クレアチニン，MPO-ANCA を測定する．出現が疑われたら，ただちに抗甲状腺薬を中止し無機ヨウ素に変更後，薬物以外の治療を行う．
- その他の副作用として，多発性関節炎，再生不良性貧血，インスリン自己免疫症候群などが報告されている．いずれの重大な副作用でもただちに抗甲状腺薬を中止し，専門医に相談する．
- 医薬品を適正に使用したにもかかわらず，その副作用により入院治療が必要になるほどの重篤な健康被害が生じた場合に，医療費や年金などの給付を行う公的な制度である医薬品副作用救済制度が適用される．

文献

1) 田上哲也：Basedow 病，内分泌代謝専門医ガイドブック，第 3 版，成瀬光栄ほか（編），診断と治療社，東京，p145-152, 2012
2) 日本甲状腺学会：甲状腺疾患ガイドライン 2013〈http://www.japanthyroid.jp/doctor/guideline/japanese.html〉（2015 年 7 月参照）
3) 日本甲状腺学会（編）：バセドウ病治療ガイドライン 2011．南江堂，東京，p7-21, 2011

6 B 甲状腺疾患
甲状腺眼症

- 甲状腺眼症は自己免疫性甲状腺疾患に伴う「眼窩の自己免疫疾患」である．
- Basedow 病の 30～50％，橋本病の 2～5％に合併する．ほとんどの場合（8～9 割），眼症発症時に甲状腺機能亢進症であるが，眼症発症後に亢進症が明らかになる場合や終始正常（euthyroid Graves 病：EG）もしくは低下症（hypothyroid Graves 病：HG）の場合があり，甲状腺機能の経過と眼症の経過は必ずしも一致しない．
- Basedow 病同様，男女比は 3～4：1 であるが，重症度は男性で高い．発症年齢のピークは 50 歳代である．多くは両側性であるが，片側性の場合もある．
- 活動性のある時期に副腎皮質ホルモン薬パルス療法や球後放射線照射を行う．
- 眼科医との連携も重要である．

STEP 1　どう考えるか

- 甲状腺眼症とは，遺伝因子や環境因子などを背景にして，TSH 受容体や外眼筋抗原などを自己抗原とする自己免疫機序により，外眼筋や球後組織に炎症をきたし発症する眼窩組織の自己免疫性の炎症性疾患である．眼窩組織には眼瞼や涙腺，球後軟部組織の外眼筋や脂肪組織などが含まれる．Basedow 病やまれに橋本病に伴ってみられ，Basedow 眼症ともいう．甲状腺機能が正常のものを EG，甲状腺機能が低下している場合は HG と呼ばれる．
- 原因は不明であるが抗 TSH 受容体抗体によるとする説が有力である．遺伝因子と環境因子が発症に関与する．特に眼窩の構造，加齢，喫煙やアイソトープ治療が発症や悪化に影響する．

STEP 2　どう診断していくか（表 1）[1]

- 徴候：Dalrymple 徴候：眼裂開大．von Graefe 徴候：下方視で上眼瞼の下降が遅れるために上眼瞼と虹彩の間に強膜がみえる．Stellwag 徴候：瞬目減少．Moebius 徴候：輻輳困難．
- NOSPECS

  N：No physical signs or symptoms.
  O：Only signs, no symptoms［眼球後退，2 mm 以上］．
  S：Soft tissue involvement［眼瞼腫脹，発赤，結膜浮腫，充血］．

表1 Basedow病悪性眼球突出症（甲状腺眼症）の診断基準

眼症の定義

Basedow病や稀に橋本病に伴ってみられる眼窩組織（眼瞼や涙腺，球後軟部組織の外眼筋や脂肪組織など）の自己免疫性炎症性疾患．その結果，多彩な症状を呈し，重症例では複視や視力障害をきたし，quality of life（QOL）が著しく損なわれるもの．

【除外規定】

眼窩内の炎症（特発性眼窩炎，IgG4関連疾患など），偽腫瘍，肉芽腫，腫瘍，悪性リンパ腫MALToma, pyocele, mucocele，頸動脈-海綿静脈洞瘻などの二次性眼球突出．

【参考事項】

本症の発症は甲状腺機能亢進症とほぼ同時期が多いが，甲状腺機能異常を伴わないこともある．したがって本症の診断時にはBasedow病や橋本病などの自己免疫性甲状腺疾患の存在を証明しえない場合がある．

分類

●良性眼症

甲状腺機能亢進症に伴う交感神経の過緊張の結果，Müller筋が異常収縮して上眼瞼後退を来たしたもの．上眼瞼後退の約3割を占める．

●甲状腺眼症（Basedow病眼症，悪性眼球突出症）

遺伝因子や環境因子などを背景に，TSH受容体や外眼筋抗原などを自己抗原とする自己免疫機序により，外眼筋や球後組織に炎症をきたし発症したもの．

● euthyroid Graves' disease と hypothyroid Graves' disease

甲状腺機能亢進症の既往がなく，眼症発症時に，甲状腺機能が正常または低下症を示すものを，それぞれ，euthyroid Graves'disease, hypothyroid Graves'disease と呼ぶ．いずれもTRAbまたはTSAbが陽性のことが多いが陰性のこともある．

● occult thyroid eye disease

自己免疫性甲状腺疾患（主にBasedow病）患者において，一見，眼症状や眼症候がないようにみえるが，MRIなどで眼窩内を検索すると，炎症所見や外眼筋の肥厚など，甲状腺眼症に特徴的な所見がみられる状態をいう．（ただし，同様の所見は眼窩内の血流障害を伴う疾患でもみられるのでこれらを除外する必要がある．）

［文献1より改変して引用］

P：Proptosis［眼球突出，17 mm以上］．
E：Extraocular muscle involvement［複視］．
C：Corneal involvement［角膜浸潤，潰瘍，穿孔，壊死］．
S：Sight loss［乳頭浮腫，球後視神経炎，視力低下］．

●甲状腺機能（血中 FT_4, FT_3, TSH）と抗甲状腺自己抗体（TRAbまたはTSAb，TgAbおよびTPOAb）を測定する：多くの場合，甲状腺機能亢進症または潜在性甲状腺機能亢進症を示し，TRAbまたはTSAbが陽性となる．まれに，甲状腺機能が正常あるいは低下症で，抗Tg抗体や抗TPO抗体のみが陽性の場合がある．

●眼窩MRI：STIR法で撮像し，外眼筋の肥厚度で重症度を，外眼筋と大脳白質の信号強度比で活動性を評価する．

●ステロイドパルス療法の準備のための検査：一般血液検査，耐糖能，感染症のスクリーニング（胸部X線，T-SPOT，HB抗原・抗体など），心電図，上部消化管内視鏡，骨密度検査など．

STEP 3 どう対処するか

- まず全例で禁煙指導を行う(甲状腺眼症は喫煙で悪化する).
- Basedow病の治療を開始する(甲状腺機能亢進症の治療により眼症も軽快することがある). 眼症が活動性である場合は薬物療法か手術療法を選択する(アイソトープ治療後に眼症が悪化するケースがある). 甲状腺機能が低下しないよう注意する(上昇したTSHが眼症を悪化させることがある).

1) 眼症の活動性を評価し, 治療の必要性を吟味する

〈クリニカルアクティビティスコア(CAS)〉

- 眼窩部痛・違和感
- 眼球運動時痛・違和感
- 眼瞼発赤
- 眼瞼浮腫
- 結膜充血
- 結膜浮腫
- 涙丘腫脹

上記のうち3つ以上で「活動性あり」と判定する.

⇒「活動性あり」と判定されたら, 副腎皮質ホルモン薬のパルス療法(0.5〜1g×3日間×3クール)を行う.

- 重篤な肝障害の報告があるため, 副腎皮質ホルモン薬の総量を8g以下に減量することがすすめられている.
- パルス療法で効果が不充分な場合あるいは合併症などでパルス療法が行えない場合は放射線照射療法(1〜2Gy×10回)を施行する.

2) 非活動性眼症には眼科的に機能回復手術が行われる

3) 治療の手順

- 治療の手順を表2[2]に示す.

表2 甲状腺眼症の治療手順

眼症の重症度	眼症の活動性	甲状腺機能亢進症の治療	眼症の治療
軽症	あり	抗甲状腺薬, 手術, アイソトープ治療(経口ステロイドの併用)	経過観察
	なし	抗甲状腺薬, 手術, アイソトープ治療(喫煙があれば経口ステロイドの併用)	経過観察
中等症〜重症	あり	抗甲状腺薬, 手術, アイソトープ治療	ステロイドのパルス療法
	なし	抗甲状腺薬, 手術, アイソトープ治療(喫煙があれば経口ステロイドの併用)	機能回復手術
最重症(視力障害)		抗甲状腺薬	ステロイドのパルス療法と減圧術

[文献2より引用]

〈ステロイドパルス療法〉

> ソル・メドロール®注 500 mg を 3 日間点滴静注,4 日間休薬を 3 回(週間).
> 上記終了翌日から(3 クール目は休薬なし)プレドニン®錠 20 mg/日を開始,2〜4 週間後から 2〜4 週間ごとに眼症状の再燃がないことを確認しながら 5 mg ずつ減量していく.

POINT 甲状腺眼症は治療しなくても半数は自然に軽快するという報告がある(自然軽快 22%,軽度軽快 42%,不変 22%,悪化 14%[3]).

文献

1) 日本甲状腺学会:バセドウ病悪性眼球突出症(甲状腺眼症)の診断基準と治療指針(第 1 次 案)(2011 年 9 月)〈http://www.japanthyroid.jp/doctor/img/basedou.pdf〉(2015 年 5 月参照)
2) Bartalena L:J Clin Endocrinol Metab **96**:592-599, 2011
3) Perros P, et al:Clin Endocrinol(Oxf)**42**:45-50, 1995

7　B 甲状腺疾患
橋本病（慢性甲状腺炎）と無痛性甲状腺炎

- 橋本病は甲状腺機能低下症の最も多い原因であるが同義語ではない．
- 一般内科外来では，甲状腺腫または甲状腺機能異常の症状・所見があった患者でマイクロゾームテストかTgAbのいずれかが陽性であった者を橋本病とした場合，8.3％（女性11.8％，男性2.7％）であった[1]．人間ドックを対象とした調査（平均年齢52歳）では，TPOAbまたはTgAbのいずれかが陽性であった例は18％であった．
- 橋本病の診断はびまん性甲状腺腫と抗甲状腺自己抗体で行う．
- 甲状腺中毒症のうちBasedow病の診断は無痛性甲状腺炎を否定してから行う．

STEP 1　どう考えるか

- 橋本病（慢性甲状腺炎）[2]は橋本策博士によって1912年に病理学的に報告された（①リンパ濾胞の形成，②甲状腺上皮細胞の変性，③結合組織の新生，④円形細胞のびまん性浸潤）．
- 自己免疫性甲状腺疾患であり，自己抗体の抗原がサイログロブリン（Tg）と甲状腺ペルオキシダーゼ（TPO）であることが明らかにされ診断に用いられている．
- 主要症候はびまん性甲状腺腫である．大きさは，ほとんどわからないものから非常に大きいものまでとさまざまであるが，進行したものでは粗造で硬いびまん性の甲状腺腫を触れる，前頸部の不快感や圧迫感を訴える．約10％が甲状腺機能低下症を示し，低下症状が出現する．
- 橋本病やBasedow病の自己免疫性甲状腺疾患はしばしば自己免疫機序による破壊性甲状腺炎を引き起こす．無痛性甲状腺炎といい，特に分娩後に起こりやすい（出産後甲状腺炎）．また，インターフェロンやアミオダロンなどによる薬剤誘発性の破壊性甲状腺炎も起こりうる．まれに，橋本病急性増悪と呼ばれる有痛性の甲状腺炎を合併することがある．破壊性甲状腺炎を合併すれば，頻脈，体重減少，手指振戦，発汗増加などの甲状腺中毒症状を示す．

STEP 2　どう診断していくか（表1, 表2）[3]

- 血中FT$_4$とTSHをセットで測定する：甲状腺機能は病期により異なるが，橋本病の多くは機能正常である．甲状腺機能低下症では，FT$_4$低値，TSH高値となる．FT$_4$正常，TSH高値の場合は，潜在

Ⅲ　各疾患へのアプローチ

表1　慢性甲状腺炎(橋本病)の診断ガイドライン

a) 臨床所見
1. びまん性甲状腺腫大
ただし，Basedow病など他の原因が認められないもの

b) 検査所見
1. 抗甲状腺マイクロゾーム(またはTPO)抗体陽性
2. 抗サイログロブリン抗体陽性
3. 細胞診でリンパ球浸潤を認める

診断
慢性甲状腺炎(橋本病)：a)およびb)の1つ以上を有するもの

付記
1. 他の原因が認められない原発性甲状腺機能低下症は慢性甲状腺炎(橋本病)の疑いとする．
2. 甲状腺機能異常も甲状腺腫大も認めないが抗マイクロゾーム抗体およびまたは抗サイログロブリン抗体陽性の場合は慢性甲状腺炎(橋本病)の疑いとする．
3. 自己抗体陽性の甲状腺腫瘍は慢性甲状腺炎(橋本病)の疑いと腫瘍の合併と考える．
4. 甲状腺超音波検査で内部エコー低下や不均一を認めるものは慢性甲状腺炎(橋本病)の可能性が強い．

[文献3より引用]

表2　無痛性甲状腺炎の診断ガイドライン2013

a) 臨床所見
1. 甲状腺痛を伴わない甲状腺中毒症
2. 甲状腺中毒症の自然改善(通常3ヵ月以内)

b) 検査所見
1. FT$_4$高値
2. TSH低値(0.1μU/mL以下)
3. 抗TSH受容体抗体陰性
4. 放射性ヨード(またはテクネシウム)甲状腺摂取率低値

診断
1) 無痛性甲状腺炎
 a)およびb)のすべてを有するもの
2) 無痛性甲状腺炎の疑い
 a)のすべてとb)の1～3を有するもの

除外規定
甲状腺ホルモンの過剰摂取例を除く．

付記
1. 慢性甲状腺炎(橋本病)や寛解Basedow病の経過中発症するものである．
2. 出産後数ヵ月でしばしば発症する．
3. 甲状腺症状は軽度の場合が多い．
4. 病初期の甲状腺中毒症が見逃され，その後一過性の甲状腺機能低下症で気付かれることがある．
5. 抗TSH受容体抗体陽性例がまれにある．

[文献3より引用]

性甲状腺機能低下症という．破壊性甲状腺炎を起こすと一過性の甲状腺中毒状態となり，FT$_4$高値，TSH低値を示す．
●抗甲状腺自己抗体を測定する：TgAb(またはサイロイドテスト)やTPOAb(またはマイクロゾームテスト)が，いずれかまたは両方が

陽性である．原則として抗TSH受容体抗体(TRAb)は陰性であり，陽性の場合はBasedow病か，その亜型(euthyroid Graves病や阻害型抗体による低下症など)を考える．

- ●超音波検査：甲状腺はびまん性に腫大している．無痛性甲状腺炎ではドプラ検査で血流の低下を認める．甲状腺機能低下症での血流はさまざまである．
- ●甲状腺シンチグラフィ：無痛性甲状腺炎では甲状腺への取込みは認めず，摂取率は低下している．甲状腺機能低下症での摂取率はさまざまである．
- ●一般血液検査：膠質反応(チモール混濁試験：TTT，硫酸亜鉛混濁試験：ZTT)やγ-グロブリンが上昇することがある．甲状腺機能低下症をきたすと，高コレステロール血症，CK，AST，ALTの上昇がみられ，進行すると低Na血症もみられる．無痛性甲状腺炎では血清コレステロール低値，CK低値を認めるが，Basedow病のようなALP高値は認めない．

STEP 3　どう対処するか

1) 甲状腺機能が正常の場合

- ●治療の必要はない(慢性炎症の根治療法はない)が，将来機能低下になる場合があるので経過観察は必要である．

2) 機能低下が持続する場合

- ●合成T_4製剤を補充する．少量から始めて漸増する．TSHを指標に投与量を調節する．必要量は全く機能が失われた場合でも150 μg/日でほとんどの場合十分であるので，200 μg/日以上でも正常化しないときは内服のコンプライアンスを疑ってみる．

POINT　半減期は約7日と長く，1〜2日の飲み忘れでは甲状腺機能に大きな影響はないので2日分を一度に飲まないよう指導する．

3) 潜在性甲状腺機能低下症(TSHが高値でFT$_4$は正常範囲内)の場合

- ●TSHが10μU/mL以上で治療のエビデンスがあるといわれているが，10μU/mL未満でも治療により脂質プロファイルや動脈硬化に対して有益である可能性がある．
- ●Addison病の合併(Schmidt症候群)が疑われる場合は，先にステロイドホルモンを補充する．逆に，甲状腺薬の開始により症状が増悪する場合には副腎皮質機能低下症合併を疑う．

1) 甲状腺機能低下症：下記のいずれか

> チラーヂン®S錠(25μg) 1回1錠，1日1回から開始．TSHを指標に2〜4週ごとに増量．ただし，高齢者や心疾患患者では，チラーヂン®S錠(12.5μg) 1回1錠，1日1回から開始．狭心症状に注意しながらTSHを指標に2〜4週ごとに増量
>
> 副腎機能低下症合併(Schmidt症候群など)では，コートリル®錠(10 mg) 1回1錠，1日2回をまず開始し，その後チラーヂン®Sを少量から開始

2) 甲状腺中毒症：動悸(頻脈)が強いとき

> メインテート®錠(2.5〜5 mg)またはテノーミン®錠(25〜50 mg) 1回1錠，1日1回服用

POINT 甲状腺機能低下症がヨウ素過剰摂取や造影剤の影響による一過性の可能性がある場合は，ヨウ素制限のみで2〜4週間後に再検する．無痛性甲状腺炎の機能低下症期をみている場合は自然に回復する．

文献

1) 浜田　昇：医事新報 **3740**：22-26, 1995
2) 田上哲也：慢性甲状腺炎(橋本病)．内分泌代謝専門医ガイドブック，第3版，成瀬光栄ほか(編)，診断と治療社，東京，p153-156, 2013
3) 日本甲状腺学会：甲状腺疾患ガイドライン2013〈http://www.japanthyroid.jp/doctor/guideline/japanese.html〉(2015年7月参照)

B 甲状腺疾患
8 亜急性甲状腺炎と急性化膿性甲状腺炎

- 亜急性甲状腺炎はウイルス感染が原因と考えられている有痛性の甲状腺炎で，甲状腺の破壊により一過性の甲状腺中毒症を呈する．年間発生率は10万人あたり12人，5：1で女性に多い．若年〜中年期にピークを認め，年齢とともに減少する．
- 急性化膿性甲状腺炎は先天性の下咽頭梨状窩瘻を介して，甲状腺やその周囲に細菌感染を繰り返す有痛性の甲状腺炎で，甲状腺機能は通常正常である．きわめてまれで，好発年齢は小児期〜思春期である．

STEP 1 どう考えるか

1) 亜急性甲状腺炎[1)]
- 上気道感染症状の前駆症状をしばしば伴い，94％の症例で疼痛を訴える．疼痛は甲状腺に限局（疼痛部に一致して硬結を触知）するか，上頸部，下顎，咽喉，上胸部，耳下部に放散し，咳嗽や頸部の回転で増強する．他に，発熱，動悸，易疲労，倦怠感，食欲低下，筋肉痛を訴える．
- ウイルス感染が原因と考えられており，コクサッキー，ムンプス，麻疹，アデノウイルスなどとの感染報告があるが，確定的ではない．病理学的にも viral inclusion body は確認されない．HLA-Bw35 との強い関連が認められている．

2) 急性化膿性甲状腺炎[2)]
- 発熱と前頸部皮膚の発赤や疼痛を主徴とする．
- 先天性の下咽頭梨状窩瘻を介して細菌が甲状腺内へ侵入する（95％の症例で瘻は左側にある）．その他，甲状舌管の遺残，先天性の気管瘻，食道穿孔，血行性や周囲組織からの直接感染などの報告がある．糖尿病や HIV，白血病，SLE などの易感染性宿主では真菌感染も起こりうる．

STEP 2 どう診断していくか

- 血中 FT_4 と TSH をセットで測定する：亜急性甲状腺炎では FT_4 高値，TSH 低値となる．急性化膿性甲状腺炎では通常，甲状腺機能は正常である
- 抗甲状腺自己抗体を測定する：感染症であるため，自己抗体はどちらの疾患でも原則陰性である
- 血中サイログロブリンを測定する：亜急性甲状腺炎では高値，急性化膿性甲状腺炎でも高値になることがある

表1 亜急性甲状腺炎(急性期)の診断ガイドライン

a) 臨床所見
有痛性甲状腺腫

b) 検査所見
1. CRPまたは赤沈高値
2. 遊離T_4高値,TSH低値(0.1μU/mL以下)
3. 甲状腺超音波検査で疼痛部に一致した低エコー域

診断
1) 亜急性甲状腺炎
 a)および,b)のすべてを有するもの
2) 亜急性甲状腺炎の疑い
 a)とb)の1および2

除外規定
橋本病の急性増悪,囊胞への出血,急性化膿性甲状腺炎,未分化癌

付記
1. 上気道感染症状の前駆症状をしばしば伴い,高熱をみることもまれでない.
2. 甲状腺の疼痛はしばしば反対側にも移動する.
3. 抗甲状腺自己抗体は原則的に陰性であるが経過中弱陽性を示すことがある.
4. 細胞診で多核巨細胞を認めるが,腫瘍細胞や橋本病に特異的な所見を認めない.
5. 急性期は放射線ヨウ素(またはテクネシウム)甲状腺摂取率の低下を認める.

[文献3より引用]

- **超音波検査**:亜急性甲状腺炎では疼痛部に一致した低エコー域を認める.疼痛や低エコー域は,経過中しばしば反対側にも移動し(クリーピング現象),亜急性甲状腺炎に特徴的である.急性化膿性甲状腺炎ではエコーやCTで膿瘍を認め,内視鏡で梨状窩の発赤・腫脹を認める.

- **甲状腺シンチグラフィ**:亜急性甲状腺炎では甲状腺への取込みは認めず,摂取率は低下している.急性化膿性甲状腺炎では膿瘍に一致して取込みの欠損を認める.

- **一般血液検査**:亜急性甲状腺炎ではCRPまたは赤沈が高値となる.急性化膿性甲状腺炎では白血球は増加し,CRPは上昇する.

- 亜急性甲状腺炎は有痛性の甲状腺中毒症であることから,橋本病の急性増悪が鑑別疾患の第一候補となる.橋本病急性増悪では抗甲状腺抗体価が高い場合が多いが,亜急性甲状腺炎でも一過性に抗甲状腺抗体が弱陽性になることがあり,鑑別が難しいことも少なくない.さらに橋本病に亜急性甲状腺炎を合併することもある(表1)[3].

- 急性化膿性甲状腺炎は有痛性の甲状腺炎であることから,甲状腺の腫瘍内出血や未分化癌が鑑別疾患となる.

STEP 3 どう対処するか

1) 亜急性甲状腺炎
- 軽症例ではNSAIDsで開始するが,無効例や増悪例では早めに副

腎皮質(ステロイド)ホルモン薬に切り替える[4]．適宜胃薬を併用する．減量を急ぐと再燃するので注意する．甲状腺中毒症状に対してはβ遮断薬を併用する．

● 下記のいずれか

> アスピリン末(99.5%以上) 1回0.5〜1.5g,1日2〜3回．1日4.5gが限度．軽症例に用いる．消化性潰瘍，重症の血液疾患・肝障害・腎障害・心不全，アスピリン喘息の既往および出産予定日12週以内の妊婦には禁忌である
> プレドニン®錠(5 mg) 1回2錠，1日2〜3回または1回3〜4錠，1日2回．症状(発熱，痛み，炎症所見)をみながら1〜2週間ごとに5〜10 mgずつ減量していく．中等〜重症例に用いる

2) 甲状腺中毒症で動悸(頻脈)が強いとき

● 下記を併用

> メインテート®錠(2.5〜5 mg)またはテノーミン®錠(25〜50 mg) 1回1錠，1日1回

3) 急性化膿性甲状腺炎

● まず抗菌薬(黄色ブドウ球菌や化膿連鎖球菌，ペニシリン耐性嫌気性グラム陰性桿菌，*Peptostreptococcus* をカバーするもの：クリンダマイシン，スルバクタム・アンピシリン，タゾバクタム・ピペラシリン，カルバペネム，メトロニダゾールとマクロライドかアモキシシリンなど)で治療する．

● 膿瘍では切開排膿が必要である．炎症が治まったら，食道造影で梨状窩瘻を確認し，摘出する．

> ダラシン®S注 1日600〜1,200 mgを2〜4回に分けて点滴静注する．1日2,400 mgが限度
> ユナシン®S注 1回3gを1日2回点滴静注する．1日4回が限度
> ゾシン®注 1回4.5gを1日2〜3回点滴静注する．1日4回が限度
> メロペン®注 1日0.5〜1gを2〜3回に分けて点滴静注する．1回1g，1日3gが限度

> **POINT** 基本的に甲状腺は感染に対して抵抗性である．ヨウ素を豊富に含有していること，解剖学的にも周囲組織から比較的隔離されていることによる．

文献

1) 木村博典：亜急性甲状腺炎．内分泌代謝専門医ガイドブック，第3版，成瀬光栄ほか（編），診断と治療社，東京，p162-164, 2013
2) 石原　隆：亜急性甲状腺炎・橋本病急性増悪・急性化膿性甲状腺炎．甲状腺疾患診療マニュアル，第2版，田上哲也ほか（編），診断と治療社，東京，p77-79, 2014
3) 日本甲状腺学会：甲状腺疾患ガイドライン2010〈http://www.japanthyroid.jp/doctor/guideline/japanese.html〉（2015年5月参照）
4) Yamamoto M, et al：Clin Endocrinol(Oxf) **27**：339-344, 1987

9 B 甲状腺疾患
Plummer 病

- Plummer 病は機能性甲状腺結節による甲状腺中毒症である.
- 海外での頻度は甲状腺中毒症の約 2 %であるが[1], わが国ではもっと少ない.
- Plummer 病は無痛性, 一方, 亜急性甲状腺炎は有痛性の結節性甲状腺中毒症である.
- Plummer 病の診断は甲状腺シンチグラフィ (^{123}I または ^{99m}Tc) で行う.
- 機能性結節は良性腫瘍でも治療が必要である.

STEP 1 どう考えるか

- 中毒症状は軽度のことが多い. 中毒性多結節性甲状腺腫 (TMNG) または単発性の自律的機能性甲状腺結節 (AFTN) をさす. Basedow 病と合併したものを Marine-Lenhart 症候群という.
- TMNG はヨウ素欠乏地域の高齢者に多く, ヨウ素が充足しているわが国ではきわめてまれである. AFTN は潜在性甲状腺機能亢進症を含めると甲状腺腫瘍の約 10 %である. 4〜10 : 1 で女性に多い.
- 一部は TSH 受容体または Gsα に活性型体性変異を生じた細胞の腫瘍化が原因と考えられており, 検出頻度はそれぞれ 8〜82 %, 3〜75 %と, 報告により異なる.

STEP 2 どう診断していくか

- 結節性甲状腺腫と甲状腺中毒症の観点から鑑別診断を行う.
- 血中 FT$_4$, FT$_3$, TSH を測定する:FT$_4$ 正常〜高値, FT$_3$ 正常〜高値, TSH 低値となる. 甲状腺機能亢進は軽度のことが多い.
- 抗甲状腺自己抗体を測定する:自己免疫性甲状腺疾患との鑑別のため, 陰性である. 陽性の場合は Basedow 病との合併 (Marine-Lenhart 症候群) を考える.
- 血中サイログロブリンを測定する:腫瘍のため軽度高値になる.
- 超音波検査:甲状腺内に単発〜多発する充実性結節を認める. TMNG は腺腫様甲状腺腫, AFTN は甲状腺腫瘍として描出される. 良・悪性の鑑別のために穿刺吸引細胞診を行う.
- 甲状腺シンチグラフィ:TMNG では多発性, AFTN では単発性の warm (正常甲状腺部分の抑制が弱いもの) 〜hot nodule (周囲の正常甲状腺部分は完全に抑制) を呈する. 一方, 非機能性腺腫では腫瘍部分のみ取込みが乏しい cold nodule になる.

- ●一般血液検査：甲状腺機能亢進症によりコレステロール低値，ALP高値を示す．

STEP 3　どう対処するか

- ●原則は手術である．経皮的エタノール注入療法（PEIT）も行われる．

〈PEIT〉

> 甲状腺腫瘍に無水エタノールを注入し，直接的，あるいは，微小血管の壊死や閉塞による血流障害で間接的に，腫瘍組織を傷害，壊死に陥らせる治療法．これを2〜3週おきに数回繰り返す．

- ●手術前のコントロールに無機ヨウ素や抗甲状腺薬が使用される．
- ●放射性ヨウ素内用療法（アイソトープ治療）は機能の正常化までに時間がかかる．大きな腫瘍では効果が乏しい．将来機能低下になる可能性が高いことが短所である．
- ●対症的にβ遮断薬を使用する．

甲状腺中毒症で動悸（頻脈）が強いとき

```
メインテート®錠（2.5〜5 mg）またはテノーミン®錠（25〜50 mg）
1回1錠，1日1回
```

文献

1) Paschke R : Toxic adenoma and toxic multinodular goiter. Werner & Ingbar's The Thyroid, a fundamental and clinical text, 10th ed, Lewis E, et al (eds), Lippincott Wikkiams & Wilkins, Philadelphia, p400-409, 2013

10 B 甲状腺疾患
医原性甲状腺中毒症と薬剤誘発性甲状腺機能異常

- 医原性には処方薬による場合とサプリメントによる場合がある.
- 薬剤誘発性には薬剤自体が甲状腺異常を引き起こすものと甲状腺ホルモン薬の吸収や代謝に影響するものがある.
- 添付文書による発生頻度は,アミオダロン:甲状腺機能亢進症0.6%,甲状腺機能低下症7.1%,インターフェロン:甲状腺機能異常5%以上,分子標的薬スニチニブ:亢進症1.2%,低下症16%,炭酸リチウム(合成・分泌阻害による):甲状腺機能異常0.5%未満,甲状腺腫(5%),抗てんかん薬,抗うつ薬,抗精神病薬にも甲状腺機能異常の注意喚起がなされている.
- 低下症では原因薬剤は無理に中止せず,甲状腺ホルモン薬で調整する.

STEP 1 どう考えるか

- 被疑薬があり,その医薬品の中止により回復がみられるものである.甲状腺中毒症と甲状腺機能低下症に分けられる.
- 医原性甲状腺中毒症:処方薬(甲状腺ホルモン薬)による場合とサプリメント(海外の健康食品や漢方薬)による場合がある.
- 薬剤誘発性甲状腺中毒症:薬剤により惹起された破壊性甲状腺炎による甲状腺ホルモンの漏出と Basedow 病の誘発がある.
- 薬剤誘発性甲状腺機能低下症:抗甲状腺薬の過量によるもののほか,その他の薬剤による甲状腺での甲状腺ホルモンの産生や分泌の抑制,下垂体での甲状腺刺激ホルモン(TSH)の産生や分泌の抑制によるものがある.
- 甲状腺ホルモン製剤の補充例では,薬剤による甲状腺ホルモンの腸管での吸収障害,代謝の促進,結合蛋白(サイロキシン結合グロブリン:TBG)の増加により生じるものがある[1].

STEP 2 どう診断していくか

- 通常の甲状腺中毒症(甲状腺機能亢進症や破壊性甲状腺炎)と甲状腺機能低下症の診断方法と同様だが,それに薬剤関与の可能性があるかどうかを考慮する.
  - ※アミオダロンの場合,大量のヨウ素を含有しているので甲状腺シンチグラフィの評価は難しい.
- 甲状腺機能異常を示す頻度が比較的高いアミオダロンやインターフェロン,スニチニブ,向精神薬では,薬剤開始前ならびに投与中

の甲状腺機能検査が必要である.
- ●血中 FT_4 と TSH をセットで測定する:甲状腺中毒症では FT_4 高値,TSH 低値となる.甲状腺機能低下症では FT_4 は低値であるが,甲状腺での甲状腺ホルモンの産生や分泌の抑制によるものでは TSH は高値となり,下垂体での TSH の産生や分泌の抑制によるものでは TSH は正常または低値となる.
- ●抗甲状腺自己抗体を測定する:自己免疫性甲状腺疾患との鑑別のため,原則陰性である.
- ●血中サイログロブリンを測定する:医原性ではたとえサプリメントに甲状腺末が含まれていても,吸収されないため低値になる.
- ●超音波検査:基本的に甲状腺腫は認めないが,Basedow 病や橋本病が誘発された場合はびまん性甲状腺腫を呈する.
- ●一般血液検査:甲状腺中毒症ではコレステロール低値,甲状腺機能低下症ではコレステロール高値,CK 高値を示す.

STEP 3 どう対処するか

- ●医原性甲状腺中毒症では外因性の甲状腺ホルモンによる場合はそれを中止する.
- ●アミオダロンやインターフェロンなどによる薬剤誘発性甲状腺中毒症では,破壊性甲状腺炎と Basedow 病の発症で異なる.原因薬剤は中止できないことが多く,病態に応じた柔軟な対応が要求される.
- ●破壊性甲状腺炎では β 遮断薬による対症療法で経過をみるが,炎症が持続し甲状腺中毒症が遷延するときは副腎皮質(ステロイド)ホルモン薬を用いる.ただし,ステロイドの使用にあたっては,アミオダロンでは心臓専門医,インターフェロンでは肝臓専門医との連携が必要である.

破壊性甲状腺炎(TRAb 陰性)の場合

> プレドニン®錠(5 mg)1回2錠,1日2~3回または1回3~4錠,1日2回.症状と甲状腺機能をみながら1~2週間ごとに5~10 mg ずつ減量していく.遷延例や重症例に用いる

甲状腺中毒症で動悸(頻脈)が強いとき

> メインテート®錠(2.5~5 mg)またはテノーミン®錠(25~50 mg)1回1錠,1日1回を上記に併用

- ●Basedow 病発症の場合は原疾患のため手術療法が行えないことが少なくないので,薬物療法か ^{131}I 内用療法(アイソトープ治療)を行う.

Basedow病（TRAb陽性）を発症した場合

> メルカゾール®（5 mg）1回3錠，1日1回．FT_4とFT_3を指標に2〜4週ごとに減量，維持

- ●炭酸リチウムなどによる薬剤誘発性甲状腺機能低下症でも，原疾患のため原因薬剤が中止できないことが少なくない．その場合は，合成T_4製剤で治療を行う．原因薬剤の投与が終了して甲状腺機能が正常化すれば，甲状腺ホルモンの補充も必要ない．

甲状腺機能低下症の場合

> チラーヂン®S錠（25 μg）1回1錠，1日1回から開始．TSH（中枢性ではFT$_4$）を指標に2〜4週ごとに増量

POINT
併用により甲状腺ホルモン薬の吸収が阻害される場合は，間隔をあけて内服する．合成T_4製剤の内服は食後よりも空腹時や就寝前のほうが，吸収が良好である．

MEMO　アミオダロン誘発性甲状腺機能異常症
アミオダロンは200 mg（維持量）中75 mgのヨウ素を含有するだけでなく，末梢でのT_4からT_3への変換を抑制する（FT_4高値，FT_3低値．TSHは投与初期に上昇，その後正常化）．
① アミオダロン誘発性甲状腺中毒症（AIT）1型：Basedow病タイプの甲状腺機能亢進症．抗甲状腺薬で治療．
② AIT2型：無痛性甲状腺炎タイプの破壊性甲状腺炎．副腎皮質（ステロイド）ホルモン薬で治療．
③ AIH：アミオダロン誘発性甲状腺機能低下症

文献
1) Thalmann S, et al : Effects of drugs on TSH secretion, thyroid hormones absorption, synthesis, metabolism, and action. Werner & Ingbar's The Thyroid, a fundamental and clinical text, 10th ed, Lewis E, et al (eds), Lippincott Wikkiams & Wilkins, Philadelphia, p187-202, 2013

11 B 甲状腺疾患
甲状腺刺激ホルモン不適切分泌症候群(SITSH)

- TSH不適切分泌症候群(SITSH)とは血中甲状腺ホルモンが高値にもかかわらず血中TSHが抑制されていない(正常値～軽度高値)状態である.
- まず見かけ上のSITSHを除外し,真のSITSHならTSH産生下垂体腫瘍か甲状腺ホルモン不応症(RTHβ)である.
- いずれもまれな疾患で,TSH産生下垂体腫瘍は10万人あたり3人,RTHβは4万人に1人である.

STEP 1 どう考えるか

- SITSHの主要な疾患は① TSH産生下垂体腫瘍と② RTHβである.

1) TSH産生下垂体腫瘍

- 中枢性甲状腺機能亢進症であり,主要症候は①甲状腺中毒症状(動悸,頻脈,発汗増加,体重減少など),②びまん性甲状腺腫,③下垂体腫瘍の腫大による症状(頭痛・視野障害)である.
- TSH産生細胞(サイロトロープ)の腫瘍化による.その原因は不明であるが,一部の腫瘍でTRβの体性変異が見つかっている.また,重症の甲状腺機能低下症が持続するとサイロトロープの過形成を促し,二次性の甲状腺機能亢進症へ転じることがある.

2) 甲状腺ホルモン不応症

- 細胞の甲状腺ホルモン(T_3)に対する反応性が減弱する症候群と定義される[1].
- 主な原因はTRβ遺伝子の異常(約85%)であり,ドミナントネガティブ機構により常染色体優性遺伝を示す.変異TRβはTSHに対するネガティブフィードバック(NFB)の欠如(SITSH)を引き起こす.TRαのNFBへの関与は小さいためTRα遺伝子異常症(RTHα)ではSITSHにはならない.結果,TSHは過剰分泌され血中甲状腺ホルモンは高値となるが,末梢組織の不応性も同程度であれば全身の代謝状態は正常である.しかし,TRαとTRβの全身での発現割合は臓器により異なるため,不応性(症状)は不均一となる(心臓ではTRα優位のため全身性RTHβでも頻脈を呈する).
- 低身長や知能低下,骨発育不全といった機能低下症状や小児注意欠陥・多動性障害(ADHD)のような機能亢進症状が混在する.

B 甲状腺疾患
11 甲状腺刺激ホルモン不適切分泌症候群(SITSH)

STEP 2　どう診断していくか

1) まず,見かけ上の SITSH を否定する
- 臨床現場で SITSH を見出したら,再現性を確認したのち,まず,甲状腺ホルモン自己抗体症候群(FT_4 や FT_3 の測定に干渉する自己抗体)を除外する.Basedow 病や橋本病,Sjögren 症候群などの自己免疫疾患に多いが,甲状腺癌や肝臓癌,まれには正常と考えられる人においてもその出現が報告されている.

  ※最近のアッセイキットでは異好抗体や異常アルブミンの影響を受けないような工夫がなされているが,それでも甲状腺ホルモン自己抗体の影響を受けるケースが報告されている.総 T_4 や総 T_3 との乖離がみられたらその可能性が高い.アッセイキットを変更したり,ポリエチレングリコールやプロテイン G による前処理で免疫グロブリン分画を除去して測定したりすることで解決する場合がある.

- 成因としてサイログロブリンに結合した甲状腺ホルモンがハプテンとして作用し,甲状腺ホルモン自己抗体を産生すると考えられているが,不明な点も多い.

2) 比較的高齢で TSH 産生下垂体腫瘍が疑われる場合(表 1)[2]
- 下垂体 MRI を施行する.ただし,下垂体インシデンタローマがみつかる頻度は約 10%と比較的高いので,下垂体腫瘍の存在=TSH 産生下垂体腫瘍と診断するのは早計である.

3) 比較的若年で家族性がある場合
- 甲状腺ホルモン不応症を疑って遺伝子検査を行う(本人の同意が必要である).
- 下垂体 MRI や遺伝子検査で異常が認められない場合,甲状腺ホルモンに対する不応性を確認(臨床診断)するために T_3 試験を行う.

STEP 3　どう対処するか

1) TSH 産生下垂体腫瘍
- 経鼻的経蝶形骨洞下垂体手術を行う.
- 残存腫瘍に対して放射線の外照射(定位放射線治療)が試みられるが有効率は 4%である.
- オクトレオチド投与により 1/3 の症例で腫瘍の縮小が認められており,欧米では術前投与としても用いられるがわが国では保険未収載である.
- 対症的に β 遮断薬を用いる.

2) 甲状腺ホルモン不応症
- 遺伝子異常に対する治療法はなく,必要に応じて対症療法を行うが,ほとんどの症例では代謝状態は正常域にあり,治療の必要はない.
- 頻脈に対しては β 遮断薬が用いられる.

表1 TSH産生下垂体腫瘍の診断の手引き（平成22年度改訂）

I 主要症候
(1) 甲状腺中毒症状（動悸，頻脈，発汗増加，体重減少など）を認める(注1)．
(2) びまん性甲状腺腫大を認める．
(3) 下垂体腫瘍による症状（頭痛や視野障害）を認める．
(注1) 中毒症状はごく軽微なものから中等症が多い．

II 検査所見
(1) 血中甲状腺ホルモンが高値にもかかわらず血中TSHは正常値〜軽度高値を示す（Syndrome of Inappropriate Secretion of TSH）．
(2) 画像診断で下垂体腫瘍を認める．
(3) 摘出した下垂体腫瘍組織の免疫組織学的検索により腫瘍細胞内にTSHβないしはTSH染色性を認める．

III 参考事項
(1) 血中αサブユニット高値(注1)あるいはαサブユニット/TSHモル比＞1.0(注2)
(2) TRH刺激試験により血中TSHは無〜低反応を示す（頂値のTSHは前値の2倍以下となる）例が多い．
(3) 他の下垂体ホルモンの分泌異常を伴い，それぞれの過剰ホルモンによる症候を示すことがある．
(4) まれであるが異所性TSH産生腫瘍がある．
(5) 抗T₄抗体や抗T₃抗体，抗マウスIgG抗体などの異種抗体，異常アルブミンなどにより甲状腺ホルモンやTSHが高値を示すことがあり注意が必要である．
(注1) 保険未収載，年齢性別の基準値に注意が必要である．
(注2) 閉経後や妊娠中は除く（ゴナドトロピン高値のため）．

IV 除外項目
甲状腺ホルモン不応症との鑑別を必要とする．

診断の基準
確実例： IのいずれかとIIのすべてを満たす症例．
ほぼ確実例：IIの(1)，(2)を満たす症例．

［文献2より引用］

- 甲状腺機能亢進症状を示す場合の治療は難しい．抗甲状腺薬を投与して甲状腺ホルモンレベルを低下させるとTSH分泌は促進され，甲状腺腫の増大やTSH産生細胞の過形成・腺腫形成を引き起こす可能性がある．TSH産生下垂体腫瘍に準じてTSH分泌を低下*させ甲状腺ホルモンレベルを下げるのが望ましい．

  ＊TSH分泌を抑制する薬剤として，ドパミン作働薬のブロモクリプチンやカベルゴリン，ソマトスタチン誘導体が試みられている．

甲状腺中毒症で動悸（頻脈）が強いとき（TSH産生下垂体腫瘍や甲状腺ホルモン不応症の下垂体型）

> メインテート®錠(2.5〜5 mg)またはテノーミン®錠(25〜50 mg)
> 1回1錠，1日1回を上記に併用

- 甲状腺機能低下症状を示す場合は甲状腺ホルモン（合成T₄製剤）の補充を行う．少量から投与を開始し，末梢代謝機能をあらわす複数

の指標(睡眠中の脈拍,体重,コレステロール,CK,フェリチンなど)をモニターしながら症例ごとに至適維持量を決定する.小児では骨の成長や精神発達にも注意して治療する.

甲状腺機能低下症状を示すとき[甲状腺ホルモン不応症の全身型や末梢型(RTHβ)]

> チラーヂン®S錠(25μg)1回1錠,1日1回から開始.睡眠中の脈拍,体重,コレステロール,CK,フェリチンを指標に増量

- TSHが高く甲状腺腫が大きい症例では,少量の合成T_3製剤の投与がTSHの抑制と甲状腺の縮小に有効である.

POINT SITSHの程度(FT_4とTSHの関係)でTSH産生下垂体腫瘍と甲状腺ホルモン不応症を区別することはできない.

文献

1) Refetoff S : Reduced sensitivity to thyroid hormone: defects of transport, metabolism, and action. Werner & Ingbar's The Thyroid, a fundamental and clinical text, 10th ed, Lewis E, et al(eds), Lippincott Wikkiams & Wilkins, Philadelphia, p845-873, 2013
2) 厚生労働省科学研究費補助金難治性疾患克服研究事業 間脳下垂体機能障害に関する調査研究班:TSH産生下垂体腫瘍の診断の手引き(平成22年度改訂)〈http://rhhd.info/pdf/001005.pdf〉(2015年5月参照)

12 B 甲状腺疾患
低T₃症候群

- 低T₃症候群(nonthyroidal illness)は心不全,腎不全,肝硬変,糖尿病,摂食障害,悪液質などの全身の消耗性疾患に伴い,高頻度にみられる甲状腺ホルモンデータの異常であり,基本的には甲状腺機能低下症ではない.
- 低T₃症候群に甲状腺ホルモンの補充は不要である.

STEP 1 どう考えるか

- 全身のエネルギー代謝を抑制(節約)するための生体反応として,T_4がに非活性型のリバースT_3(rT_3)に転換されることによる[1].
  - T_4やT_3からヨウ素を取り除く脱ヨウ素酵素には,1型,2型,3型がある.1型と2型は主にT_4をT_3に代謝し,3型はrT_3に代謝する.
- 非甲状腺疾患では3型が作用して血中のrT_3が増加し,T_3が減少して低T_3症候群となる.

STEP 2 どう診断していくか

- FT_3低値のみの状態から,進行するとFT_4低値を呈するが,原則としてTSHは正常である.
- 中枢性甲状腺機能低下症(FT_4,FT_3低値,TSH正常〜低値)との鑑別が重要である.

> **POINT** 現状ではrT_3の測定はできない.

STEP 3 どう対処するか

- 基本的に甲状腺機能低下症ではないので,甲状腺ホルモンを補充する必要はない.
- 全身状態が改善すればFT_3やFT_4は正常化する.
- 原疾患の治療により改善する.

文献
1) Wiersinga WM, et al : Nonthyroidal illness syndrome. Werner & Ingbar's The Thyroid, a fundamental and clinical text, 10th ed, Lewis E, et al(eds), Lippincott Wikkiams & Wilkins, Philadelphia, p203-217, 2013

13 B 甲状腺疾患
甲状腺腫瘍(結節)

- 診断は超音波検査と細胞診で行う(濾胞癌の診断には組織診が必要).
- 甲状腺結節の発見率は,触診で男性 0.6%,女性 1.6%,超音波検査で男性 16.6%,女性 28.1%である[1].甲状腺癌の発見率は,触診で男性 0.1%,女性 0.2%,超音波検査で男性 0.3%,女性 0.7%である.
- 治療の基本は手術であるが,切除不能癌に対する治療は総合的に行う.
- 分化癌の予後は良好であるが,危険因子は 45 歳以上,腫瘍径 4 cm 以上,甲状腺外浸潤,遠隔転移である.

STEP 1　どう考えるか

- 前頸部下部の腫脹や圧迫感,嚥下時の違和感や結節の触知が受診のきっかけとなる.しかしその多くは良性であり,経過観察でよい.したがって治療が必要なものを的確に発見することが重要となる.

〈甲状腺腫瘍の種類〉

①良性腫瘍:濾胞腺腫
②悪性腫瘍:高分化癌〔95%〕(乳頭癌 90%,濾胞癌 5%)
　　　　　低分化癌,未分化癌〔1〜3%〕
　　　　　髄様癌〔1〜2%〕
　　　　　悪性リンパ腫〔1〜3%〕
③その他の腫瘍
④分類不能腫瘍
⑤腫瘍様病変:囊胞,腺腫様甲状腺腫

- 嗄声は癌の浸潤による反回神経麻痺を示唆する.硬くて可動性のない結節や大きな頸部リンパ節の触知は悪性腫瘍の可能性が高い.
- 急速に増大する充実性の結節は未分化癌や悪性リンパ腫を考える.
- 腺腫様甲状腺腫は甲状腺ホルモン合成障害や GH 産生下垂体腫瘍(先端巨大症)などでもみられる.
- 甲状腺癌のほとんどは散発性であるが,一部は家族性に発生する.家族性腫瘍症候群における甲状腺癌の合併率は 12〜24%である.発症率は甲状腺癌の家族歴があると 10 倍になる.若年者の放射線被曝は甲状腺癌発症の危険因子である.甲状腺悪性リンパ腫は橋本病を基礎疾患とすることが多い.
- 国立がんセンターがん対策情報センター集計によるわが国における

甲状腺癌の癌全体に占める割合は約1.4%である(約7人/10万人). 女性は男性の約3倍で, 50～80歳が発生のピークである. 甲状腺結節における癌の全発生率は12～15%であるが, 剖検では潜在微小乳頭癌が10人に1人の割合で発見される[2].

> **POINT** ほとんどの囊胞は腺腫や腺腫様甲状腺腫から続発した偽囊胞であり, 真性囊胞(甲状腺舌管囊胞, 甲状舌囊胞)はまれである.

STEP 2 どう診断していくか

1) 触診を行う
   - びまん性か結節性か, 硬いかやわらかいか, 可動性があるか, 位置, 数, 大きさ, 圧痛の有無などを確認する.

2) 甲状腺に結節を触知した時は**画像検査として頸部超音波検査をまず施行する**
   - ドプラ法による血流評価は良・悪性の鑑別に有用で, 悪性腫瘍では結節周辺部に加えて内部にも豊富な血流を認めることが多い(表1)[3]. 組織弾性評価(エラストグラフィ)では特に乳頭癌で硬く描出される.

3) インフォームドコンセントを得たうえで, 超音波ガイド下で穿刺吸引細胞診を行う(表2)[1]
   - 超音波検査所見(結節の部位と性状・穿刺部位), 甲状腺自己抗体の有無などの情報とともに検査科へ提出する. 穿刺洗浄液のカルシトニン測定は髄様癌の診断に有用である.

4) CT, MRI, FDG-PET, シンチグラフィ
   - CT, MRIは甲状腺腫の画像診断において, CTは第一選択ではないが, 超音波検査の補助として, 甲状腺結節の質的診断や術前の病期診断に用いられる. 特に, 局所の進行癌や再発癌, 未分化癌の病期診断に有用である.

表1 甲状腺エコー所見による良・悪性腫瘍の特徴

	主所見			
	形状	境界の明瞭性・性状	内部エコー	
良性	整	良性	高～低	均質
悪性	不整	悪性	低	不均質

	副所見			
	微細高エコー	境界部低エコー帯	腫瘍内部の血流	硬度
良性	(−)	整	乏しい	軟
悪性	多発	不整・なし	豊富	硬

[文献3より改変して引用]

表2 穿刺吸引細胞診の適応

充実性結節の場合
- ①最大径が2cm以上である
- ②最大径が1cm以上で,超音波検査で悪性を示唆する所見がある
- ③最大径が5mm以上で,超音波検査で悪性を強く疑う

充実性成分を伴う囊胞性結節の場合
- ①充実性成分の最大径が1cm以上である
- ②充実性成分に悪性を疑う超音波所見がある

その他
- ①既往歴,家族歴に甲状腺癌がある
- ②臨床所見で甲状腺癌の危険因子がある(小児期の放射線照射歴,硬く可動性のない結節,嗄声,頸部リンパ節腫大,遠隔転移の可能性,カルシトニン高値,PETで陽性など)

[文献1より改変して引用]

表3 微小乳頭癌の取り扱い

微小乳頭癌の予後はきわめて良好で,経過観察により増大しないものも少なくないが,遠隔転移や原病死の報告もある.6割に頸部リンパ節転移が認められることから,葉切除術と同側の保存的頸部郭清術が行われることが多い.

[文献4より引用]

- ●FDG-PETは,悪性腫瘍と診断された症例において,超音波検査の補助として用いられる.特に未分化癌や悪性リンパ腫では転移の検索や病期診断に有用である.
- ●機能性結節の診断には ^{99m}Tc, ^{123}I 甲状腺シンチグラフィが,甲状腺原発悪性リンパ腫の病期診断には ^{67}Ga 全身シンチグラフィが有用である.

5) 血液検査

- ●白血球やCRPなどの炎症反応,甲状腺機能(FT_4とTSH),甲状腺自己抗体(抗Tg抗体と抗TPO抗体),腫瘍マーカー(サイログロブリンと必要に応じてカルシトニン)を測定する.髄様癌では文書同意取得のもとに RET 変異を確認する.

STEP 3 どう対処するか

- ●腺腫様結節や良性腫瘍は基本的には年1~2回の経過観察でよい(表3)[4].TSHが高値の場合はTSH抑制療法を試みてもよい.
- ●囊胞で,圧迫症状や美容上の問題がある場合は穿刺排液,PEIT,手術を考慮する.
- ●甲状腺腺腫で濾胞癌が疑われる場合は細胞診を繰り返さず,組織診をかねて手術を行う(表4,表5).
- ●分化癌ではサイログロブリンの,髄様癌ではカルシトニンの倍加時間が全摘後の予後予測の指標になる.

表4　甲状腺良性腫瘍の手術適応

1. 大きい(平均4cm以上)
2. 増大している
3. 圧迫などの症状がある
4. 美容上の問題
5. エコーで癌が否定できない
6. 細胞診で癌が否定できない
7. 縦隔内へ進展している
8. 機能性結節である(Plummer 病)
9. サイログロブリン値が高い(1,000 ng/dL 以上)

表5　(準)全摘出と葉切除の適応

- 甲状腺(準)全摘出を行う根拠は両葉の多中心性病巣の発生率が高いこと,残存腫瘍が未分化転化する可能性があること,追跡時の甲状腺スキャンに有利であることである. (準)全摘出は副甲状腺機能低下症,対側にわずかな組織を残せば合併症を減少できる. 甲状腺(準)全摘術で,残存葉再発は予防できるが,リンパ節再発や遠隔転移の発生は減らせない. 術後 ^{131}I によるアブレーションが行われ,局所制御率や無病生存率の向上は期待されるが,生命予後の向上に関しては結論がでていない.
- 葉切除を行う根拠は合併症の発生率が低いことである. 切除後5〜10%に甲状腺での再発を認める. 特に若年者では追跡期間が長いので再発の可能性も高くなる. 濾胞癌は肺および骨に転移することが多く,片葉の残存により ^{131}I の効果が低下する. 原発腫瘍 2 cm 以下で所属リンパ節や遠隔転移を認めないもの(低リスク乳頭癌)は葉切除術でよい.
- 甲状腺(準)全摘術が推奨される高リスク乳頭癌の基準は,原発腫瘍が5cm超,所属リンパ節転移が3cm以上,内頸静脈,頸動脈,反回神経,椎前筋膜へ浸潤するリンパ節転移,多発リンパ節転移,気管,食道粘膜面を越える浸潤,遠隔転移を認める場合である. 高リスク濾胞癌の基準は広汎浸潤型であるが,被膜浸潤より脈管浸潤のほうが遠隔転移しやすい.
- 高リスクと低リスクの中間のものは症例ごとに術式が検討される.

MEMO　甲状腺癌全体の5年生存率は90%以上である. 10年生存率は,乳頭癌93%,濾胞癌85%,髄様癌75%,未分化癌14%である. 甲状腺癌による年間死亡率は癌全体の死亡率の0.46%である(2009年). 死亡率は年齢とともに増加する[3)].

チラーヂン®S錠(12.5, 25, 50, 75, 100 μg) 1回50〜150μg,1日1回服用. 血中TSH値を指標に増減(癌の持続例では血清TSHは0.1 IU/mL未満に,癌がない場合は5〜10年間,高リスク群ではTSHを0.1〜0.5 IU/mL,低リスク群では正常下限(0.3〜2 IU/mL)に維持). 良性腫瘍に対しては半年〜1年間投与を試みてもよい(効果があれば継続)

1) 乳頭癌および濾胞癌の治療方法[5]

Ⅰ～Ⅱ期：
(1) 外科手術：全摘出または葉切除．転移リンパ節の切除．
(2) 内分泌療法(TSH 抑制療法)．
癌の持続例では血清 TSH は 0.1 IU/mL 未満に、癌がない場合は 5～10 年間、高リスク群では TSH を 0.1～0.5 IU/mL、低リスク群では正常下限(0.3～2 IU/mL)に維持．
(3) 内照射療法

Ⅲ期：
(1) 外科手術：甲状腺全摘出，転移リンパ節，甲状腺外に及ぶ腫瘍部位の切除．
(2) 内分泌療法：TSH 抑制療法．
(3) 内照射療法：腫瘍が ^{131}I の取込みを示す場合，甲状腺全摘出後に ^{131}I 治療．
(4) 外照射療法：^{131}I の取込みがわずかである場合．

Ⅳ期：
(1) 内照射療法：^{131}I 治療が第一選択肢．遠隔転移部位の緩和効果．
(2) 外照射療法：^{131}I が奏効しない限局病巣．
(3) 外科手術：^{131}I を取り込まない腫瘍に，症候性・限局性転移，リンパ節転移の切除．
(4) 内分泌療法：^{131}I に感受性のない病巣にも有効．
(5) 化学療法：^{131}I が奏効しないとき，化学療法で長期完全寛解が得られる場合あり．
(6) 臨床試験：上記治療が奏効しない場合，臨床試験の候補として検討．

2) 未分化癌の治療方法[5]

(1) 外科手術：癌が限局している場合．甲状腺全摘出と気管切開で症状の軽減．
(2) 外照射療法：外科手術の対象とならない場合．TSH 抑制療法や ^{131}I は無効．
(3) 化学療法：抗癌薬によって部分寛解や完全寛解が得られる場合あり．
(4) 臨床試験：化学療法と放射線療法との併用，臨床試験．

3) 悪性リンパ腫の治療方法[5]

限局性のびまん性大細胞型 B 細胞性リンパ腫(DLBCL)では，R-CHOP 療法(リツキシマブ，エンドキサン，アドリアマイシン，ビンクリスチン，プレドニン)と外照射(頸部と上縦隔に対し 40 Gy)が施行され，5 年生存率は 90%である．播種性の DLBCL では，R-CHOP 単独で治療する．限局性の辺縁体B 細胞性リンパ腫(MZBL)では，外照射が施行され，5 年生存率は 95%である．播種性の MZBL では，外科切除の後，経口抗癌薬(クロラムブシル)で治療する．

4) 内照射療法

- 高リスク(表 6)[6]と評価された高分化型甲状腺癌で(準)全摘術を行った症例に対して ^{131}I によるアブレーションが行われる．再発率の低下(局所制御率や無病生存率の向上)が期待されるが，生命予後の向上に貢献するかどうかは結論が出ていない．遠隔転移部位では通常根治的ではないが，かなりの緩和が得られる．

- 一方，微小乳頭癌(1 cm 未満)は外科手術できわめて良好な予後が得られるため ^{131}I による治療を追加してもそれ以上の予後の改善は

表6 再発のリスク分類(米国甲状腺学会ガイドラインより)

低リスク群:肉眼的に確認できる腫瘍はすべて切除されており,局所浸潤や遠隔転移がなく,組織学的悪性度が高くなく(高細胞型乳頭癌や脈管浸潤がない),^{131}Iによる全身スキャンで甲状腺部以外に取込みがない.
中リスク群:最初の手術時に甲状腺周囲の軟部組織に腫瘍の顕微鏡的浸潤があるか,高悪性度の組織所見がある.
高リスク群:肉眼的腫瘍浸潤があるか,腫瘍の摘出が不完全であるか,遠隔転移があるか,^{131}Iによる治療後にも全身スキャンで甲状腺部以外に取込みがある.

[文献6より改変して引用]

表7 甲状腺腫瘍に使用する薬剤

①チロシンキナーゼ阻害薬(TKI)	ソラフェニブ(ネクサバール®,根治切除不能な高分化型甲状腺癌で保険適用あり),レンバチニブ(レンビマ®,根治切除不能な甲状腺癌で保険適用あり),バンデタニブ(カプレルサ®,根治切除不能な甲状腺髄様癌で保険適用あり),パゾパニブ(ヴォトリエント®),グフィチニブ(イレッサ®),スニチニブ(スーテント®),アキシチニブ(インライタ®),イマチニブ(グリベック®),Cabozantinib,Motesanib
②サリドマイド誘導体	サリドマイド(サレド®)
③COX-2阻害薬 (非ステロイド性消炎・鎮痛薬)	セレコキシブ(セレコックス®)
④抗癌薬	ドキソルビシン(DXR/ADR),DXR+シスプラチン(CDDP),シクロホスファミド(CPA)+ビンクリスチン(VCR),ダカルバジン(DTIC),DTIC+フルオロウラシル(5-FU),ストレプトゾシン(STZ)+5-FU,DXR/ADR+STZ+5-FU+DTIC,DXR/ADR+VCR+BLM,DXR/ADR+VCR+BLM+メルファラン(L-PAM),BLM+CPA+5-FU,パクリタキセル(PTX/TXL),エトポシド(ETP)+DXR/ADR+CDDP

期待できない.
- 髄様癌や未分化癌など放射性ヨウ素やTSHに感受性のない癌に内照射療法やTSH抑制療法は無効である.

5) 外照射療法

- 高分化癌でも^{131}Iの取込みがわずかである限局病巣には外部照射療法を実施する.再発腫瘍が^{131}Iを集積しない場合でも局所再発による症状緩和に外照射または術中照射が有効な場合がある.髄様癌にも局所再発の症状緩和目的で外照射療法が用いられるが生存率は向上しない.未分化癌で頸部と縦隔に対する総照射量は45〜75(わが国では30〜60)Gyである.

6) 化学療法

- ^{131}Iが奏効しないとき,化学療法によって長期の完全奏効(complete response;すべての標的病変の消失が4週間以上)が得られ

る場合がある．薬剤として表 7 の選択肢があるが，そのほとんどにまだ保険適用がない．

文献

1) 日本甲状腺学会(編)：甲状腺結節取扱い診療ガイドライン 2013，南江堂，東京，2013
2) がん情報サービス〈http://ganjoho.jp/reg_stat/statistics/dl/index.html〉(2015 年 7 月参照)
3) 日本乳腺甲状腺超音波医学会/甲状腺用語診断基準委員会(編)：甲状腺超音波診断ガイドブック，改訂第 2 版，南江堂，東京，2012
4) 日本内分泌外科学会/日本甲状腺外科学会(編)：甲状腺腫瘍診療ガイドライン，金原出版，東京，2010
5) 田上哲也ほか：内分泌がん．1 甲状腺がん．What's New in Oncology がん治療エッセンシャルガイド，改訂 2 版，佐藤隆美ほか(編)，南山堂，東京，p626-635，2012
6) American Thyroid Association (ATA) Guidelines Taskforce on Thyroid Nodules and Differentiated Thyroid Cancer：Thyroid **19**：1167-1214, 2009

14 B 甲状腺疾患
妊娠と甲状腺疾患

- 妊娠一過性甲状腺機能亢進症はhCGの交叉反応による甲状腺中毒症である．
- 未治療のBasedow病や甲状腺機能低下症は不妊症や不育症，妊娠合併症，出産異常や胎児異常の原因となる．
- 妊婦での甲状腺機能亢進症と低下症の有病率はそれぞれ約1％，潜在性甲状腺機能異常の頻度は2～3％，自己抗体の陽性率は10～15％である[1]．
- 甲状腺疾患や自己免疫疾患の既往歴や家族歴のある妊婦には積極的にスクリーニング検査を施行する．

STEP 1 どう考えるか

- 甲状腺疾患は妊娠適齢期の女性に多いため妊娠・出産について特に考慮が必要である．
- 妊婦の甲状腺機能は妊娠の経過や胎児の発育に影響する．妊婦の甲状腺機能異常は流・早産，低出生体重，出産時胎児仮死，妊娠高血圧，胎盤剥離のリスクを上昇させる．逆に，甲状腺機能を適切に調節すればこれらの合併症のリスクは軽減される．胎児の発達障害を引き起こさないため，妊婦の甲状腺機能異常症の治療に際しては常に胎児の甲状腺機能を考慮する必要がある．
- 自己免疫性甲状腺疾患では甲状腺機能が正常でも流・早産と出産後甲状腺炎の頻度が増加する．
- 甲状腺機能異常症では月経異常の頻度が健常者の約3倍で不妊の原因となる．特に甲状腺機能低下症では潜在性（TSHのみ高値）であっても排卵障害により不妊率は上昇する．一方，甲状腺中毒症では排卵は維持されていることが多いが，流・早産が増加する．したがって，不妊症や不育症（習慣性流産）では甲状腺機能のスクリーニングを行う．

1) 妊娠一過性甲状腺機能亢進症（GTT）

- 妊娠時の高濃度のhCGによるTSH受容体を交叉刺激に基づく，妊娠初期（7～15週）の一過性甲状腺機能亢進症である．頻度は約1％である．多胎妊娠や胞状奇胎などhCGが高値（通常10万mIU/mL以上）の場合に多く，妊娠悪阻を伴う．hCGの低下とともに自然軽快する．
- 単純なGTTでは短期間のため甲状腺腫は認めず，TRAbや抗サイログロブリン抗体，抗TPO抗体は陰性である．ただし，TSAbはhCGの影響で陽性になることがある．

2) Basedow 病でも妊娠初期の hCG 上昇により甲状腺機能は若干上昇する

- 妊娠中期には hCG の低下とともに落ち着いてくることが多いが，hCG 刺激を契機に悪化する例もある．妊娠後期には胎児に対する母体免疫の抑制もあいまって Basedow 病も一時的に軽快する．抗甲状腺薬による治療中の場合は減量できることが多い．出産後には再燃や出産後甲状腺炎が高頻度に生じる[2]．

3) 甲状腺機能が正常の橋本病では不妊の原因とは考えられていないが，子宮内膜症や多嚢胞性卵巣症候群，抗リン脂質抗体症候群の合併率は高い

- 抗 TPO 抗体や抗 Tg 抗体陽性者では有意に流産のリスクが高い（2〜3 倍）が，甲状腺ホルモン薬で甲状腺機能低下症が治療されていれば妊娠中の経過は健常者と差がなかったという報告もある．
- 甲状腺機能低下症治療中の患者では妊娠週数が進むに従って低下症が進行することが多い．分娩後は出産後甲状腺炎（無痛性甲状腺炎）を起こしやすい．<u>出産後自己免疫性甲状腺症候群</u>という．妊娠に伴う部分的な免疫抑制状態の解除（免疫学的リバウンド）が甲状腺炎を惹起すると考えられている．
- 出産全体における出産後甲状腺炎の頻度は 7％ である．ほとんどは抗 TPO 抗体陽性の場合に生じ，橋本病で 25〜70％，1 型糖尿病でも 20％ に認める．大半は破壊性甲状腺炎の経過をとるが，一部の症例では一過性の甲状腺機能低下症のみを呈する．多くは数ヵ月の経過で自然に軽快するが，一部は永続性の甲状腺機能低下症になり，まれに Basedow 病を発症する．
- 出産後の甲状腺機能低下症ではうつ症状を示すことが多いので甲状腺機能を検査する（産後うつ病とは別疾患である）．

4) 妊娠中に 1 cm 以上の甲状腺腫瘍がみつかった，あるいは増大した場合は，エコーガイド下で穿刺吸引細胞診を行う．

- 高分化型の甲状腺癌（乳頭癌か濾胞性腫瘍）の場合，妊娠自体が甲状腺癌の進行を促進することはないので手術は出産後でよいが，妊娠中に手術をする場合は中期（第 2 期）に行う．

STEP 2 　どう診断していくか

- まず，妊婦の FT_4 はみかけ上低下するので注意が必要である．妊娠に伴うエストロゲンの上昇により TBG が増加するため，血中の総 T_4 は上昇する．現状の FT_4 値は妊娠が進むにつれて低下していくが，FT_4 インデックスは低下しないので，アッセイ方法の問題と思われる．TSH は hCG の影響で妊娠初期に若干低下するが，その後は非妊娠時と変わらない．

- 16週まで：0.9〜1.9 ng/dL
- 16週以降：0.5〜1.3 ng/dL（キットにより異なる）

1) GTT
- 妊娠悪阻を呈する患者では甲状腺機能を検査する．甲状腺機能亢進症ならBasedow病を除外する必要がある．妊娠初期で，抗TSH受容体抗体が陰性であり，甲状腺腫を認めなければGTTの可能性が高い．hCGの低下と甲状腺機能が平行しているかどうかがポイントである．

2) Basedow病
- 甲状腺腫や眼症を認め，抗TSH受容体抗体が陽性であればBasedow病と診断してよい．妊娠中のため放射性ヨウ素による甲状腺摂取率検査は禁忌である．ALPが高値であれば，甲状腺機能亢進症の持続を示唆するのでBasedow病の傍証になる．TRAbが陽性の場合は新生児一過性甲状腺機能亢進症を予測するために，TRAbを定期的に測定する．

3) 橋本病
- 甲状腺腫を認め，抗サイログロブリン抗体か抗TPO抗体が陽性であれば診断できる．橋本病では，妊娠中と出産後における甲状腺機能の変動に注意が必要である．

4) 出産後自己免疫性甲状腺症候群
- 出産後1ヵ月くらいから発症する．米国のガイドラインでは，自己抗体陽性者や1型糖尿病患者において，出産後1.5〜3ヵ月(6〜12週)と6ヵ月のTSHによるスクリーニングをすすめている．出産後甲状腺炎の既往患者では，10年間は年1回の甲状腺機能検査を行う．

5) 甲状腺腫瘍
- 超音波検査と穿刺吸引細胞診で診断する．

STEP 3　どう対処するか

1) GTT
- 甲状腺中毒症が軽度であれば慎重に経過を観察する．潜在性甲状腺機能亢進症は治療する必要はない．中等度以上で症状が強ければ胎児の甲状腺機能低下症に注意しながら抗甲状腺薬や少量の無機ヨウ素で治療する．妊娠中期以降も機能亢進が持続するようであればBasedow病の可能性が高い．寛解中や維持療法中のBasedow病が妊娠初期に亢進症になったものも多くはhCGによるものであるが，少量の無機ヨウ素を追加したりして注意深く経過を観察する．hCGの低下とともに甲状腺機能は落ち着くことが多いが，hCG刺激を契機にBasedow病が再燃した場合は抗甲状腺薬を再開する

表1 妊娠に関する抗甲状腺薬のエビデンス

(1) Basedow 病が管理されていれば安全に妊娠・出産が可能である．
(2) 甲状腺機能亢進症を放置すると，流産・早産・死産や妊娠高血圧症候群，低出生胎児の頻度が上昇する．
(3) 母体の抗 TSH 受容体抗体は胎盤を通過するので，特に 10 IU/L 以上では胎児甲状腺機能亢進症や新生児一過性甲状腺機能亢進症を引き起こす可能性がある．胎児の甲状腺機能は母体の機能と相関し，母体よりやや低めになる．
(4) MMI と PTU の胎盤通過性に差はない．
(5) 因果関係は明らかでないが，MMI には少数ではあるが胎児奇形の報告があり，現時点では妊娠初期に限って PTU を使用することが推奨されている*．
(6) 妊娠中の β 遮断薬の使用で新生児の発育遅延，低血糖，呼吸抑制や徐脈の報告がある．また抗甲状腺薬との併用で自然流産の頻度が増加したという報告もある．

*全国の甲状腺専門施設に通院中である妊娠 Basedow 病女性を対象とした先天異常の頻度調査「妊娠初期に投与されたチアマゾール(MMI)の妊娠結果に与える影響に関する前向き研究」通称 POEM スタディの中間報告によると，先天異常の頻度は MMI（少なくとも妊娠 12 週まで服用）5 例/85 例（95%信頼区間 1.9～13.2%），PTU 0/121（0.0～2.4%），非甲状腺薬（妊娠までに治療を終了）(0.0～3.5%) 0/83 であった．妊娠 12 週までに MMI を中止または変更した場合は 0/38 であった．奇形の種類は全例が臍腸管関連奇形で，そのうち 3 例は臍帯ヘルニアを，1 例は頭皮欠損を合併していた．

[文献3より引用]

か，少量の無機ヨウ素を継続する．

2) Basedow 病

- 妊婦の治療にあたり抗甲状腺薬の使用には注意が必要である（表1）[3]．
- 挙児希望者：流産や先天異常についてあらかじめ十分な説明をしておく．妊娠初期の MMI 服用をできるだけ避けるため，妊娠は計画的に行う（MMI で治療を続けておいて月経が遅れたら早めに受診するように指示する）．基礎体温をつけ，妊娠の可能性がある場合は市販の妊娠診断薬で確認する．MMI を指示どおり服用していても甲状腺機能がなかなか正常化しない場合や正常化しても減量できない場合は，妊娠前に手術療法かアイソトープ治療をしておく．アイソトープ治療を施行したときは 4～6 ヵ月間避妊する．
- 妊娠が確認されたら：妊娠 4～7 週の器官形成期なら MMI を中止し，PTU や無機ヨウ素に変更する．PTU が副作用などで使えない場合は MMI を継続するが，できれば MMI に関連した先天異常合併のリスクに関してカウンセリングを受けてもらう．妊娠初期以外は先天異常との関連はないので PTU より MMI を推奨する．

周産期の Basedow 病の薬物治療

妊娠 4～7 週は PTU，それ以外は MMI を第一選択薬とする．母体の甲状腺機能は潜在性亢進症の状態に維持
MMI 2 錠/日以下，PTU 6 錠/日以下なら授乳は可能

- ●妊娠中：週数が進むにつれて Basedow 病は免疫抑制作用により甲状腺機能は落ち着いてくるため，後期には抗甲状腺薬を減量・中止できることが多い．抗甲状腺薬も胎盤を通過するので，母体の治療は胎児の治療にもなるが，母体の甲状腺機能は非妊娠時の基準値の上限に調節する．つねに胎児の状態(心拍数や成長障害，胎児水腫，甲状腺腫，心不全の有無など)を把握しておく．母体の抗 TSH 受容体抗体や，治療による影響をみるために新生児(必要なら臍帯血)の甲状腺機能をフォローする．抗甲状腺薬の副作用が出た場合，高用量の抗甲状腺薬が必要な場合，あるいは患者が抗甲状腺薬を服用しない場合は，妊娠中期に甲状腺亜全摘術を行う(アイソトープ治療は禁忌である)．それまでは PTU，無機ヨウ素，少量の β 遮断薬で手術に備える．

- ●出産後：新生児の甲状腺機能を評価し，適切に治療する．マススクリーニングが行われているが，TSH のみで FT_4 が含まれていない自治体もある．Basedow 病妊婦は 3 割の症例で出産後にリバウンドするが，出産後甲状腺炎を起こす頻度も約 3 割である．両者の鑑別には，もともと TRAb が陽性であることが多いため，抗体価の上昇を指標にする．FT_3/FT_4 比やドプラエコーによる甲状腺内血流量も参考になるが，例外もある．診断確定には甲状腺シンチグラフィが有用であるが，テクネシウムの場合でも授乳を 2～3 日間中止する必要がある．抗甲状腺薬の血中から乳汁中への移行率は MMI で 1：1，PTU で 1：0.1 であり，MMI 10 mg/日以下，PTU 300 mg/日以下なら授乳制限の必要はなく，乳児の甲状腺機能のチェックも不要である．β 遮断薬や無機ヨウ素は乳汁中へ移行するので授乳は避けたほうがよいが，副作用で抗甲状腺薬が使えない場合は無機ヨウ素を使い，乳児の甲状腺機能をチェックする．

3) 橋本病
- ●妊娠中の甲状腺機能低下症は胎児の知能・発達に影響を及ぼすので，甲状腺ホルモン薬による治療が必要である．妊娠前から正しておき，妊娠初期から合成 T_4 製剤の補充量を増量し，妊娠期間を通じて甲状腺機能は正常を維持する．潜在性甲状腺機能低下症が胎児発達に及ぼす影響に関しては不明な部分もあるが，これもできるだけ是正することがすすめられている．TSH を指標に，妊娠前と妊娠初期は 2.5 IU/mL 以下，妊娠中期と後期は 3.0 IU/mL 以下に維持する．甲状腺自己抗体が陽性で甲状腺機能が正常の場合も妊娠経過中に機能低下症になるリスクが高いので定期的に検査する．出産後は，増量した補充量をもとに戻すが，次の挙児希望に合わせて調節する．

4) **出産後自己免疫性甲状腺症候群**
- ●出産後甲状腺炎に抗甲状腺薬や無機ヨウ素薬は無効である．甲状腺機能低下症で TSH が 10 IU/mL 以下で無症候性の場合は 1～2 ヵ

月後に甲状腺機能を再検する．症候性または次の挙児希望がある場合は，T₄製剤で治療する．

5）甲状腺腫瘍で高分化型の甲状腺癌（乳頭癌か濾胞性腫瘍）の場合

- 手術を急ぐ必要はない．妊娠自体が甲状腺癌の進行を促進することはないので，手術は出産後でもよい．そのときは TSH 抑制療法を行う．FT₄ が妊娠時の正常上限になるように調整するが，TSH は感度以下まで下げない．妊娠中に手術をする場合は中期に行う．機能性甲状腺結節（Plummer 病）の場合は，抗甲状腺薬で甲状腺機能亢進症を是正する．妊娠中ならびに授乳中のアイソトープ治療は当然禁忌であるが，非妊娠時に甲状腺癌に対しアイソトープ治療を施行したときも 6 ヵ月間から 1 年間避妊する．

妊娠中，授乳中に使用できるβ遮断薬

> 妊娠中：テノーミン®は「有益のみ」，インデラル®は「緊急のみ」，その他のβ遮断薬は「禁忌」
>
> 授乳中：インデラル®は「有益のみ」（添付文書上は禁授乳），テノーミン®とアセタノール®は「回避」

> **POINT** Basedow 病妊婦の治療には豊富な知識と経験が要求されるので専門医に紹介する．

文献

1) Krassas GE, et al：Endocr Rev **31**：702-755, 2010
2) Tagami T, et al：Thyroid **17**：767-772, 2007
3) POEM スタディグループ：妊娠初期に投与されたチアマゾール（MMI）の妊娠結果に与える影響に関する前向き研究（Pregnancy Outcomes of Exposure to Methimazole Study：POEM study）：中間報告〈http://www.ncchd.go.jp/kusuri/news/images/report_2011111.pdf〉（2015 年 7 月参照）

1 C 副甲状腺および骨・カルシウム代謝疾患
アプローチのしかた

- 副甲状腺は甲状腺背面の左右上下極に計4個存在する扁平な楕円形で,大きさは5×3×1 mm大,重量は35〜40 mgであり超音波検査では同定されないことが多い.
- 副甲状腺ホルモン(PTH)は腸管,腎臓,骨に作用し,血中CaとPの濃度の調節を司っているため,副甲状腺の機能不全により血中CaやP濃度が影響され,さまざまな代謝疾患を引き起こす.これらは血清Ca測定をしなければ見逃されることが多いので,一度は血清Caを測定することが望ましい.
- 低Ca血症の主な原因疾患は副甲状腺機能低下症とビタミンD欠乏症や活性化障害である(副甲状腺機能低下症の症状の大部分は低Ca血症に基づくものである).
- 高Ca血症の主な原因疾患は原発性副甲状腺機能亢進症(PHPT)と悪性腫瘍に伴う高Ca血症(MAH)である.軽度の高Ca血症の原因としてはPHPTが最も多いが,急激で高度の高Ca血症の多くはMAHによる.

a 診察のすすめかた

- 低Ca血症あるいは高Ca血症の症候(表1,表2)を見逃さないことが重要である.
- 病歴では薬剤使用歴,頸部手術の既往を確認する.また経時的な血中Ca,P濃度の推移にも注視する.
- 二次性副甲状腺機能亢進症(SHPT)では低Ca血症の症状(テタニーなど)のほかに,線維性骨炎,異所性石灰化,骨軟化症(Al骨症),無形成骨症,骨粗鬆症などの骨病変(腎性骨異栄養症)を合併する.

表1 低Ca血症の症候

- 手指や口唇のしびれ,助産師手,四肢の痙攣などのテタニー症状.
- Chvostek徴候やTrousseau徴候が陽性となる.
- 神経・筋の興奮性亢進によるもの(全身痙攣,てんかん,テタニー発作,感覚異常など).
- 精神・神経系(精神不穏状態,不安,抑うつ,知能発育遅滞,認知障害など)
- 皮膚は乾燥し,湿疹などを伴う場合もある.
- 循環器症状(心電図でのQTc延長,心不全,低血圧など).
- 上記のほか,白内障,歯牙発育障害,大脳基底核石灰化もしばしばみられる.

(☞「II-20. 低Ca血症」,「II-C-3. 副甲状腺機能低下症と偽性副甲状腺機能低下症」参照)

表2 高Ca血症の症候

- 軽度の高Ca血症では無症状(化学型).
- 血清Ca値が12mg/dL以上になると, 尿の濃縮障害による口渇・多飲・多尿, 頭痛・易疲労感・全身倦怠感・脱力などの神経筋症状, 食欲不振・便秘・悪心・嘔吐などの消化器症状が現れる.
- さらに高度になると集中力や思考力の低下・傾眠傾向・意識障害・昏睡に至るまでの精神症状が出現する.
- 放置されると腎前性の腎不全となり, 低血圧, 不整脈が出現し, 心停止に至ることがある.

(☞「II-19. 高Ca血症」参照)

b 診断アプローチのしかた

- 血清Caが8.5mg/dL未満を低Ca血症, 10.5mg/dL以上の場合を高Ca血症とする. なお, 血清Caは血清アルブミン(Alb)が4.0g/dL未満の場合は補正した値を用いる:

$$補正血清Ca(mg/dL) = 血清Ca(mg/dL) + 4 - 血清Alb(g/dL)$$

1) 低Ca血症の場合

- 血清Ca, Alb, P, intactPTHを測定する(表3)[1]. 副甲状腺機能低下症の鑑別のためにEllsworth-Howard試験を行う.
- 腎機能障害などの原因検索と副甲状腺過形成の確認を行う.
- 超音波検査, ^{99m}Tc-MIBIシンチグラフィ, CT, MRIで副甲状腺の過形成を確認する.
- 単純X線撮影による骨折の評価とDXA法による骨密度測定を行う.

2) 高Ca血症の場合

- 血清Ca, Alb, P, クレアチニン(Cr), ALP, 血中intactPTHまたはwholePTH, および尿中Ca, P, Crを測定する.
- PTHの自律性分泌(血清Ca値に対してPTH値が高い)を確認する. 補正血清Ca値10.5mg/dL以上でPTHが高値ならまずはPHPTを考える. PTH作用の亢進は尿細管P再吸収率(%TRP)の低値(80%以下)により確認する(☞「III-C-4. 原発性副甲状腺機能低下症(PHPT)」参照). PTHが低値ならPTHrPを測定し, 高値ならHHM, PTHrPも低値ならLOHを考える. PTHが低値で1,25(OH)$_2$Dが高値ならビタミンD中毒や慢性肉下腫症, 1,25(OH)$_2$D産生腫瘍を考える.
- PHPTの局在診断にはドプラ超音波検査と^{99m}Tc-MIBIシンチグラフィが有用である. 複数腺の腫大が疑われる場合はMEN(1と2A)の精査を行う.

表3 主な副甲状腺疾患の検査所見

疾患名	血液検査所見				尿検査所見	
	Ca	P	PTH	$1,25(OH)_2D_3$	Ca	P
副甲状腺機能低下症（特発性・続発性）	↓	↑	↓	↓	↓	↓
偽性副甲状腺機能低下症	↓	↑	↑	↓	↓	↓
PHPT	↑	↓	↑	↑	↑→	↑
家族性低 Ca 尿性高 Ca 血症（FHH）	↑	↓→	↑→	→	↓	
慢性腎不全に伴う二次性副甲状腺機能亢進症	↓	↑	↑	↓		↓
MAH　PTHrP↑ or $1,25(OH)_2D_3$↑	↑	↓ [PTHrP]　↑ [$1,25(OH)_2D_3$]	↓	↓〜↑ [PTHrP]　↑ [$1,25(OH)_2D_3$]	↓〜↑ [PTHrP]　↑ [$1,25(OH)_2D_3$]	↑ [PTHrP]
肉芽腫性疾患	↑	↑	↓	↑	↑	
ビタミン D 欠乏症	↓→	↓→	↑	↓〜↑　$25(OH)D$↓		↑
Mg 欠乏症	↓	↑	↓→	↑		

→：正常，↑：高値，↓：低値

［文献 1 より引用］

文献

1) 田上哲也：副甲状腺および骨・カルシウム代謝疾患．甲状腺・副甲状腺疾患診療ポケットブック，中外医学社，東京，p106-124, 2014

2 C 副甲状腺および骨・カルシウム代謝疾患
副甲状腺ホルモンの作用と調節

a 生理的な Ca, P 調節機構

- 副甲状腺ホルモン（PTH）は血中 Ca 濃度を上昇させるとともに、P 濃度を低下させる作用をもつ。PTH は Mg や P により分泌が促進され、Ca や活性型ビタミン D_3 [$1,25(OH)_2D_3$] 濃度の上昇により抑制を受ける（図1）。
- PTH は主に骨と腎臓に作用する。骨では骨吸収を促進し、腎臓では Ca 再吸収を高めて血中 Ca 濃度を上昇させる。
- カルシトニンも骨吸収を抑制し血中 Ca を低下させる作用をもつが、PTH とビタミン D の作用と比較するとその影響は小さい。

b 骨における PTH の作用

- PTH は osteoblast（骨芽細胞）を介し osteoclast（破骨細胞）の形成を促す（図2）。その結果、骨吸収が促進されて腎遠位尿細管での

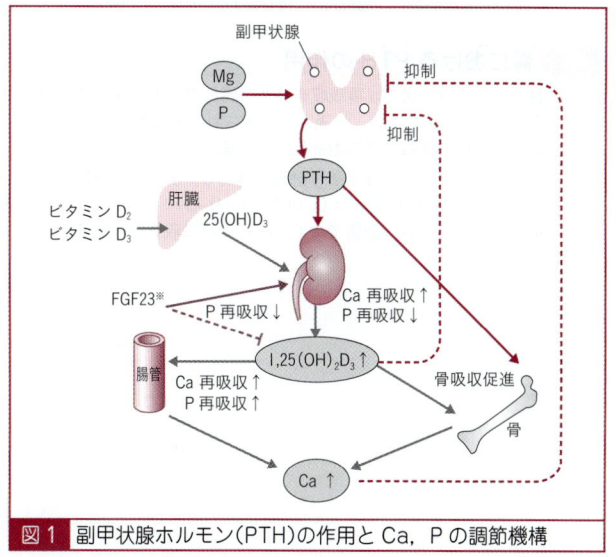

図1 副甲状腺ホルモン（PTH）の作用と Ca, P の調節機構

※ FGF23：骨細胞で産生・分泌され、P 利尿を促すとともに、活性型ビタミン D_3 を抑制することで腸管からの P 吸収も減少させる。

図2 PTHによる破骨細胞の形成

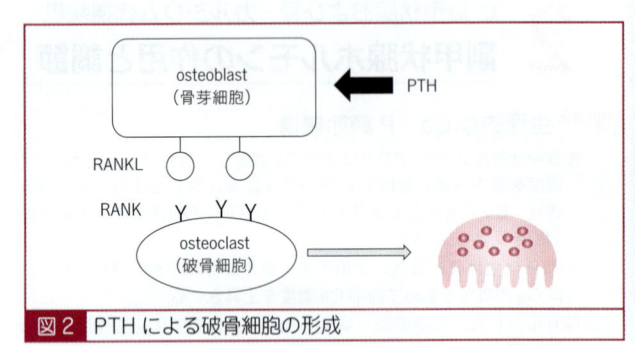

RANKL：receptor activator for nuclear factor κB(RANK) ligand. 骨芽細胞に発現し，破骨細胞上のRANKに結合して破骨細胞の成熟に必須の蛋白.

Ca再吸収を高め，血中Ca濃度を上昇させる．

※ PTHはRANKLおよびRANK発現を誘導し，骨形成，骨吸収共に促進しうる．慢性的なPTH過剰分泌はRANKLの発現を増強して骨吸収が亢進する．一方，間欠的な低用量のPTH作用は骨形成を促進する．

c 腎におけるPTHの作用

- 腎遠位尿細管でのCa再吸収を高めて腎排泄を抑制することで血中Ca濃度を上昇させる．骨吸収で溶出されたPは腎近位尿細管での再吸収が抑制され，尿排泄が促進される．
- また，ビタミンD-1α水酸化酵素を誘導し，腸管から吸収したビタミンD_3を活性化ビタミンD_3（1,25(OH)$_2D_3$：calcitriol）の合成を促す．それにより，腸管でのCaとPの再吸収を促進する．

COLUMN

【PTH 測定法(intactPTH, wholePTH, 高感度 PTH)】

PTH は 84 個のアミノ酸からなるポリペプチドホルモンであるが，分泌後速やかに分解されるため，血液中には全長のもののほかに N 端，C 端，中間部など種々の PTH のフラグメントが存在している．PTH の測定法はこれらのうちどれを検出しているかによって分類される．

- intactPTH は PTH の全アミノ酸 (1-84) PTH を測定する方法だが，(1-84) PTH のほかに一部が欠損した non (1-84) PTH も測定してしまう．そのため，完全な (1-84) PTH を測定する方法として wholePTH が確立された(wholePTH× 1.7 ≒ intactPTH)．
- 腎不全患者では non (1-84) PTH が多くなり intactPTH が増加するため，wholePTH の測定がすすめられる．
- 高感度 PTH は中間部フラグメント PTH (44-68)を測定する方法であり，半減期が 1〜2 時間と intactPTH よりも長く，低値での感度がよい．一般的に副甲状腺機能低下症の場合は，低値に感度がよい高感度 PTH を測定したほうが正確となる．

なお，副甲状腺機能低下症(特発性か偽性かの診断)および原発性副甲状腺機能亢進症には intactPTH あるいは wholePTH を測定する．

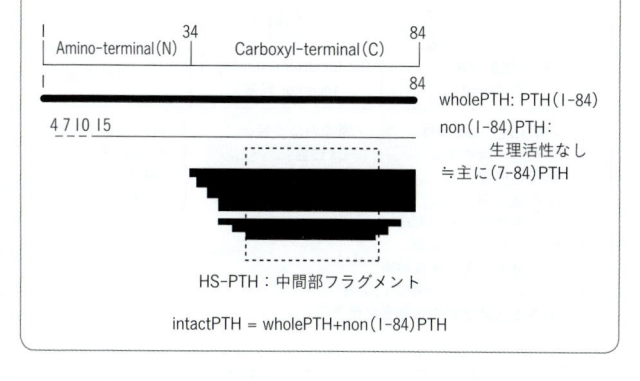

```
|―――――――――――34―――――――――――――84
| Amino-terminal(N) | Carboxyl-terminal(C) |
|―――――――――――――――――――――――――84
 4 7 10 15
```

wholePTH: PTH(1-84)
non (1-84) PTH:
　　生理活性なし
　≒主に (7-84) PTH

HS-PTH：中間部フラグメント

intactPTH = wholePTH + non (1-84) PTH

3 副甲状腺機能低下症と偽性副甲状腺機能低下症

C 副甲状腺および骨・カルシウム代謝疾患

- 副甲状腺機能低下症は PTH 作用不全により低 Ca 血症，高 P 血症をきたす一群の疾患である．
- 血中 Ca 濃度の低下が認められる場合に疑う．ただし，低 Ca 血症，高 P 血症は慢性腎不全でも生じる．
- 治療目標は補正血清 Ca 値の正常化ではなく，低 Ca 血症に伴う重篤な急性期症状を予防することである．

STEP 1 どう考えるか

- 副甲状腺機能低下症の原因は，副甲状腺の障害や PTH の分泌不全によるものと，作用不全によるものに大別される．PTH の分泌不全によるものとして，遺伝子異常による先天性，頸部術後などの続発性，原因不明の特発性副甲状腺機能低下症に分けられる．PTH

```
┌─────────────────────────────────────────┐
│ 低 Ca・高 P 血症かつ intactPTH＜30pg/mL のとき │
│           副甲状腺機能低下症を考える              │
└─────────────────────────────────────────┘
                    ↓
┌─────────────────────────────────────────┐
│            続発性副甲状腺機能低下症               │
└─────────────────────────────────────────┘
                    ↓ なし
```

先天性副甲状腺形成不全	CaSR:calcium-sensing receptor 異常	自己免疫疾患
・21q11.2 欠失症候群 　心奇形，顔貌異常 　胸腺低形成 ・HDR 症候群 　感音性難聴，腎異形成 ・Kenny-Caffey 症候群 　精神発達遅滞，成長障害 ・GCM2(GCMB)不活化による 　家族性孤発性副甲状腺機能低下症	・常染色体優性低 Ca 血症	・自己免疫性多腺性内分泌不全症 I 型（APS1） ・CaSR に対する活性化抗体

```
┌─────────────────────────────────────────┐
│ 上記のいずれもあてはまらず原因不明 → 特発性副甲状腺機能低下症 │
│      ＊将来，新たな病因・病態の発見が考えられる．        │
└─────────────────────────────────────────┘
```

図 1 副甲状腺機能低下症の鑑別診断

- の作用不全によるものは偽性副甲状腺機能低下症という[1].
- 偽性副甲状腺機能低下症はPTH受容体を構成するGsα蛋白をコードするGNAS遺伝子の異常により発症し,腎尿細管でのPTH不応により,Ca再吸収/P排泄低下,活性型ビタミンD_3産生低下が起こる.

STEP 2 どう診断していくか

- 低Ca血症(血清Ca＜8.5 mg/dL)により神経・筋の興奮性が亢進しChvostek徴候やTrousseau's徴候が検出される(☞「II-20. 低Ca血症」参照).テタニーの程度はてんかん様の全身痙攣発作から軽い感覚異常やしびれ感とさまざまである[2].
- 低Ca血症では心電図でのQTc延長やST-T変化に注意する.また慢性的な高P血症と相まって大脳基底核の石灰化をきたしうるが,錐体外路症状を示すのはまれである.
- 副甲状腺機能低下症:多くは続発性(頸部術後や放射線治療後,悪性腫瘍の転移・浸潤,ヘモクロマトーシスやアミロイドーシス,肉

```
頸部術後や放射線治療後
悪性腫瘍の転移・浸潤
ヘモクロマトーシスやアミロイドーシス
肉芽腫性疾患
```

```
PTH遺伝子異常
ミトコンドリア遺伝子異常
```

```
低Mg血症
```

- PTH分泌低下,
  PTH組織感受性低下

表1 偽性副甲状腺機能低下症の分類

疾患名		Ellsworth-Howard試験		Albright遺伝性骨異栄養症	遺伝形式
		cAMP反応	P反応	*円形顔貌, 低身長, 肥満, 短指症, 異所性石灰化, 歯芽低形成など	
副甲状腺機能低下症(特発性・続発性)		正常	正常		
偽性副甲状腺機能低下症	1a型	低下	低下	+	常染色体優性母系
	1b型	低下	低下	−	一部で常染色体優性母系
	2型	正常	低下	−	不明
偽性偽性副甲状腺機能低下症		正常	正常	+	常染色体優性父系

芽腫性疾患)であるため, まず治療・既往歴を確認する. 遺伝性が考えられる場合は, 身体所見, 発症時期, 家族歴, 自己免疫疾患の合併, 低Mg血症の有無から鑑別をすすめる(図1).

- 偽性副甲状腺機能低下症:標的臓器のPTH不応性による. ただしビタミンD欠乏や, 腎機能低下(eGFR<60/分/1.73 m²)による低Ca・高P血症, intactPTH高値は除外しなければならない. Ellsworth-Howard試験でcAMP反応, P反応ともに低下しているのが1型で, Albright遺伝性骨異栄養症(AHO)の合併の有無などにより細分化される(表1).

STEP 3 どう対処するか

- 治療目標は補正血清Ca値の正常化ではなく, 低Ca血症クリーゼ, 低Ca血症によるテタニー発作やしびれを予防することである.
- 長期的には, 活性型ビタミンD₃製剤による血中Ca濃度の維持が治療の目標となる. Ca製剤の併用は腎結石や腎障害のリスクを増加させるので避ける. 同様に, 過剰投与による高Ca血症を避けるのはもちろん, あくまでもテタニーやしびれ感などの自覚症状がない程度の必要最少量を用いる.
- 偽性副甲状腺機能低下症では, ほぼ生理量の活性型ビタミンD₃製剤の投与により, 高Ca尿症をきたすことなく血中Ca濃度の正常化が期待できる. 血清Ca濃度が正常下限(8.5〜9.0 mg/dL)で, しかも早朝空腹時の尿中Ca/Cr比が0.3を超えない範囲に維持することを目標にして, 維持投与量を決定する. Ca製剤の補充は, 尿中・血中Caの変動を高め管理を困難とするため, 原則として行わない.
- Gs蛋白は副甲状腺だけでなく他のホルモンの情報伝達にも介在し

ているため，甲状腺機能低下症や性腺機能低下症などを合併している場合は補充療法が必要である．

- 低Ca血症に伴う重篤な急性期症状の治療が奏効し，活性型ビタミンD₃製剤による維持治療により治療目標が達成されれば，予後は良好である．

①急性期症状（低Ca血症クリーゼ）

- テタニー発作や全身痙攣など，低Ca血症に伴う重篤な急性期症状に対しては，Ca製剤の経静脈的投与を行う．

> カルチコール®注を新生児期では1～2 mL/kg，幼児・学童期では0.5～1.0 mL/kg（最大20 mL）を同量のブドウ糖で希釈し10分以上かけて緩徐に静注する
> 成人ではカルチコール®10～20 mL（1～2 A）を10分以上かけて静注する
> 血清Ca濃度7.0 mg/dL未満では症状再燃のおそれがあるため，カルチコール®を生理食塩水もしくは5%ブドウ糖液に希釈し持続点滴する

※急速な血清Ca濃度の変化により徐脈や不整脈などの心機能異常が出現することがあるので，心電図でモニターしながら投与する．

POINT
- CaはPと反応して沈殿を生じやすいので，高カロリー輸液などとは別ルートで投与する．
- 治療中は医原性高Ca血症に注意する．

②維持量

> アルファカルシドール：$1\alpha(OH)D_3$
> 成人：1.0～4.0 μg/日，小児：0.05～0.1 μg/kg/日，新生児～乳児：0.008～0.1 μg/kg/日
> カルシトリオール：$1,25(OH)_2D_3$
> 成人：0.5～2.0 μg/日，小児は少量から開始，新生児～乳児への使用経験は少ない

＊いずれも効果発現に数日要し，活性はカルシトリオールが強い．効果消失期間は数日～1週間程度．

> **POINT** PTH分泌が低下した患者では尿細管でのCa再吸収が低下し尿中Ca排泄が増加しやすい．長期治療により尿路結石や腎機能低下をきたすおそれがあり，尿中Ca/尿中Cr＜0.3，血清Ca：正常下限を目標とする．高Ca尿症でビタミンD製剤が増量しにくい場合は，サイアザイド系利尿薬などを併用し，遠位尿細管でのCa再吸収を促進する．

文献

1) Fukumoto S, et al: Endocr J **55**: 787-794, 2008
2) 三浦晶子：副甲状腺機能低下症．最新内分泌代謝学，中尾一和(編)，診断と治療社，東京，p228-235, 2013

C 副甲状腺および骨・カルシウム代謝疾患

4 原発性副甲状腺機能亢進症（PHPT）

- 原発性副甲状腺機能亢進症（PHPT）の頻度は 1/2,500～5,000 人，男女比 1：3 で中高年女性に多い．
- 約 80～85％が単発性腺腫，10～15％が過形成（多発病変が多い），2～3％が多発性腺腫，0～1％が癌あるいは囊胞とされる．
- 尿路結石や骨粗鬆症を認めた際には本疾患を疑い，一度は血清 Ca 値を測定する．
- 診断には，家族性低 Ca 尿性高 Ca 血症（FHH）との鑑別，多発性内分泌腫瘍症（MEN）の 1 型および 2A 型の部分症としての可能性も考慮する．

STEP 1　どう考えるか

- 80％が無症候性であるが，有症状例では主に腎臓と骨格系に現れる．合併症として腎結石，骨粗鬆症，線維性骨炎，胃潰瘍，近位筋力低下や精神症状（うつ，認知障害など），消化器症状（食欲低下，悪心，便秘，腹痛）などがある．
- 補正血清 Ca 値 10.5 mg/dL 以上で PTH が高値であれば，まず PHPT を考える．

STEP 2　どう診断していくか

- 血中 Alb，Ca，P，intactPTH（または wholePTH）は同時測定が望ましい．
- 薬剤性や偽性高 Ca 血症を否定し，PTH 上昇による高 Ca 血症と診断されれば，FHH との鑑別のため，尿中 Ca 分画排泄率（FECa）を算出する．
- 局在診断の成績と短所を表 1[1]に示す．

表 1　副甲状腺腫の局在診断の成績と短所

超音波検査	簡便で低侵襲．感度は 60～85％と術者の技量に依存する．縦隔内や傍気管食道窩病変の描出には適さない．
CT	thin slice が望ましい．造影効果はリンパ節よりやや高いのが特徴である．
⁹⁹ᵐTc-MIBI シンチグラフィー	感度 80～90％，SPECT では 92～98％．ただし複数腺腫大では感度が下がる．縦隔など異所性の検索に有用である．

［文献 1 より引用］

$$\mathrm{FECa}(\%) = \frac{\text{尿中 Ca} \times \text{血清 Cr}}{\text{血清 Ca} \times \text{尿中 Cr}} \times 100 \quad \Rightarrow \begin{array}{l}\text{正常値は 1~2\%} \\ \text{FHH では 1\% 未満.}\end{array}$$

$$\%\mathrm{TRP} = \left(1 - \frac{\text{尿中 P} \times \text{血清 Cr}}{\text{血清 P} \times \text{尿中 Cr}}\right) \times 100 \quad \Rightarrow \begin{array}{l}\text{尿細管での P 再吸収率.} \\ \text{正常値は 80~96\%.} \\ \text{PHPT では低値.}\end{array}$$

MEMO FHH は Ca 感知受容体の不活性型変異によっておこる常染色体優性遺伝疾患である. 血清 Ca 値に対するセットポイントがシフトし PTH は不均衡に高値を示す. 通常は無症状で尿路結石や骨粗鬆症などの合併症をきたさず副甲状腺摘出手術の必要はないため, 鑑別は重要である.

POINT 穿刺吸引細胞診は高 Ca 血症クリーゼや播種の危険性があり, 基本的には避ける.

STEP 3 どう対処するか

- 根治療法は手術による腫大副甲状腺の摘出である. 保存的治療として血中 Ca 低下作用のあるビスホスホネート製剤が使用できる. 腺腫瘍後の予後は良好だが, 過形成や癌ではしばしば再発を認める.

1) 手術療法

- 副甲状腺癌を疑う例(血清補正 Ca 12 mg/dL 以上, 腫瘍径 3 cm 以上, 縦横比 1 以上, 周囲組織への浸潤, HPT-JT 症候群に関連するもの): 手術に際し, 腫瘍組織が術野に露出しない, 副甲状腺腫瘍と甲状腺葉切除, リンパ節郭清を含む en bloc 手術が必要.
- 汎発性線維性骨炎を伴う例, 血清 ALP 高値例: 術後に低 Ca 血症が遷延することがある(骨への急速な Ca 取込みによるハングリーボーン症候群: 低 Ca 血症, テタニー症状, 骨痛などが出現).
- PHPT では海綿骨より皮質骨骨密度低下が特徴. 術後骨回復には 6~12 ヵ月を要する.
- 無症候性 PHPT の治療指針は表 2[2)]を参考とする.
- 経過観察例では, 1 年ごとの血清 Ca, Cr, eGFR フォローと, 1~2 年ごとの骨密度測定が推奨される.

2) 薬物治療

- ①ビスホスホネート製剤(表 3), ②エストロゲンまたは選択的エストロゲン受容体モジュレータ(SERM), ③シナカルセト, などを用いる. それぞれ① Ca 低下および骨密度改善, ②骨密度改善, ③ Ca 低下が見込まれる.

C 副甲状腺および骨・カルシウム代謝疾患
4 原発性副甲状腺機能亢進症(PHPT)

表2 NIHガイドライン(2013改訂)による無症候性PHPTの手術適応

項目	手術適応
血清Ca値(mg/dL)	基準値上限より1.0以上
腎機能	eGFR＜60 mL/分 尿中Ca排泄＞400 mg/日 画像上, 腎結石や腎石灰化が確認される
骨密度	T score＜－2.5 (橈骨, 腰椎, 大腿骨のいずれか)または脆弱性骨折あり
年齢	＜50歳

[文献2より改変して引用]

> レグパラ®錠 開始用量1回25 mgを1日2回経口投与. 以後は, 患者の血清Ca濃度の十分な観察のもと, 1回25〜75 mgの間で適宜用量を調整し, 1日2回経口投与. 増量を行う場合は1回の増量幅を25 mgとし, 2週間以上の間隔をあけて行う. 血清Ca濃度改善が認められない場合は, 1回75 mg 1日3回または4回まで経口投与可

表3 骨粗鬆症に適応のあるビスホスホネート製剤

薬剤名	投与間隔, 投与法
アレンドロネート (ボナロン®, フォサマック®)	5 mg錠：1日1回起床時, 経口 35 mg錠：週1回起床時, 経口 経口ゼリー(ボナロン)：週1回起床時, 経口 点滴静注900 μg(ボナロン)：4週に1回, 点滴静注
リセドロネート (ベネット®, アクトネル®)	2.5 mg錠：1日1回起床時, 経口 17.5 mg錠：週1回起床時, 経口 75 mg錠：月1回起床時, 経口
ミノドロネート (ボノテオ®, リカルボン®)	1 mg錠：1日1回起床時, 経口 50 mg錠：4週に1回起床時, 経口
エチドロネート (ダイドロネル®)	200 mg錠：1日1回食間, 経口
イバンドロネート(ボンビバ®)	1 mg：月1回, 静注

適応：骨粗鬆症など
禁忌：食道狭窄・アカラシア, 服用時に30分以上座位を保持できない, 高度な腎機能障害

文献

1) 小西淳二(監)：副甲状腺疾患. 甲状腺・頸部の超音波診断, 第3版, 金芳堂, 東京, 2012
2) Bilezikian JP, et al：J Clin Endocrinol Metab **99**：3561-3569, 2014

5 C 副甲状腺および骨・カルシウム代謝疾患
家族性副甲状腺機能亢進症

- 家族性副甲状腺機能亢進症には多発性内分泌腫瘍症(MEN)の1型および2A型,新生児副甲状腺機能亢進症,hyperparathyroidism-jaw tumor(HPT-JT)症候群がある.
- 外科手術において,散発性とは異なる術式が求められる.
- 血縁者に対して関連病変の早期診断・早期治療を行う.

STEP 1 どう考えるか

- **MEN**:原発性副甲状腺機能亢進症患者のうち MEN1 は 2〜5%,MEN2A は 1% 未満.若年発症,多腺病変,再発および家族歴の存在は,MEN1 を疑う重要な所見.MEN1 の原発性副甲状腺機能亢進症では,血清 Ca,intactPTH が正常上限にとどまる軽症例も少なくない.早期から骨密度低下をきたしやすい(図 1)[1].

- **新生児副甲状腺機能亢進症**:FHH の原因である Ca 感知受容体の不活性型変異のホモ接合体.新生児期に重篤な高 Ca 血症,高 PTH 血症をきたす致死的な疾患であり,副甲状腺は 4 腺とも腫大している.

- **HPT-JT 症候群**:副甲状腺腫瘍と顎の石灰化線維腫を特徴とする常染色体優性遺伝疾患で,癌抑制遺伝子として作用する HPRT2 遺伝子変異が原因.副甲状腺腫瘍の 10% は悪性.Wilms 腫瘍や多発性嚢胞腎を合併することがある.

STEP 2 どう対処するか

1) MEN

- MEN1 の手術適応は散発例と同様.術式は副甲状腺全摘自家移植あるいは副甲状腺亜全摘術を行い,頸部胸腺は合併切除する.
- MEN2A の原発性副甲状腺機能亢進症は,手術または薬物治療の適応となる.

2) 新生児副甲状腺機能亢進症

- 出生後早期に副甲状腺亜全摘術が必要になる.

文献

1) 多発性内分泌腫瘍症診療ガイドブック編集委員会(編):多発性内分泌腫瘍症診療ガイドブック,金原出版,東京,2013

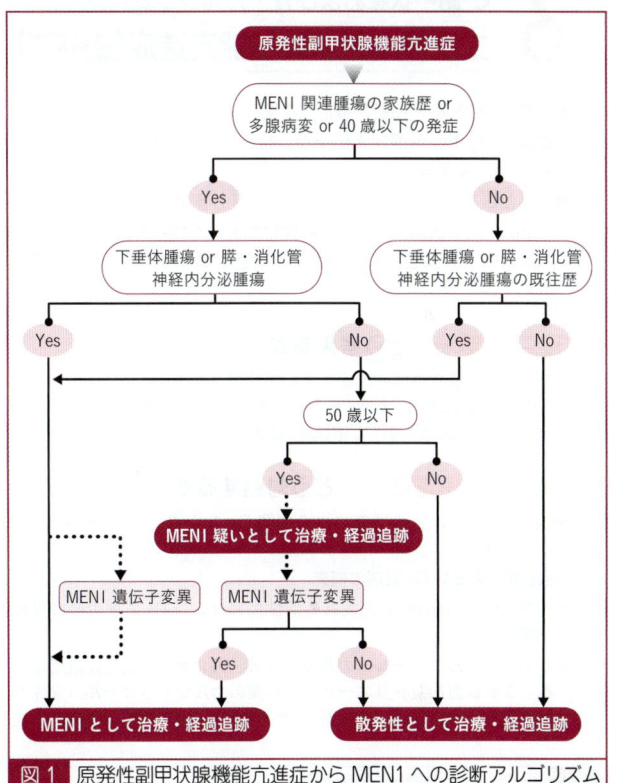

C 副甲状腺および骨・カルシウム代謝疾患
5 家族性副甲状腺機能亢進症

```
                    ┌─────────────────────┐
                    │ 原発性副甲状腺機能亢進症 │
                    └──────────┬──────────┘
                               ▼
                    ┌─────────────────────┐
                    │ MEN1 関連腫瘍の家族歴 or │
                    │ 多腺病変 or 40 歳以下の発症 │
                    └──────┬───────┬──────┘
                        Yes │       │ No
           ┌────────────────┘       └────────────────┐
           ▼                                          ▼
  ┌─────────────────┐                      ┌─────────────────┐
  │ 下垂体腫瘍 or 膵・消化管 │                   │ 下垂体腫瘍 or 膵・消化管 │
  │   神経内分泌腫瘍    │                      │ 神経内分泌腫瘍の既往歴 │
  └────┬────────┬───┘                      └────┬────────┬───┘
    Yes│       No│                           Yes│       No│
       │         └───────┐         ┌─────────┘        │
       │                 ▼         ▼                  │
       │             ┌─────────────────┐              │
       │             │    50 歳以下     │              │
       │             └────┬────────┬───┘              │
       │               Yes│       No│                 │
       │                  ▼         │                 │
       │          ┌──────────────┐ │                 │
       │          │ MEN1 疑いとして │ │                 │
       │          │  治療・経過追跡  │ │                 │
       │          └──────┬───────┘ │                 │
       │      ┌──────────┴──────┐  │                 │
       │      ▼                 ▼   │                 │
       │ ┌──────────┐     ┌──────────┐                │
       │ │MEN1 遺伝子変異│  │MEN1 遺伝子変異│             │
       │ └──────────┘     └───┬──┬───┘                │
       │                    Yes│ No│                  │
       ▼                       ▼   ▼                  ▼
  ┌─────────────────────┐        ┌─────────────────────┐
  │ MEN1 として治療・経過追跡 │      │ 散発性として治療・経過追跡 │
  └─────────────────────┘        └─────────────────────┘
```

図1 原発性副甲状腺機能亢進症から MEN1 への診断アルゴリズム

[文献1より改変して引用]

6 C 副甲状腺および骨・カルシウム代謝疾患
二次性副甲状腺機能亢進症（SHPT）

- 低Ca血症と高P血症が引き起こす二次性の副甲状腺機能亢進症．血清Ca低下が基礎疾患にあり，恒常性を維持するため反応性にPTHが上昇する．
- 原因として慢性腎不全によるものが最も多い．慢性腎不全（CKD stage3〜5）ではビタミンD活性化障害とそれによる低Ca血症，P排泄低下による高P血症などの要因によりPTH分泌が亢進する．

STEP 1　どう考えるか

- 二次性副甲状腺機能亢進症をきたす疾患は慢性腎不全，副甲状腺疾患以外による低Ca血症（表1）[1]，偽性副甲状腺機能低下症，その他（薬剤性や組織へのCa取込み）に大別される[2]．

STEP 2　どう対処するか

- CaとビタミンDの補充により血清Caを正常（Ca値×P値を55以下）に保つ．

1）活性型ビタミンD_3製剤の補充

- PTHが70 pg/mLを超えたら活性型ビタミンD_3製剤の経口投与を開始する．
- アルファカルシドール，カルシトリオールは低Ca血症に適応がある．ファレカルシトリオールと注射薬のカルシトリオール，マキサカルシトール，CaSR作動薬（シナカルセト）は維持透析下の二次性

表1　低Ca血症の原因（副甲状腺疾患を除く）

1. ビタミンD関連
    a) ビタミンD欠乏（ビタミンD摂取不足，吸収障害）
    b) ビタミンD代謝促進（腸管循環障害，抗痙攣薬）
    c) ビタミンD（25水酸化）活性化障害（肝疾患，イソニアジド）
    d) ビタミンD（1α水酸化）活性化障害（腎不全）
    e) ビタミンD依存性くる病Ｉ型
    f) 腫瘍性骨軟化症
    g) ビタミンD抵抗性（ビタミンD依存性くる病Ⅱ型，フェニトイン）
2. その他
    a) 骨への異常沈着（骨形成性腫瘍，ハングリーボーン症候群）
    b) キレート形成（ホスカルネット，リン酸塩輸液，クエン酸塩添加血液製剤，EDTA添加造影剤，フッ化物）
    c) 重症疾患（膵炎，中毒性ショック症候群）

［文献1より改変して引用］

副甲状腺機能亢進症に適応がある．

※注射薬は高い血中濃度が得られる，血中半減期が短いため腸管への作用時間が短く Ca, P 上昇が少ない，という利点がある．

2) 透析中の慢性腎不全患者の場合[2]

- 管理目標は P＞Ca＞PTH の順に優先する．

〈血清 P，補正 Ca 濃度の管理目標値〉

- 血清 P 濃度：3.5〜6.0 mg/dL
- 血清補正 Ca 濃度：8.4〜10.0 mg/dL
- PTH 濃度：intactPTH 60 pg/mL 以上 240 pg/mL 以下
  あるいは whole PTH 35 pg/mL 以上 150 pg/mL 以下

- Ca(mg/dL)×P(mg/dL) が 55 を超えると異所性石灰化（血管石灰化）のリスクが高まるため，P の管理が重要．高 P 血症に対し，沈降炭酸カルシウム，セベラマー，炭酸ランタンによる P 吸着療法を行う．

①リン低下薬

> カルタン®1 g を 1 日 3 回，フォスブロック®錠，レナジェル®錠 1 回 1〜2 g を 1 日 3 回食直前内服．上限は 9 g/日），ホスレノール®錠 1 回 250 mg，1 日 3 回を開始用量とし，食直後に内服．最高用量は 1 日 2,250 mg)

②活性型ビタミン D_3 製剤

> ロカルトロール®注 初期 1 回 1 μg，週 2〜3 回，維持 1 回 0.5〜1.5 μg，週 1〜3 回，それぞれ透析終了時に緩徐に静注

- P と Ca の治療管理法を図 1[3] に示す．

3) 中等度の二次性副甲状腺機能亢進症

- PTH 300 pg/mL 以上の中等度の二次性副甲状腺機能亢進症では，シナカルセトにより PTH の分泌抑制作用と反復投与による副甲状腺細胞増殖抑制作用が期待できる．

維持透析下で下記を追加する

> レグパラ®錠 1 回 25 mg，1 日 1 回で経口投与開始．1 回 25〜75 mg，1 日 1 回の間で適宜調節，上限は 100 mg/日

＊シナカルセトは，血中 Ca，P，PTH 濃度を同時に低下させる．服用後 PTH 濃度は 4〜8 時間で，Ca 濃度は 8〜12 時間で最低になる．悪心・嘔吐などの消化器症状が出ることがある．

4) 高度の二次性副甲状腺機能亢進症

- PTH 500 pg/mL 以上の高度の二次性副甲状腺機能亢進症では骨

図1 P, Caの治療管理法

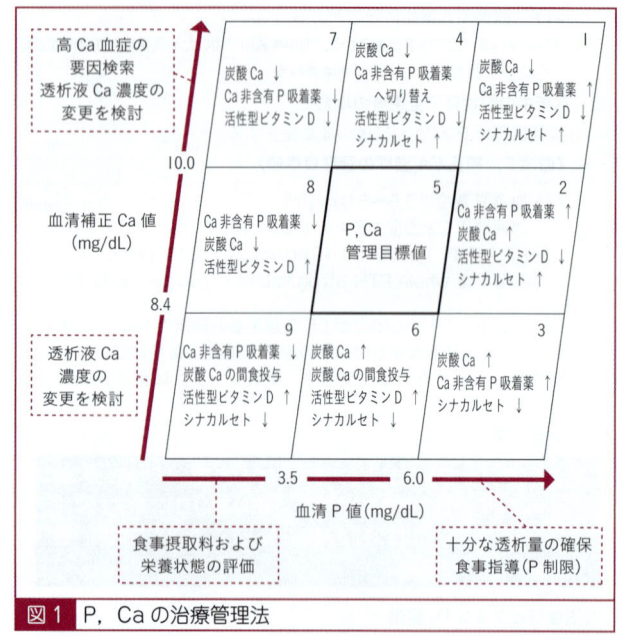

高Ca血症の要因検索／透析液Ca濃度の変更を検討（血清補正Ca値 10.0 mg/dL超）

透析液Ca濃度の変更を検討（血清補正Ca値 8.4 mg/dL未満）

食事摂取料および栄養状態の評価（血清P値 3.5 mg/dL未満）

十分な透析量の確保／食事指導（P制限）（血清P値 6.0 mg/dL超）

血清補正Ca値 (mg/dL) \ 血清P値 (mg/dL)	<3.5	3.5–6.0	>6.0
>10.0	**7** 炭酸Ca ↓ Ca非含有P吸着薬 ↑ 活性型ビタミンD ↓	**4** 炭酸Ca ↓ Ca含有P吸着薬へ切り替え 活性型ビタミンD ↓ シナカルセト ↑	**1** 炭酸Ca ↓ Ca非含有P吸着薬 ↑ 活性型ビタミンD ↓ シナカルセト ↑
8.4–10.0	**8** Ca非含有P吸着薬 ↑ 炭酸Ca ↓ 活性型ビタミンD ↓	**5** P, Ca 管理目標値	**2** Ca非含有P吸着薬 ↑ 炭酸Ca ↓ 活性型ビタミンD ↓ シナカルセト ↑
<8.4	**9** Ca非含有P吸着薬 ↓ 炭酸Caの間食投与 活性型ビタミンD ↑ シナカルセト ↓	**6** 炭酸Ca ↑ 炭酸Caの間食投与 活性型ビタミンD ↑ シナカルセト ↓	**3** 炭酸Ca ↑ Ca非含有P吸着薬 ↑ シナカルセト ↓

［文献3より引用］

関節痛や筋力低下，瘙痒感のみならず血管石灰化を介して生命予後にも影響するため，副甲状腺摘出術（PTx）が推奨される．
- 腫大副甲状腺が1腺のみで穿刺可能な部位に存在する場合，経皮的エタノール注入療法（PEIT）を考慮する．

文献

1) Bringhurst FR, et al : Williams textbook of endocrinology, 12th ed, Melmed S, et al(eds), Saunders Elsevier, Philadelphia, p1279, 2011
2) 田上哲也：二次性副甲状腺機能亢進症．甲状腺・副甲状腺疾患診療ポケットブック，中外医学社，東京，2014
3) 日本透析医学会：透析会誌 45：301-356, 2012

7 C 副甲状腺および骨・カルシウム代謝疾患
悪性腫瘍に伴う高Ca血症（MAH）

- 悪性腫瘍に伴う高Ca血症（MAH）は腫瘍随伴症候群として，癌患者の20〜30%に認められる．
- 治療は輸液による脱水の改善と，高Ca血症の是正である．
- 腫瘍径が小さくなれば高Ca血症は緩和されるので，腫瘍管理が必要である．予後は原疾患に依存する．

STEP 1　どう考えるか

- 主な機序は，① PTHrPによる腫瘍随伴体液性高Ca血症性（HHM），②骨転移による局所性骨溶解性高Ca血症（LOH），③ 1,25(OH)$_2$D産生腫瘍や異所性PTH産生腫瘍に分けられる．HHMが約7割，LOHが約3割，1,25(OH)$_2$D産生腫瘍や異所性PTH産生腫瘍はまれである[1]．
- 病態は原発性副甲状腺機能亢進症と類似するが，代謝性アルカローシスにより低Cl血症となる点，および合成障害により1,25(OH)$_2$D$_3$が低下する点で異なる．

STEP 2　どう診断していくか

- 悪性腫瘍や骨転移による症候と，高Ca血症による症候（☞「III-C-1. 疾患のアプローチのしかた」参照）が認められる．
- 高Ca血症は他の原因によるものより高度なことが多い．特に意識障害，口渇・多尿，便秘，悪心・嘔吐などの症状が強く一般的には急速に進行する．
- 高Ca血症，低P血症を認めintactPTHは抑制される．PTHが低値でPTHrPが高値ならHHM，PTHrPも低値ならLOHを考える．
- 肺扁平上皮癌，頭頸部・食道癌，皮膚悪性腫瘍，乳癌，前立腺癌，腎・膀胱癌，褐色細胞腫，膵腫瘍，カルチノイド，HTLV-1感染による成人T細胞白血病リンパ腫などではPTHrP過剰産生がみられる．

MEMO
1,25(OH)$_2$D$_3$の増加による高Ca血症は悪性腫瘍に限らない．サルコイドーシスや肉芽腫性疾患（結核，真菌，Wegener's肉芽腫症，AIDSにおけるカリニ肺炎）などでも認めることがあり，これは肉芽腫組織のマクロファージが25(OH)D$_3$を1,25(OH)$_2$D$_3$に高効率に変換することが一因である．

STEP 3　どう対処するか

- まず輸液を開始する．生理食塩水の点滴静注は脱水を改善して腎前性腎不全を予防し，尿中 Ca 排泄を増加して高 Ca 血症を改善する．脱水の改善後はループ利尿薬(の併用)でさらに尿中 Ca 排泄を促す．
- 血中 Ca 12 mg/dL 以上では速やかに治療を開始する．カルシトニン製剤，ビスホスホネート製剤，副腎皮質ステロイド(ヒドロコルチゾン点滴もしくは経口プレドニゾロン)にて治療を行う(☞「I-7. 高 Ca 血症性クリーゼ」参照)．
- **カルシトニン製剤**：破骨細胞の機能抑制と腎での Ca 排泄刺激により迅速な効果が期待できる．ただし，受容体数の減少によりその効果は持続しない(副腎皮質ステロイドの併用により受容体の感受性が亢進し，抑制効果が期待される)．
- **ビスホスホネート製剤**：破骨細胞のアポトーシスを誘導するが，効果の発現までに 2 日以上を要する．骨転移痛に対して投与後 4〜12 週では鎮痛効果がある．破骨細胞の活動を抑制し骨関連事象(病的骨折，脊髄圧迫，骨病変治療など)の発生リスクを抑える，と報告された．

POINT
ビスホスホネート点滴は骨吸収を阻害することによる骨転移への鎮痛も含め，現時点で最も有効で安全だが，腎排泄であり，腎機能障害例(CCr＜30 mL/分，Cr＞2.0 mg/dL など提言あり)では減量もしくは投与を控える．使用に際して，必ず投与量を確認すること[2]．

- **副腎皮質ステロイド**：尿中 Ca 排泄促進作用とビタミン D 作用抑制効果を期待して，慢性肉芽腫症や 1,25(OH)$_2$D 産生腫瘍で用いられる．
- 顎骨壊死の予防のために口腔ケアを行う．
- デノスマブは RANKL に対するモノクローナル抗体で，破骨細胞の機能を抑制する．適応は「多発性骨髄腫による骨病変および固形癌骨転移による骨病変」に限られる．

ランマーク®注　120 mg，4 週に 1 回皮下注射

MEMO
薬物治療以外の特異的な治療法として，放射線治療がある．骨転移部に取り込まれるストロンチウム(Sr[89])は疼痛コントロールの改善も期待されるアイソトープ治療である．

文献

1) : Hormones and Disorders of Mineral Metabolism. Williams Textbook of Endocrinology, 12th ed, Melmed S et al (eds), Saunders Elsevier, Philadelphia, p1237-1304, 2011
2) 日本緩和医療学会(編): がん疼痛の薬物療法に関わるガイドライン 2010 年版, 金原出版, 東京, 2010

8 C 副甲状腺および骨・カルシウム代謝疾患
骨粗鬆症・骨軟化症

A 骨粗鬆症

- 骨強度の低下を特徴とし，骨折のリスクが増大しやすくなる骨格疾患である．
- 「骨強度＝骨密度（70％）＋骨質（30％）」と定義される
- 治療目標は骨粗鬆症性骨折を予防し，患者ADLやQOLを向上することである．

STEP 1 どう考えるか

- 骨粗鬆症は原発性骨粗鬆症と続発性骨粗鬆症に大別される（図1）．

低骨量を呈する疾患		
原発性骨粗鬆症	**続発性骨粗鬆症**	**その他の疾患**
閉経後骨粗鬆症 男性骨粗鬆症 特発性骨粗鬆症 （妊娠後骨粗鬆症など）	**内分泌性**：副甲状腺機能亢進症／甲状腺機能亢進症／性腺機能不全／Cushing症候群 **栄養性**：吸収不良症候群，胃切除後／神経性食思不振症／ビタミンAまたはD過剰／ビタミンC欠乏症 **薬物**：ステロイド／性ホルモン低下療法治療薬／SSRI（選択的セロトニン再取込み阻害薬）／その他の薬剤（ワルファリン，メトトレキサート，ヘパリンなど） **不動性**：全身性（臥床安静，対麻痺，廃用症候群，宇宙旅行）／局所性（骨折後など） **先天性**：骨形成不全症／Marfan症候群 **その他**：関節リウマチ／糖尿病／慢性腎臓病／肝疾患／アルコール依存症	Ⅰ）各種の骨軟化症 Ⅱ）悪性腫瘍の骨転移 Ⅲ）多発性骨髄腫 Ⅳ）脊椎血管腫 Ⅴ）脊椎カリエス Ⅵ）化膿性脊椎炎 Ⅶ）その他

図1 低骨量を呈する疾患の分類

STEP 2 どう診断していくか

- 表1の診断基準[1]に基づいて診断をすすめる．

表1 原発性骨粗鬆症の診断基準（2012年度改訂版）

低骨量をきたす骨粗鬆症以外の疾患または続発性骨粗鬆症を認めず，骨評価の結果が下記の条件を満たす場合，原発性骨粗鬆症と診断する．

I．脆弱性骨折（軽微な外力によって発生した非外傷性骨折）あり

1. 椎体骨折（脊椎X線）または大腿骨近位部骨折あり
2. その他の脆弱性骨折があり，骨密度がYAM[*1]の80%未満

II．脆弱性骨折なし

骨密度[*2]がYAMの70%以下または−2.5SD以下

[*1] YAM：若年成人平均値（腰椎では20〜44歳，大腿骨近位部では20〜29歳）
[*2] 骨密度は原則として腰椎または大腿骨近位部骨密度とする．複数部位で測定した場合は，より低い％値またはSD値とする．腰椎はL1〜L4またはL2〜L4を基準値とするが，高齢者において脊椎変形のため測定困難な場合は大腿骨近位部骨密度とする．
付）骨密度がYAMの−2.5SDより大きく−1.0SD未満の場合を骨量減少とする．

[文献1より改変して引用]

- 骨代謝マーカーの測定（表2）[2]は診断や治療判定の手段となる

表2 骨粗鬆症診療に用いられる骨代謝マーカー

検体		マーカー名	略語	基準値	
骨吸収マーカー	血清	I型コラーゲン架橋N-テロペプチド	NTX	7.5〜16.5 nmolBCE/L	I型コラーゲンN末端由来テロペプチド測定
	血清・血漿	I型コラーゲン架橋C-テロペプチド	CTX	0.100〜0.653 ng/mL	I型コラーゲンC末端由来テロペプチド測定
	血清・血漿	酒石酸塩抵抗性酸性ホスファターゼ	TRACP-5b	120〜420 mU/dL	破骨細胞に局在する酵素，活性型を測定
	尿	デオキシピリジノリン	DPD	2.8〜7.6 nmol/mmol・Cr	成熟コラーゲン分解の際に放出される
	尿	I型コラーゲン架橋N-テロペプチド	NTX	9.3〜54.3 nmolBCE/mmol・Cr	
	尿	I型コラーゲン架橋C-テロペプチド	CTX	40.3〜301.4 μg/mmol・Cr	
骨形成マーカー	血清	骨型アルカリホスファターゼ	BAP	2.9〜14.5μg/L (CLEIA)，7.9〜29.0 U/L (EIA)	骨芽細胞で産生，早期の骨芽細胞機能も評価
	血清・血漿	I型プロコラーゲンN-プロペプチド	P1NP	17.1〜64.7μg/L	コラーゲン生成の指標，成熟骨芽細胞から産生
骨マトリックス関連マーカー	血清	低カルボキシル化オステオカルシン	ucOC	カットオフ値 4.5 ng/mL	成熟・分化した骨芽細胞で産生，骨質と関連

*骨代謝マーカーの基準値は，健常閉経前女性で確立された平均±1.96 SDの範囲として報告されている．
*骨代謝マーカーの測定値には日内変動があり，採尿・採血は早朝空腹時に行うことが薦められる．
*TRACP-5b, BAP, P1NP, ucOCは食事摂取の影響を受けないため空腹で検体を採取する必要はない．
*ucOC，尿（DPD, NTX, CTX）は腎機能低下の影響を受ける．

[文献2より作成]

定量的評価法

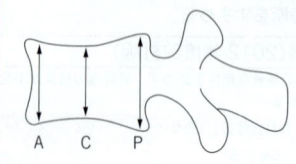

① C/A, C/P が 0.8 未満
② A/P が 0.75 未満
③ A, C, P が上位, 下位椎体の A, C, P より各々 20% 以上減少

半定量的評価法

X 線側面像で目視によって行うグレード分類法

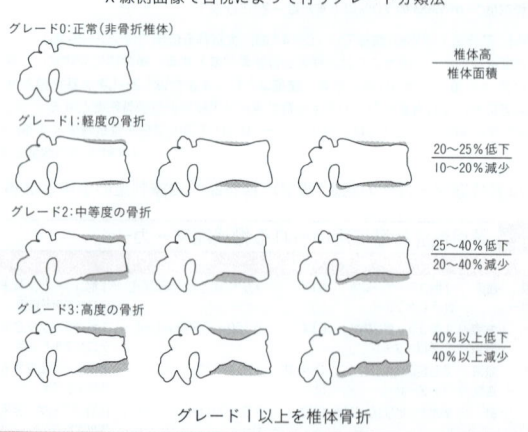

グレード0：正常（非骨折椎体）

	椎体高 / 椎体面積
グレード1：軽度の骨折	20〜25% 低下 / 10〜20% 減少
グレード2：中等度の骨折	25〜40% 低下 / 20〜40% 減少
グレード3：高度の骨折	40% 以上低下 / 40% 以上減少

グレード1以上を椎体骨折

図2　椎体骨折の判定方法

[文献3より改変して引用]

- 骨粗鬆症による椎体骨折は，図2[3]に示す評価法により判定する．

STEP 3　どう対処するか

- ①原発性骨粗鬆症と診断された例，また②骨密度が若年成人平均値（YAM）70%以上80未満ではFRAX®（75歳未満に適用）を指標にして薬物治療（表3）[4]を検討する．

* 関節リウマチ・糖質ステロイド・続発性骨粗鬆症例への開始基準ではない．

* FRAX®（http://www.shef.ac.uk/FRAX/tool.jsp?lang=jp）は，個人の将来10年間の骨粗鬆症性骨折発生確率を計算する WHO が開発したツールで，75歳未満で15%以上あれば薬物治療を検討する．

C 副甲状腺および骨・カルシウム代謝疾患
8 骨粗鬆症・骨軟化症

表3 骨粗鬆症治療の有効性の評価一覧

分類	薬物名	骨密度	椎体骨折	非椎体骨折	大腿骨近位部骨折
カルシウム製剤	L-アスパラギン酸カルシウム リン酸水素カルシウム	B	B	B	C
女性ホルモン製剤	エストリオール	C	C	C	C
	結合型エストロゲン[#1]	A	A	A	A
	エストラジオール	A	B	B	C
活性型ビタミンD_3製剤	アルファカルシドール	B	B	B	C
	カルシトリオール	B	B	B	C
	エルデカルシトール	A	A	B	C
ビタミンK_2製剤	メナテトレノン	B	B	B	C
ビスホスホネート製剤	エチドロネート	A	B	C	C
	アレンドロネート	A	A	A	A
	リセドロネート	A	A	A	A
	ミノドロネート	A	A	C	C
	イバンドロネート	A	A	B	C
SERM	ラロキシフェン	A	A	B	C
	バゼドキシフェン	A	A	B	C
カルシトニン製剤[#2]	エルカトニン	B	B	C	C
	サケカルシトニン	B	B	C	C
副甲状腺ホルモン製剤	テリパラチド(遺伝子組換え)	A	A	A	C
	テリパラチド酢酸塩	A	A	C	C
抗RANKL抗体製剤	デノスマブ	A	A	A	A
その他	イプリフラボン	C	C	C	C
	ナンドロロン	C	C	C	C

#1:骨粗鬆症は保険の用外 #2:疼痛に関して鎮痛作用を有し,疼痛を改良する(A)

薬剤に関する「有効性の評価(A, B, C)」

骨密度上昇効果
- A:上昇効果がある
- B:上昇するとの報告がある
- C:上昇するとの報告はない

骨折発生抑制効果(椎体,非椎体,大腿骨近位部それぞれについて)
- A:抑制する
- B:抑制するとの報告がある
- C:抑制するとの報告はない

[文献4より引用]

- 個々の症例に応じた栄養,運動習慣,日光を浴びる,禁煙,禁酒などの生活指導も重要である.

1) ビスホスホネート製剤

- 優れた骨吸収抑制作用を有するが,食道通過障害,服用時に30分以上の立位・座位が困難,低Ca血症,高度腎機能障害,妊婦では禁忌である.

2) 副甲状腺ホルモン(PTH)製剤

- テリパラチドは連日および週1回皮下注射製剤がある.骨形成を促進し骨密度の増加,骨微細構造を再構築する.
- 適応:骨折の危険性が高い原発性骨粗鬆症患者.投与後一過性の血

COLUMN

【ビスホスホネート製剤関連顎骨壊死(BRONJ)について】

経口ビスホスホネート製剤における BRONJ 発症頻度は 0.01～0.02％程度(日本口腔外科学会全国調査)とされる．BRONJ の診断基準(米国口腔顎顔面外科学会 2007)では，以下の 3 つを満たした場合に確定診断としている．

①現在あるいは過去にビスホスホネート製剤治療歴がある
②8 週間以上持続する骨露出あるいは骨壊死
③顎骨への放射線治療歴がない

予防には投与前に良好な口腔衛生状態を保つことが重要である．ビスホスホネート製剤投与中患者の歯科治療と休薬について図 3[5] に示す．

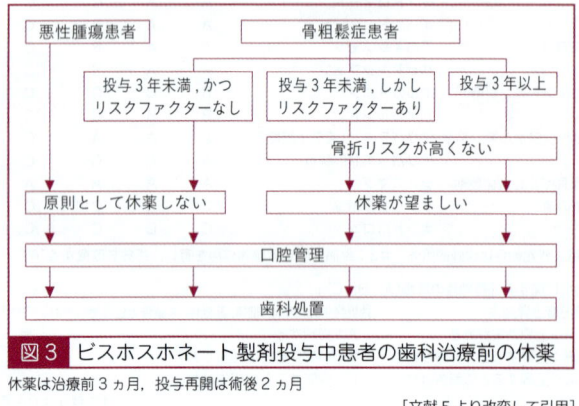

図3 ビスホスホネート製剤投与中患者の歯科治療前の休薬

休薬は治療前 3 ヵ月，投与再開は術後 2 ヵ月

[文献 5 より改変して引用]

中 Ca 上昇が起こるため高 Ca 血症患者および骨端線が閉じていない小児では禁忌で，閉経前骨粗鬆症女性にも安全性・有効性が確立していない．TOWER 試験をふまえ投与期間は 72 週間までとされた．

> テリボン®注 56.5 μg を 1 週間に 1 回皮下注射(投与は 72 週間まで)
> フォルテオ®注 1 日 1 回 20 μg，皮下注射(投与は 24 ヵ月まで)

3）抗 RANKL モノクローナル抗体

- デノスマブは高い親和性と特異性で RANKL に結合し，RANKL 活性を阻害する．6ヵ月に1回皮下注射で骨密度，骨代謝に対する効果は可逆的．

プラリア®注 60 mg を 6ヵ月に1回，皮下注射

4）ステロイド性骨粗鬆症

- ステロイド骨粗鬆症は，副腎皮質ステロイドの副作用の 1/4 を占める重要な副作用である．骨量減少率はグルココルチコイド投与開始後初めの数ヵ月間は 8～12％ と高く，その後は 2～4％/年の割合で減少する．骨代謝への影響は量・時間に依存する．骨吸収亢進は一過性にみられるが，骨芽細胞・骨細胞アポトーシス誘導など骨形成低下が主因と考えられている．
- 『ステロイド性骨粗鬆症の管理と治療のガイドライン』による薬物療法開始の基準（図4）[6]と推奨薬剤（表4）[7]を示す．

危険因子		スコア
既存骨折	なし	0
	あり	7
年齢（歳）	<50	0
	50≦<65	2
	≧65	4
ステロイド投与量（PSL換算 mg/日）	<5	0
	5≦<7.5	1
	≧7.5	4
腰椎骨密度（％YAM）	≧80	0
	70≦<80	2
	<70	4

経口ステロイドを3ヵ月以上使用中あるいは使用予定
↓
一般的指導
↓
個々の骨折危険因子をスコアで評価
（既存骨折，年齢，ステロイド投与量，骨密度）
↓
スコア≧3 / スコア<3

薬物療法
第一選択薬
アレンドロネート
リセドロネート
代替え治療薬
遺伝子組換え
　テリパラチド
イバンドロネート
アルファカルシドール
カルシトリオール

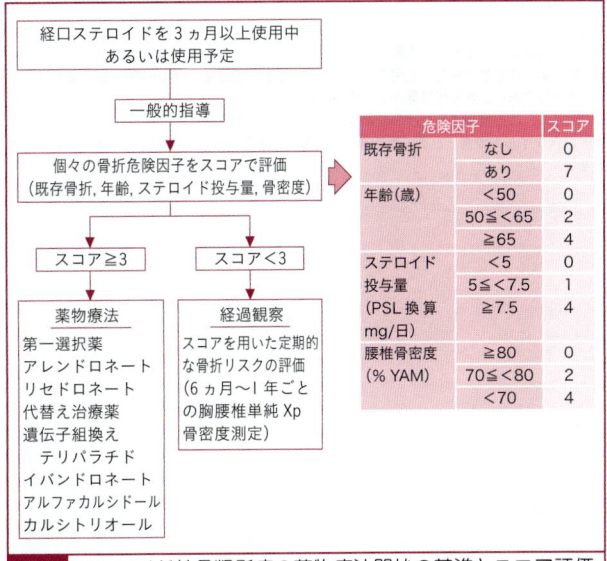

経過観察
スコアを用いた定期的な骨折リスクの評価（6ヵ月～1年ごとの胸腰椎単純 Xp 骨密度測定）

図4　ステロイド性骨粗鬆症の薬物療法開始の基準とスコア評価

［文献6より改変して引用］

表4 治療薬剤の推奨度

製剤	薬剤名	推奨度*	剤型・容量
ビスホスホネート製剤	アレンドロネート	A	5 mg/日,35 mg/週 経口,900 μg/4週 点滴
	リセドロネート	A	2.5 mg/日,17.5 mg/週,75 mg/月 経口
	エチドロネート	C	200 mg,400 mg,2週間/3ヵ月 間欠投与経口
	ミノドロネート	C	1 mg/日,50 mg/4週 経口
	イバンドロネート	B	1 mg/月 静注
活性型ビタミンD製剤	アルファカルシドール	B	0.25 μg,0.5 μg,1 μg/日 経口
	カルシトリオール	B	0.25 μg,0.5 μg/日 経口
	エルデカルシトール	C	0.5 μg,0.75 μg/日 経口
ヒト副甲状腺ホルモン(1-34)	遺伝子組換えテリパラチド	B	20 μg 1日1回 皮下注
	テリパラチド酢酸塩	C	56.5 μg/週1回 皮下注
ビタミンK_2製剤	メナテトレノン	C	45 mg/日 経口
SERM	ラロキシフェン	C	60 mg/日 経口
	バゼドキシフェン	C	20 mg/日 経口
ヒト型抗RANKLモノクローナル抗体	デノスマブ	C	60 mg/6ヵ月 皮下注

*推奨度
A:第一選択薬として推奨する薬剤
B:第一選択薬が禁忌などで使用できない,早期不耐容である あるいは第一選択薬の効果が不十分であるときの代替薬として使用する
C:現在のところ推奨するだけの有効性に関するデータが不足している
ライフスタイルの改善,食事栄養指導,運動療法は重要であり原発性骨粗鬆症に準じた指導をする.

[文献7より引用]

B 骨軟化症

- ●「骨軟化症」は骨の石灰化障害をきたした状態である．
- ●骨端線が閉鎖以前の発育期の小児に発現すると「くる病」となり，成長板の発育障害の結果，荷重骨の変形，彎曲をきたす．

STEP 1　どう考えるか

- ●Pは細胞膜の構成成分，ATPなどのエネルギー代謝，タンパク質リン酸化・脱リン酸化，核酸の構成，と生命維持に必須のミネラルである．ヒトにおけるPの不足は，小児では「くる病」，成人では「骨軟化症」を引き起こす．
- ●大別すると，ビタミンD欠乏・活性化障害・作用低下によるもの，②腎尿細管における再吸収障害などの電解質異常によるもの，③過剰なFGF23作用による低P血症から惹起される例がある．
- ●くる病・骨軟化症は骨石灰化が障害され，石灰化骨が減少し類骨が増加する．骨粗鬆症は骨石灰化に障害なく，石灰化骨と類骨の比率が一定のまま骨全体の量が減少する（図5）．

> **MEMO**　FGF23は骨細胞によって産生され，腎尿細管でP再吸収を抑制することにより血中P濃度を低下させる．ビタミンDの活性化酵素である1α位水酸化酵素の発現を抑制し，不活性化酵素である24位水酸化酵素の発現を促進することにより，血中 $1,25(OH)_2D$ 値を低下させる．

STEP 2　どう診断していくか

- ●低P血症，高ALP血症が診断の契機となる．骨粗鬆症との鑑別のため血中Ca，P，Cr，ALP，intactPTH，25OHD，$1,25(OH)_2D$ 値と尿中Ca，P，Cr値が必要である．

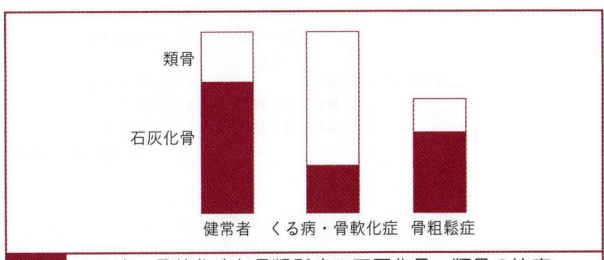

図5　くる病・骨軟化症と骨粗鬆症の石灰化骨：類骨の比率

（健常者／くる病・骨軟化症／骨粗鬆症；類骨・石灰化骨）

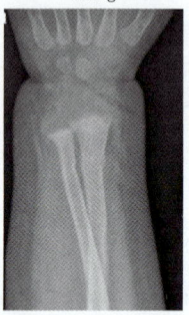

flaring　　　　　　　　fraying, cupping, flaring

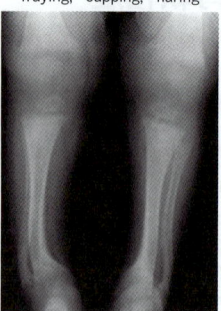

図6 骨軟化症のX線所見

表5 くる病の診断指針

大項目
a) 単純X線像でのくる病変化(骨幹端の杯状陥凹,または骨端線の拡大や毛羽立ち)
b) 高アルカリホスファターゼ血症*

小項目
c) 低P血症*,または低Ca血症
d) 臨床症状
　O脚・X脚などの骨変形,脊柱の彎曲,頭蓋癆,大泉門の開離,肋骨念珠,関節腫脹のいずれか

1) くる病
　大項目2つと小項目の2つを満たすもの
2) くる病の疑い
　大項目2つと小項目2つのうち1つを満たすもの

*年齢に応じた基準値を用いて判断する.以下に目安となる値を示す.
〈低P血症〉
血清P値　　1歳未満　　　　　　　　4.5 mg/dL 未満
　　　　　1歳以上小児期まで　　　　4.0 mg/dL 未満
　　　　　思春期以降成人まで　　　　3.5 mg/dL 未満
〈高アルカリホスファターゼ血症〉
血清ALP値　1歳未満　　　　　　　　1,200 IU/L 以上
　　　　　1歳以上小児期まで　　　　1,000 IU/L 以上
　　　　　思春期の成長加速期　　　　1,200 IU/L 以上

[文献8, 9より作成]

- 小児ではX線検査にて手関節，膝関節でのcupping（杯状陥凹），fraying（毛羽立ち），flaring（骨端線の拡大）が認められる（図6）．
- 診断指針を表5[8,9]に示す

STEP 3 どう対処するか

- 低P血症，低Ca血症，ビタミンD欠乏症の補正を行う．

文献

1) 日本骨粗鬆症学会：Osteoporosis Jpn **21**：9-21, 2013
2) 日本骨粗鬆症学会骨代謝マーカー検討委員会：Osteoporosis Jpn **20**：31-55, 2012
3) Genant HK, et al：J Bone Miner Res **8**：1137-1148, 1993
4) 骨粗鬆症の予防と治療ガイドライン作成委員会（編）：骨粗鬆症の予防と治療ガイドライン2015年版，ライフサイエンス出版，東京，2015
5) ビスフォスフォネート関連顎骨壊死検討委員会：ビスフォスフォネート関連顎骨壊死に対するポジションペーパー（改訂追補2012年版）〈http://jsbnr.umin.jp/guide/pdf/bronjpositionpaper2012.pdf〉（2015年6月参照）
6) Suzuki Y, et al：J Bone Miner Metab **32**：337-350, 2014
7) 日本骨代謝学会（編）：ステロイド性骨粗鬆症の管理と治療ガイドライン，2014年改訂版．大阪大学出版会，大阪，2014
8) 厚生労働科学研究費補助金難治性疾患克服研究事業ホルモン受容機構異常に関する調査研究班（平成24年度）：ホルモン受容機構異常に関する調査研究　平成24年度統括・分担研究報告書　厚生労働科学研究費補助金（難治性疾患克服研究事業）
9) ビタミンD診療ガイドライン策定委員会：ビタミンD欠乏性くる病・低カルシウム血症の診断の手引き〈http://jspe.umin.jp/medical/files/_vitaminD.pdf〉（2015年7月参照）

1 D 副腎および高血圧疾患
アプローチのしかた

- 副腎機能亢進症は内分泌性高血圧の代表的な原因で，治療抵抗性高血圧や脳・心血管系，腎などの標的臓器障害の原因となる．原因疾患に対する特異的治療により治癒・改善が期待できることから，早期の適切な診断が必須である[1]．
- 低K血症，糖・脂質代謝異常を合併する高血圧では，副腎機能亢進症を疑う．
- Cushing症候群，Addison病，褐色細胞腫などでは特徴的な身体所見や症状を見逃さないことが重要である．

a 診察のすすめかた

- **原発性アルドステロン症（PA）**：特徴的身体所見を欠くことから，すべての高血圧患者で疑う必要があるが，全高血圧でのスクリーニング実施の費用対効果は未確立であることから，特にPA高頻度の高血圧群において，積極的にスクリーニングを行う．
- **Cushing症候群**：満月様顔貌，中心性肥満，野牛肩などのCushing徴候を見逃さないことが重要．治療抵抗性の高血圧や糖尿病として治療されている場合もある．副腎偶発腫瘍の中には，コルチゾールの自律性分泌を有するが，特徴的な身体徴候を欠くsubclinical Cushing症候群がある．
- **褐色細胞腫**：急激な高血圧クリーゼ，種々の不整脈により生命に関わることがある．約10％が悪性例である．

b 診断アプローチのしかた

- **PA**：学会ガイドライン（日本内分泌学会，日本高血圧学会）[2]に準拠して診断する．血漿アルドステロン濃度（PAC）とアルドステロン/レニン活性比（ARR）（ただし，PAC＞120 pg/mL）でスクリーニングし，陽性なら機能確認検査（カプトプリル試験など），病型・局在診断により診断を確定する．
- **Cushing症候群**：血中コルチゾール，ACTHの測定，デキサメタゾン抑制試験でコルチゾールの自律性分泌を確認後，副腎CTで病変の局在と対側の副腎の萎縮を確認する．subclinical Cushing症候群は厚生労働省の診断基準に準拠して診断する．
- **褐色細胞腫**：発作性高血圧や副腎偶発腫瘍で疑い，血中，尿中カテコラミンとその代謝産物測定と副腎CT（またはMRI）で診断する．

C 治療の考えかた

- 一側性副腎腫瘍の場合は原則として腹腔鏡下副腎摘出術の適応である.
- PA：一側性病変の場合は副腎摘出術，両側性の場合は薬物治療が原則である．薬物治療ではアルドステロン拮抗薬およびその他の降圧薬を投与する．
- Cushing症候群：術前あるいは手術適応がない場合は，適宜，メチラポンで高コルチゾール血症の改善を図る．高血圧，糖尿病などの合併症に対する適切な薬物治療を行う．
- subclinical Cushing症候群では悪性腫瘍が示唆される場合は手術の絶対適応，種々の代謝障害を合併する場合は症例ごとで手術適応を慎重に検討する．
- 褐色細胞腫：術前や手術適応がない場合は，α遮断薬であるドキサゾシンを投与する．初回診断時に良性・悪性の診断が困難であることから，術後も慎重に経過観察する．

文献

1) 成瀬光栄ほか：内分泌性高血圧の概要．内分泌性高血圧診療マニュアル，成瀬光栄ほか（編），診断と治療社，東京，p2, 2010
2) 成瀬光栄ほか：内分泌性高血圧．高血圧専門医ガイドブック，第3版　日本高血圧学会（編），診断と治療社，東京，p219, 2014

2 D 副腎および高血圧疾患
副腎（皮質・髄質）ホルモンの作用と調節

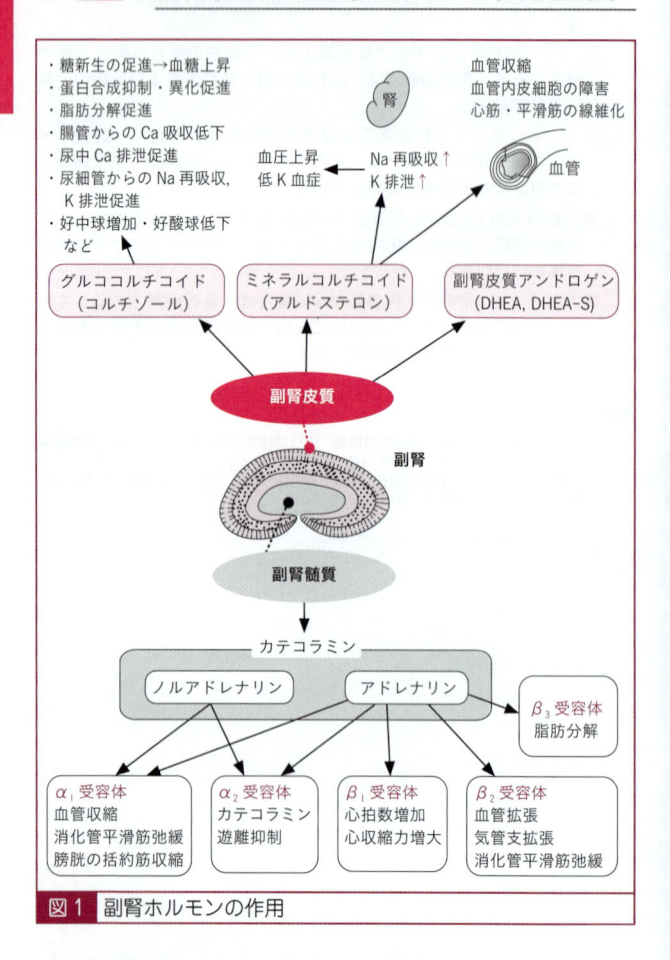

- 糖新生の促進→血糖上昇
- 蛋白合成抑制・異化促進
- 脂肪分解促進
- 腸管からのCa吸収低下
- 尿中Ca排泄促進
- 尿細管からのNa再吸収, K排泄促進
- 好中球増加・好酸球低下
など

血管収縮
血管内皮細胞の障害
心筋・平滑筋の線維化

血圧上昇
低K血症

Na再吸収↑
K排泄↑

腎
血管

グルココルチコイド（コルチゾール）　ミネラルコルチコイド（アルドステロン）　副腎皮質アンドロゲン（DHEA, DHEA-S）

副腎皮質

副腎

副腎髄質

カテコラミン

ノルアドレナリン　アドレナリン

$β_3$受容体
脂肪分解

$α_1$受容体
血管収縮
消化管平滑筋弛緩
膀胱の括約筋収縮

$α_2$受容体
カテコラミン
遊離抑制

$β_1$受容体
心拍数増加
心収縮力増大

$β_2$受容体
血管拡張
気管支拡張
消化管平滑筋弛緩

図1　副腎ホルモンの作用

a 副腎皮質ホルモンの作用と調節

● 副腎皮質からはグルココルチコイド（コルチゾール），ミネラルコルチコイド（アルドステロン），副腎アンドロゲン（デヒドロエピアン

- ●グルココルチコイド(コルチゾール)：コルチゾールは全身にあるグルココルチコイド受容体に結合し、図に示すようなさまざまな作用を発揮する。副腎皮質束状層細胞から分泌されるが、その合成・分泌は視床下部-下垂体-副腎皮質系のフィードバック機構により巧妙に調節されている。ACTHは視床下部からのCRHにより刺激され、コルチゾールはACTHにより分泌が促進される。またコルチゾールのネガティブフィードバックにより、CRHとACTHの分泌は抑制される。
- ●ミネラルコルチコイド(アルドステロン)：アルドステロンは腎遠位尿細管にあるミネラルコルチコイド受容体に結合しNa-Kチャネルを活性化することにより、また血管への直接作用により図に示すような血圧上昇等の作用を引き起こす。副腎皮質球状層細胞から分泌され、その分泌はレニン-アンジオテンシン系で刺激される。また下垂体から分泌されるACTHや血中Kもアルドステロンの分泌促進に働く。
- ●副腎アンドロゲン(DHEA, DHEA-S)：DHEAやDHEA-Sはテストステロンの5%程度の弱い男性ホルモン活性を示す。副腎皮質網状層から分泌され、その合成・分泌はACTHにより促進的に刺激される。

b 副腎髄質ホルモンの作用と調節

- ●副腎髄質からはカテコラミン(アドレナリン、ノルアドレナリン、ドパミン)が分泌される。
- ●カテコラミンはカテコラミン受容体(α, β)を介して作用する。アドレナリンは主に心臓賦活作用、糖・脂質代謝に作用し、ノルアドレナリンは主に血圧上昇に作用する(図1)。副腎髄質からのカテコラミン分泌の調節は上位中枢からの刺激に加えて、シナプス前α受容体およびβ受容体を介する調節がある。分泌されたカテコラミンはシナプス前α受容体に結合するとカテコラミンの分泌は抑制されるが、シナプス前β受容体に結合するとポジティブフィードバックによりさらに分泌が促進される。

3 D 副腎および高血圧疾患
原発性アルドステロン症(PA)

- 副腎からのアルドステロンの自律的な過剰分泌により高血圧や低K血症をきたす.
- 二次性高血圧の代表的疾患. 全高血圧の約5〜10%と頻度が高いこと, 治癒可能な例が少なくないこと, 標的臓器障害の頻度が高いことなどから, 高血圧の診療では常に留意する.
- 高血圧, 特に原発性アルドステロン症(PA)が高頻度の高血圧群ではアルドステロン/レニン活性比(ARR)によりスクリーニングを行い, 陽性例では機能確認検査を実施する.
- 機能確認検査陽性例で手術適応・患者の手術希望がある場合は副腎CTと副腎静脈サンプリング(AVS)により病型診断を行い, 副腎摘出術または薬物治療を選択する.

STEP 1　どう考えるか

- 血清K正常例も多いことから本態性高血圧との鑑別が困難で, 全高血圧患者のスクリーニングが望ましい. しかし, その費用対効果のエビデンスは未確立のため, 特にPA高頻度の高血圧群でのスクリーニングが推奨される[1].

〈PA高頻度の高血圧群〉

> 低K血症合併(利尿薬誘発例も含めて), 若年者の高血圧, Ⅱ度以上の高血圧, 治療抵抗性高血圧, 副腎偶発腫合併例, 40歳以下で脳血管障害発症例など

- スクリーニングは血漿アルドステロン濃度(PAC)と血漿レニン活性(PRA)との比ARRを用いるが, PRA低値のみによる偽陽性を防ぐ必要があるため, PACが一定以上の高値である点を考慮する.
- 特発性アルドステロン症(IHA), アルドステロン産生腺腫(APA)の順に多く, 他はまれである(表1).

表1　原発性アルドステロン症の病型と頻度

病型	頻度
特発性アルドステロン症(IHA)	60%
アルドステロン産生腺腫(APA)	35%
原発性(片側性)副腎過形成	2%
家族性アルドステロン症1型, 2型	<3%
副腎癌	<1%
異所性アルドステロン産生腫瘍	<0.1%

STEP 2   どう診断していくか

- 米国内分泌学会[2]，日本内分泌学会[3]，日本高血圧学会から診療ガイドラインが発表されており，詳細部分は異なるが，診断プロセスの基本は同様である．
- スクリーニング，機能確認検査，病型診断，および治療法の選択が診断の基本プロセスである．
- 高血圧患者，特に PA 高頻度群とされている高血圧患者で積極的にスクリーニングする．

1）スクリーニング

- ARR＞200 および PAC＞120 pg/mL を満たす場合に陽性と判定するが，PAC＜120 pg/mL の PA もある点には留意する．
- 測定値は採血条件に影響されるが，まずは 15〜30 分の坐位後に測定し，陽性の場合は，より厳密な条件（早朝空腹時，約 30 分の安静臥床後）で再検査する．
- 降圧薬は偽陽性，偽陰性を呈することがあるため，未治療時あるいは少なくとも 2 週間休薬後に測定するのが望ましいが，困難な場合には影響の少ない Ca 拮抗薬，α遮断薬またはヒドララジンに変更後に測定する．スピロノラクトンは影響が大きく，2 ヵ月以上の休薬を要する．

> **POINT** 血圧管理には十分に配慮し，降圧薬の中止や薬剤変更は利点とリスクを考慮して行う．

- 塩分制限下では PRA 上昇による ARR の低下をきたすことがあるため，その評価には注意が必要である．

2）機能確認検査

- アルドステロンの自律性分泌を証明する検査．①カプトプリル試験，②生食負荷試験，③フロセミド・立位試験，④経口食塩負荷試験の中から，少なくとも 1 種類の陽性を確認する．2 種類の陽性確認が 1 種類の確認よりも感度，特異度が優れていることを示すエビデンスはない．
- ARR と PAC が明らかに高値（ARR＞1,000，PAC＞250 pg/mL）の場合には機能確認検査は必須でない．

3）病型診断

- 機能確認検査陽性例では局在診断（病型診断）を行う．
- 副腎造影 CT（1〜3 mm スライス）により腫瘍の有無を検索する．
- 一側副腎に腫瘍を認める場合は APA を疑うが，腫瘍が非機能性である可能性も否定できない．
- CT では確認できない 5 mm 以下の微小腺腫も報告されている．

- 正確な局在診断には AVS が推奨される．ACTH 負荷の併用がカテーテル検査の成否と病変局在の判定に有用である．

> **POINT** AVS は侵襲的で，局在判定法が標準化されていないこと，右副腎静脈での成功率が低いなどの課題があることなどから，手術適応の有無，患者の手術希望などを十分に考慮して実施の適否を決定するとともに，熟練した専門施設での実施が推奨される．

STEP 3　どう対処するか

1）一側性病変
- 腹腔鏡下副腎摘出術が第一選択で，術後，高血圧，電解質異常，臓器障害の改善を認める．

2）両側性病変
- 薬物治療が原則であるが，両側腺腫が明らかで薬物治療に抵抗性の場合，片側摘除＋反対側部分切除をすることがある．

3）手術適応や手術希望がない例
- ①高血圧，②低 K 血症，③高アルドステロン血症に対する治療を行う．エプレレノンはスピロノラクトンと比較して，女性化乳房などの副作用はきわめて少ないが，K 製剤との併用は禁忌である．

> **POINT** 術後，アルドステロン低下に伴い急激な循環血液量の低下により，腎機能の悪化をきたすことがある．

①アルドステロン作用の抑制

```
下記のいずれか
アルダクトン®A 錠（25 mg）1回1錠，1日1回から開始し，血圧
をみながら 100 mg/日まで適宜増量
セララ®錠（50 mg）1回1錠，1日1回から開始し，血圧をみなが
ら 100 mg/日まで適宜増量
```

> **POINT** アルドステロン拮抗薬の単独あるいは副作用を考慮して通常降圧薬（Ca 拮抗薬，ARB）を併用する．男性ではスピロノラクトンによる女性化乳房の副作用が多いため，エプレレノンを用いることが多いが，1日 100 mg が上限であるため，降圧効果，血清 K の正常化に不十分なことがある．また，腎機能低下例や糖尿病性腎症合併例では禁忌となっている．

②降圧効果が不十分な場合

> 下記のいずれかまたは両者を併用
> ノルバスク®錠(5 mg) 1回1錠，1日1回から開始し，血圧をみながら 10 mg/日まで適宜増量
> アジルバ®錠(20 mg) 1回1錠，1日1回から開始し，血圧をみながら 40 mg/日まで適宜増量

文献

1) 日本高血圧学会高血圧治療ガイドライン作成委員会(編)：原発性アルドステロン症。高血圧治療ガイドライン 2014, 日本高血圧学会, 東京, p120, 2014
2) Funder JW, et al：J Clin Endocrinol Metab **93**：326-3281, 2008
3) Nishikawa T, et al：Endocr J **58**：711-721, 2011

4 D 副腎および高血圧疾患
Cushing症候群とsubclinical Cushing症候群

- Cushing症候群(CS)は副腎皮質からのコルチゾールの自律的な過剰分泌により惹起される疾患で，高コルチゾール血症の結果，Cushing徴候(赤色皮膚線条，満月様顔貌，中心性肥満など)を生じる[1]．
- subclinical Cushing症候群(SCS)では，副腎偶発腫瘍が存在しCSと同様に副腎からのコルチゾールの自律的な過剰分泌を認めるが，その程度が軽度でありCushing徴候を伴わない疾患である．
- CSはコルチゾールの高値(早朝・夜間の高値，デキサメタゾンで抑制されない)とACTHの低値で診断する．

STEP 1 どう考えるか

- CSの病型には副腎皮質腺腫，副腎癌，ACTH非依存性大結節性副腎過形成(AIMAH)，原発性色素沈着結節副腎皮質病(PPNAD)などがあり，CSの原因は副腎皮質腺腫が50%以上を占める．
- 副腎性CSでは，下垂体からのACTH分泌は抑制されている．
- 高コルチゾール血症の結果，蛋白合成抑制と異化促進による四肢筋肉の萎縮と筋力低下，皮膚の菲薄化や急速な脂肪沈着による皮下組織の断裂(赤色皮膚線条)，血管の脆弱化による皮下出血斑を生じる．脂肪合成が促進し，顔面，肩，体幹など特異的な部位に脂肪沈着を呈することから，満月様顔貌，野牛肩，中心性肥満を生じる．
- 内臓脂肪増加によるインスリン抵抗性と肝臓での糖新生の促進により，耐糖能障害，糖尿病を生じる．さらに，コルチゾールのミネラルコルチコイド作用による高血圧，低K血症，腸管からのCaの吸収低下，骨形成低下，吸収亢進による骨粗鬆症，尿中Ca増加による尿路結石を生じる．また精神神経症状や，免疫力低下による感染症などがみられる．

STEP 2 どう診断していくか

- 内分泌機能検査によりコルチゾール過剰分泌を証明し，画像検査で病変を確認する．
- SCSは診断基準(表1)[2]に基づいて診断する．
- 早朝空腹安静時と夜間23〜24時のコルチゾールとACTHを測定する：CSでは早朝・夜間コルチゾールが高値，早朝ACTHが低値，SCSでは早朝コルチゾールが正常，夜間コルチゾールが高値，早朝ACTHが低値〜正常となる．
- デキサメタゾン抑制試験(1 mg，8 mg)を施行する：CSではコル

表1 副腎性 subclinical Cushing 症候群の診断基準

1. 副腎腫瘍の存在(副腎偶発腫)
2. 臨床症状：Cushing 症候群の特徴的な身体徴候の欠如(注1)
3. 検査所見
    1) 血中コルチゾールの基礎値(早朝時)が基準範囲内(注2)
    2) コルチゾール分泌の自律性(注3)
    3) ACTH 分泌の抑制(注4)
    4) 副腎シンチグラフィーでの患側の取込みと健常側の抑制
    5) 日内リズムの消失
    6) 血中 DHEA-S 値の低値(注5)
    7) 副腎腫瘍摘出術後，一過性の副腎不全症状があった場合，あるいは付属副腎皮質組織の萎縮を認めた場合

  検査所見の判定：1)，2)は必須，さらに，3)～6)のうち1つ以上の所見，あるいは7)があるとき陽性と判定する．

1，2，および3の検査所見の陽性を持って本症と診断する．

注1：高血圧，全身性肥満，耐糖能障害は Cushing 症候群に特徴的所見とはみなさない．
注2：2回目以上の測定が望ましく，常に高値の例は本症とはみなさない．
注3：overnight デキサメサゾン抑制試験の場合：スクリーニングに1 mg の抑制試験を行い，血中コルチゾール値3 μg/dL 以上の場合本疾患の可能性が考えられる．次いで，8 mg の抑制試験を行い，その時の血中コルチゾール値が1 μg/dL 以上の場合本疾患を考える．
注4：ACTH の基礎値が正常以下(<10 pg/mL)あるいは ACTH 分泌刺激試験の低反応
注5：年齢および性別を考慮した基準値以下の場合，低値と判断する．

[文献2より引用]

チゾールが5 μg/dL 以下に抑制されない．SCS では1 mg でコルチゾール3 μg/dL 以下に抑制されず，かつ8 mg で1 μg/dL 以下に抑制されない．

- CS では尿中遊離コルチゾールの増加を認める．
- SCS では ACTH 分泌の抑制を確認するため CRH 試験を施行する：ACTH 無～低反応では ACTH 分泌抑制と判定する．
- 副腎病変の確認のため CT や MRI を施行する：皮質腺腫では2～3 cm 程度の辺縁平滑な円形腫瘤を認め，付随・対側副腎は萎縮する．MRI では脂肪抑制の所見を認める．皮質癌では4～5 cm 以上の辺縁不整で壊死や石灰化などで内部不均一な腫瘍を認める．AIMAH では両側副腎に結節性腫大を認める．
- 医原性 CS を否定するため，外用性ステロイドホルモンの投与(内服・注射など)を確認する：医原性では血中 ACTH・コルチゾールは低値となる．
- 副腎皮質シンチグラフィー(^{131}I-アドステロールシンチグラフィー)は機能診断として用いられ，特に subclinical Cushing 症候群で機能の有無の確認に有用である．コルチゾール産生腫瘍では正常副腎へのラジオアイソトープ(RI)集積が抑制されるため，腫瘍側のみの集積を認める．

STEP 3　どう対処するか

- CS ではいずれの病型も外科的治療が第一選択である．手術不能例や手術で寛解が得られない症例では薬物治療を行う．
- 高コルチゾール血症に伴う高血糖・高血圧・脂質異常症・骨粗鬆症に対しては術前に薬物による治療を開始する．

> **POINT**　コルチゾール過剰により易感染性であることから，感染予防を行い，発熱，感冒症状，皮膚所見などの感染の徴候について注意する．

- SCS では腫瘍径が 5 cm 以上または増大傾向がみられるなど，癌を疑う症例では外科的治療を行う．それ以外の症例では明確な治療適応基準はない．

1) 外科的治療

- 片側副腎皮質腫瘍では腹腔鏡下副腎腫瘍摘出術を施行する．副腎腫瘍が 4 cm 以上と大きく副腎癌が疑われる場合では，原則開腹術による腫瘍摘出を行う．
- 術後に副腎皮質機能低下症をきたすため，約 1 年程度はグルココルチコイド補充を要する．
- 両側病変（AIMAH，PPNAD）では片側または両側副腎摘出術を施行する．

> 術直後ソル・コーテフ®注 200 mg/日，症状をみながら 100 mg/日，75 mg/日，50 mg/日と減量
> その後コートリル®錠（30 mg）1 日 30 mg（朝 20 mg，夕 10 mg），症状をみながら 1 年程度かけて漸減

> **POINT**　腫瘍摘出術後には一時的に副腎皮質機能低下症の状態となるため，術後しばらくはステロイド補充が必須であることを説明する．

2) 薬物治療

- 副腎皮質ホルモン合成阻害薬としてメチラポンとトリロスタンがあるが，前者の効果が強い．副腎不全をきたす可能性があるため，いずれも少量から開始し血中コルチゾール濃度，尿中遊離コルチゾール排泄量，電解質，症状などを観察しながら増量する．
- ミトタンは選択的副腎皮質細胞毒作用により不可逆的に副腎組織を破壊するため，主に副腎癌で使用する．

> **POINT** スピロノラクトンの併用はミトタンの効果が減弱するため禁忌である.

メトピロン®カプセル(250 mg)1回1カプセル,1日1回から開始
デソパン®錠(60 mg)1回1錠,1日4回から開始
オペプリム®カプセル(500 mg)1回1カプセル,1日1回から開始
上記いずれも症状やホルモン値などをみながら適宜増量

> **POINT** 副腎皮質ホルモン合成阻害薬の治療により副腎不全をきたす可能性があるため,内服開始後に副腎不全を疑う症状(食欲不振,全身倦怠感,悪心など)を認めた際には,受診するよう説明する.

文献

1) Nieman LK, et al: J Clin Endocrinol Metab **93**: 1526-1540, 2008
2) 厚生省特定疾患内分泌系疾患調査研究班「副腎ホルモン産生異常症」分科会:副腎性 preclinical Cushing 症候群. 厚生省特定疾患「副腎ホルモン産生異常症」調査研究班平成7年度研究報告書. p223-226, 1996

5　D 副腎および高血圧疾患
褐色細胞腫と傍神経節細胞腫

- 褐色細胞腫とは副腎髄質または傍神経節のクロム親和性細胞より発生し、カテコラミンを産生する腫瘍である．副腎髄質から発生する腫瘍を褐色細胞腫、副腎外の交感神経系および副交感神経系の傍神経節から発生する腫瘍を傍神経節細胞腫と呼ぶ．
- 副腎インシデンタローマの約8％に褐色細胞腫を認める．
- 血中・尿中カテコラミン、尿中メタネフリン分画の上昇、画像検査による腫瘍の確認、腫瘍の病理所見により診断する[1]．
- 高血圧の原因の約0.5％であり、男女差はない．両側性、多発性、悪性例が各々約10％を占めることから、10％病とも呼ばれる．

STEP 1　どう考えるか

- カテコラミン過剰分泌により多くの症例で高血圧・頭痛・動悸・体重減少などの自覚症状を有する．
- 高血圧を約85％に認め、最も一般的な臨床所見である．高血圧のタイプには持続型、発作型、混合型があり、刺激（運動、ストレス、排便、腹部触診など）により高血圧発作が誘発されることもある．
- 腫瘍の局所浸潤や遠隔転移によりクロム親和性細胞以外に腫瘍が発生した場合に悪性褐色細胞腫と診断する．
- 約1/3の症例に遺伝子変異を認めるとされ、原因遺伝子にはSDHB, SDHD, RET, VHLなどがある．

STEP 2　どう診断していくか

- **血中・尿中カテコラミン、尿中メタネフリン分画を測定する**：カテコラミンの増加を認めるが、生理的にも変動幅が大きい．発作性の場合には非発作時の血液検査ではカテコラミン値は正常となることがある．カテコラミンの代謝産物であるメタネフリン、ノルメタネフリンは比較的安定しており、随時尿でも高値であるため、スクリーニングや発作型の診断に有用である[2]．ノルアドレナリンからアドレナリンへの変換酵素は副腎髄質にのみ存在するため、アドレナリン優位の腫瘍は副腎原発、ノルアドレナリン優位の腫瘍は副腎外原発（傍神経節細胞腫）が多い．
- **カテコラミン分泌刺激試験（グルカゴン試験、メトクロプラミド試験）**：急激な昇圧（レギチン試験は過度の降圧）をきたす危険があることから最近ではほとんど行われない．
- **クロニジン試験**：クロニジンが中枢神経のα₂受容体を刺激する結果、健常者ではノルアドレナリンを抑制するが、褐色細胞腫では抑

制されない.

- 腫瘍の確認のため CT・MRI・^{123}I-MIBG シンチグラフィを施行する: 約90%は副腎原発で局在診断は容易であるが, 約10%は副腎外原発で時に局在診断が困難である. CT では腫瘍は円形, 表面平滑で径3 cm 以上が多い. 単純 CT では低吸収あるいは腫瘍内の出血, 壊死, 嚢胞性変化のため内部不均一となり低〜高吸収域が混在する. 充実性成分は血管に富み, 早期の造影効果が特徴である. MRI では T1 強調像で低信号, T2 強調像で高信号あるいは低〜高信号域の混在が特徴で, 内部は不均一なことが多い. 腫瘍内の出血, 壊死, 嚢胞変性は T2 強調像で著明な高信号として描出される. ^{123}I-MIBG シンチグラフィは皮質腫瘍との鑑別, 副腎外病変の有無, 悪性褐色細胞腫の転移巣の検索に有用である. FDG-PET は悪性の場合に保険適用となり, MIBG シンチグラフィと同様に転移巣の検索に有用である. しかし MIBG シンチグラフィの集積部位と必ずしも一致するわけではなく, MIBG シンチグラフィと組み合わせた評価が有用である.
- 悪性の診断は非クロム親和性細胞への転移の存在以外に確実な診断法はなく, 病理検査でも良悪性の鑑別は困難なことが多い.

STEP 3 どう対処するか

- 治療の第1選択は手術である.
- 術中・術後の血圧変動やクリーゼの危険があるため, 術前には十分量のα遮断薬またはαβ遮断薬の投与が必要である.
- 広範囲な転移の見られる悪性褐色細胞腫や手術困難例では化学療法(CVD 療法)や ^{131}I-MIBG 治療を検討する. 骨転移に対し骨折予防, 疼痛軽減目的で放射線外照射を行う.

1) 外科的治療

- 腹腔鏡下による腫瘍摘出術を選択することが多いが, 巨大腫瘍や周囲との癒着が認められる場合, 悪性を疑う場合では開腹手術を行う.

2) 薬物治療

- カテコラミン産生過剰を認める場合にα遮断薬を投与する.

> 下記のいずれかを2〜3週間かけて漸増する
> カルデナリン®錠(1 mg) 1回1錠, 1日1回から開始し, 最大 8〜16 mg/日まで漸増
> ミニプレス®錠(1 mg) 1回1錠, 1日1回から開始し, 最大15 mg/日まで漸増

> **POINT** α遮断薬を開始後,起立性低血圧を認める症例もあるため,脱水の是正や生活指導(急な起立を控えるなど)を行う.

- 頻脈に対してβ遮断薬を投与する.ただしβ遮断薬単独投与は褐色細胞腫クリーゼを引き起こす可能性がある(急性)ため,必ずα遮断薬を数日間投与後より開始する.

> 下記のいずれか
> インデラル®錠(10 mg)1回1錠,1日3回から開始し,効果をみながら60 mg/日まで増量
> テノーミン®錠(25 mg)1回1錠,1日1回から開始し,効果をみながら50 mg/日まで増量

- α遮断薬で降圧不十分である場合にはCa拮抗薬などを投与する.

> 下記のいずれか
> ノルバスク®錠(5 mg)1回1錠,1日1回から開始し,血圧をみながら10 mg/日まで増量
> アダラート®CR錠(20 mg)1回1錠,1日1回から開始し,血圧をみながら80 mg/日まで増量

3) 悪性褐色細胞腫の治療

- 化学療法(CVD治療)を検討する.ただし報告が少なく,有効性は未確立である.

> エンドキサン®注 750 mg/m² BSA+オンコビン®注 1.4 mg/m² BSA(最大投与量2 mg/日)を1日目に,ダカルバジン®注 600 mg/m² BSAを1日目と2日目に投与し,これを3~4週間間隔で反復

- ¹³¹I-MIBG内照射療法はシンチグラフィ集積がある場合に適応となるが,保険適用外であり,また実施施設も限られている.

文献

1) 厚生労働省科学研究費補助金難治性疾患克服研究事業「褐色細胞腫の実態調査と診療指針の作成」研究班(平成21年度),「褐色細胞腫の診断及び治療法の指針に関する」研究班(平成22, 23年度)(編):内科的治療.褐色細胞腫診療指針,厚生労働省科学研究費補助金難治性疾患克服研究事業褐色細胞腫の診断及び治療法の推進に関する研究班,東京,p23-26, 2012
2) 地曳和子ほか:日内分泌会誌 **64**: 707-716, 1988

6 D 副腎および高血圧疾患
Addison 病

- 副腎の病変による慢性的な副腎皮質機能低下症の病態で，副腎皮質由来のステロイドホルモン(コルチゾール，アルドステロン，副腎アンドロゲン)の欠乏より，易疲労感，食欲低下などさまざまな臨床症状を呈する．
- 血中コルチゾール低値と ACTH 高値により診断される．
- 永続的なステロイドホルモンの補充が必要であり，薬の中断や身体的ストレスなどで副腎クリーゼを引き起こす可能性があるため，患者にステロイド補充の必要性・ストレス時の増量の必要性を十分に説明する．

STEP 1 どう考えるか

- Addison 病の原因は特発性(自己免疫性副腎皮質炎)が 49% と最も多く，次いで感染症が 27%(うち結核性 57%)である[1]．
- 特発性 Addison 病ではしばしば他臓器の自己免疫性疾患を合併し，自己免疫性多発内分泌腺症候群(APS)と診断される例もある．

> コルチゾール欠乏症状：易疲労感，食欲不振，体重減少，消化器症状(悪心，嘔吐など)，血圧低下(アルドステロンの欠乏も関与)，発熱，低血糖症状など．
> 副腎アンドロゲン欠乏症状：女性の腋毛，陰毛の脱落など．
> ACTH の分泌亢進：色素沈着(歯肉，爪床，手掌の皮溝など)など．

STEP 2 どう診断していくか

- 早朝，安静，空腹時に血中 ACTH とコルチゾールを測定する：原発性副腎皮質機能低下症ではコルチゾールは低値，ACTH は高値になるが，ACTH が高値でない場合には続発性副腎皮質機能低下症を疑う．

〈血中コルチゾール値による副腎皮質機能低下症の診断〉

> 4 μg/dL 未満：副腎皮質機能低下症の可能性が高い．
> 18 μg/dL 以上：副腎皮質機能低下症は否定的．
> 18 μg/dL 未満：確定診断のため迅速 ACTH 試験を施行．
> ⇒テトラコサクチド 250 μg 静注し，30 分または 60 分後のコルチゾール値が 18 μg/dL 以上であれば副腎皮質機能低下症は否定的．18 μg/dL 未満であれば副腎皮質機能低下症の可能性を否定できない．

各疾患へのアプローチ

- 腹部 CT：両側副腎の萎縮や，石灰化（結核性で認める）を確認する．必ずしも異常がみられるわけではない．
- 一般検査：低血糖，低 Na 血症，好酸球の増多，高 K 血症，正球性正色素性貧血などは副腎皮質機能低下症を疑う所見である．
- 自己免疫性では抗副腎皮質抗体（保険未収載）が参考になる．

STEP 3　どう対処するか

- ステロイド補充療法を行う．ヒドロコルチゾンのみの補充で十分だが，低 K 血症・低血圧が改善されない場合にはミネラルコルチコイドの補充も行う．
- 手術や発熱・下痢・嘔吐などの身体ストレス時には副腎クリーゼ予防のため，ステロイドの補充量を増やす必要がある．
- 患者には身体的ストレス時のステロイド増量の必要性について，十分説明をする．副腎クリーゼの際には意識障害やショック状態となることもあるため，家族など周囲への病状周知や緊急時用カードの携帯も必要である（☞「Ⅲ-A-4．副腎刺激ホルモン単独欠損症」参照）．

1）ステロイド補充療法

- 生理的コルチゾールの分泌量（10〜20 mg/日）と日内変動（1 日 2〜3 回の分割投与，午前中に投与量を多く）に近い補充を行う．ヒドロコルチゾンは血中濃度半減期が 8 時間と比較的短いため，2 回の服用で全身倦怠感などが出現する場合には，3 回に服用を分けるか作用時間の長いデキサメタゾンを使用する（ただしデキサメタゾンはミネラルコルチコイド作用がないため，デキサメタゾンのみでの補充は推奨されない）．

> 下記のいずれか
> コートリル®錠 1 日 20 mg（朝食後 15 mg，夕食後 5 mg）
> コートリル®錠（10 mg）1 回 1 錠，1 日 1 回，朝食後 ＋ デカドロン®（0.5 mg）1 回 0.5 錠，1 日 1 回，夕食後

- 上記処方で低 Na 血症・低血圧が改善されない場合は下記処方に加える．

> フロリネフ®錠（0.1 mg）1 回 0.5 錠，1 日 1 回，朝食後

> **POINT**　ASP2 型などにより甲状腺機能低下症を合併している症例では，まずコルチゾールの補充を行ってから甲状腺ホルモンを補充する（甲状腺ホルモンを先に補充すると副腎不全を増悪させる可能性があるため）．

2）身体的ストレス時や周術期

● 副腎クリーゼ予防のため，通常よりステロイド補充量を増やす．

①軽度のストレス（38℃までの発熱，軽度の悪心・嘔吐，内視鏡検査，抜歯など）

> ヒドロコルチゾンを通常の2～3倍量を経口または経静脈的に投与

②中等度のストレス（38℃を超える発熱，頻回の下痢・嘔吐，局所麻酔での手術など）

> ヒドロコルチゾン 50～75 mg/日を経口または経静脈的に投与，2～3日で通常量まで減量

③重度のストレス（開腹術，開胸術など）

> ヒドロコルチゾン 100～200 mg/日を術当日に経静脈的に投与，その後全身状態をみながら3～4日で通常量まで減量

文献

1) 柳瀬敏彦ほか，アジソン病，副腎性サブクリニカルクッシング症候群の全国における実態調査．厚生労働省科学研究費補助金難治性疾患克服研究事業副腎ホルモン産生異常に関する調査研究研究報告書，平成22年度，厚生労働省科学研究費補助金（難治性疾患克服研究事業）「副腎ホルモン産生異常に関する調査研究」班，東京，p139-146, 2011

7 D 副腎および高血圧疾患
先天性副腎皮質過形成(CAH)

- 先天性副腎皮質過形成(CAH)は副腎のステロイド合成酵素異常によって生じる疾患の総称である．障害される酵素によりグルココルチコイド，ミネラルコルチコイド，副腎アンドロゲンの過剰や欠乏を呈する．
- 21-水酸化酵素欠損症(21-OHD)が約90%を占め，最も頻度が多い．
- 21-OHD古典型では生後間もなく色素沈着や外性器異常に加え塩類喪失症状がみられ比較的診断は容易である．一方非古典型では臨床症状が軽微であり，低身長，不妊，多毛などを契機に診断される．
- 17α水酸化酵素欠損症，11β水酸化酵素欠損症ではミネラルコルチコイド増加による高血圧を呈する．

STEP 1　どう考えるか

- CAHは原因により，21-OHD，11β-水酸化酵素欠損症，17α-水酸化酵素欠損症，3β-ヒドロキシステロイド脱水素酵素欠損症などに分類される[1]．図1にステロイド合成経路とそれに関わる酵素を示す．
- 身体所見として色素沈着，男性化(多毛，女性では陰核肥大，男性では陰茎肥大など)，高血圧に注目する．
- 21-OHDは常染色体劣性遺伝を示す．わが国では新生児マススクリーニングが施行されており1.5～2万に1人の頻度で発見される．

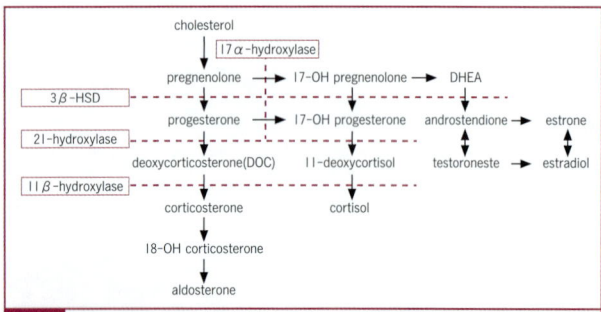

図1 副腎皮質におけるステロイド合成代謝経路とそれにかかわる酵素

D 副腎および高血圧疾患
7 先天性副腎皮質過形成(CAH)

STEP 2　どう診断していくか

- 臨床所見が男性化型か高血圧型かに注目する.
- 欠損する酵素の基質となる前駆ステロイドは増加し, プロダクトとなるステロイドは減少することから, 酵素欠損の病態により測定するステロイドが異なる.
- 21-OHD では血中 17-ヒドロキシプロゲステロン(17-OHP)の増加を確認するが, 非典型例では ACTH 負荷により 17-OHP の過剰反応性を評価する.
- 17α水酸化酵素欠損症, 11β水酸化酵素欠損症ではデオキシコルチコステロン(DOC)の増加を確認する.

STEP 3　どう対処するか

- 21-OHD ではヒドロコルチゾン, 塩類喪失型例ではフルドロコルチゾンの補充を行う.

> 下記のいずれか[2)]
> (小児)コートリル®錠 1 日 10〜20 mg/m², 分 3, 毎食後
> (成人)コートリル®錠 1 日 10〜15 mg/m², 分 3, 毎食後
> (成人)デカドロン®錠 1 日 0.25〜0.75 mg, 分 2, 朝食後　眠前
> (塩類喪失例)上記に加えてフロリネフ®錠 1 日 0.025〜0.2 mg, 分 2, 朝・夕食後

*成長期を過ぎた成人においては長時間作用型のデキサメサゾンの眠前投与が早朝の ACTH 抑制に有用であると報告されている.

- グルココルチコイドの補充により, 過剰分泌されていた ACTH を抑制することによりアンドロゲン過剰あるいは DOC 過剰を是正することができる.
- ヒドロコルチゾンの補充量は臨床症状, 血中 17-OHP から総合的に判断し決定する. 血中 17-OHP は 10.0 ng/mL 以下を目安とする[3)]. ストレス時にはヒドロコルチゾンを増量が必要である. フルドロコルチゾンの補充量はレニン活性が指標となる.

POINT　生涯治療の面からは, グルココルチコイドの過剰補充投与は, 代謝面や QOL に悪影響を及ぼすと考えられており, 可能な限り至適補充量の投与に努める.

文献

1) 臼井 健:先天性副腎皮質過形成,内分泌代謝専門医ガイドブック,第3版,成瀬光栄ほか(編),診断と治療社,東京,p214-220, 2012
2) 副腎クリーゼを含む副腎皮質機能低下症の診断と治療に関する指針作成委員会:副腎クリーゼを含む副腎皮質機能低下症の診断と治療に関する指針(最終版)〈http://square. umin.ac.jp/endocrine/rinsho_juyo/pdf/zinfuzen.pdf〉(2015年7月参照)
3) 柳瀬敏彦ほか:日内会誌 **103**:901-907, 2014

8 D 副腎および高血圧疾患
副腎偶発腫瘍（副腎インシデンタローマ）

- 副腎疾患の検索以外の目的で実施された画像検査（超音波検査，CT，MRI など）で偶然に発見された副腎腫瘤を副腎偶発腫瘍と総称する．
- 画像診断の普及に伴い発見頻度が増加しており，さまざまな診療科で経験されている．
- 明らかな内分泌活性を欠如する腫瘍が多いが，内分泌活性を有する機能性副腎腫瘍も偶然に発見されることもあることもあり，慎重な鑑別診断が重要である．

STEP 1　どう考えるか

- 発見のきっかけとなる画像検査の施行目的は腹部愁訴や肝・胆道系，呼吸器症状や肺疾患，腎・尿路系疾患の精査，健康診断などが多い．
- 原因疾患の約 50％は非機能性腺腫だが，種々の機能性腫瘍，副腎癌や転移性副腎腫瘍などの悪性腫瘍，褐色細胞腫なども含まれる．原因疾患により治療法，予後が全く異なるため慎重な鑑別診断を要する[1]．

STEP 2　どう診断していくか

1）診察
- Cushing 症候群や褐色細胞腫などの機能性副腎腫瘍でみられる症状や徴候（中心性肥満，満月様顔貌，男性化，発作性高血圧，体重減少など）を確認する．
- 高血圧，糖尿病，肥満，低 K 血症なども機能性副腎腫瘍を疑うきっかけとなる．
- 悪性腫瘍の既往がある場合には転移性副腎腫瘍も疑う．

2）検査
- 画像所見上，腫瘍径が 4 cm 以上，辺縁不整，石灰化，MRI の T2 強調像で高信号，血中 DHEA-S 高値などは副腎癌を示唆する．転移性副腎腫瘍は通常，両側性，多発性であるが，一側性，単発性のこともあるので注意を要する．転移性の場合は原発巣の検索が重要である．

3）各疾患の診断
- 原発性アルドステロン症：径 1 cm 以下の例が多いことから，副腎偶発腫瘍で診断されることは少ないが，高血圧を合併する例では必

ず疑って検査する(☞Ⅲ-D-3参照).
- **Cushing症候群**：特徴的な身体徴候を確認後，デキサメタゾン抑制試験，日内変動からコルチゾールの自律性分泌を確認，下垂体MRIあるいは副腎CTで原因となる腫瘍の存在を診断する(☞Ⅲ-D-4参照).
- **subclinical Cushing症候群**：厚生労働省副腎ホルモン産生異常症研究班の診断基準(平成7年度報告)に準拠して診断する(☞Ⅲ-D-4参照).
- **褐色細胞腫**：副腎偶発腫としての発見も少なくない．約10%は副腎外性(傍神経節細胞腫)，悪性である．血中，尿中のカテコラミン，尿中カテコラミンの代謝産物(メタネフリン，ノルメタネフリン)の増加，CTや ^{123}I-MIBGシンチグラフィによる腫瘍の確認にて診断する(☞Ⅲ-D-5参照).
- **非機能性副腎腺腫**：内分泌活性がないこと，悪性を示す所見がないことを確認後に診断可能である．通常，1〜3cm程度で辺縁整，類円形である．6ヵ月から1年以内に腫瘍サイズの増大を認める場合は悪性を考慮する．

STEP 3 どう対処するか

- 機能性腫瘍や悪性腫瘍を疑う場合には手術を検討する．

〈手術適応〉

- ・機能性腫瘍
- ・腫瘍径4cm以上
- ・腫瘍径4cm未満だが増大傾向がある
- ・副腎症が疑われる

- 非機能性腺腫では定期的(6ヵ月〜1年ごと)に画像検査(MRIないしCT)や内分泌検査にて経過観察する．

文献

1) 成瀬光栄：副腎インシデンタローマ(偶発腫瘍)，今日の治療指針2014年版，山口徹ほか(監)医学書院，東京，p749，2014

9 D 副腎および高血圧疾患
副腎皮質癌

- きわめてまれな内分泌癌.初期には副腎に限局し,手術で治癒可能であるが,70%は副腎外に転移(肺,肝,腹膜,骨など)を認め,予後はきわめて不良である.
- 約60%が副腎ホルモンの過剰分泌によるCushing症候群,副腎性器症候群,原発性アルドステロン症などを呈するが,単一ホルモンの過剰よりも複数のホルモン過剰を示すことが多い.
- 原発腫瘍の大きさ,局所浸潤の範囲,所属リンパ節または遠隔部位への拡がりの有無によって病期を決定するとともに,切除可能か否かにより,可能な治療法を選択する.

STEP 1 どう考えるか

- 発見のきっかけは①副腎偶発腫瘍(副腎部分に比較的大きく不整形の腫瘍),②副腎ホルモンの過剰症状(Cushing徴候,男性化など)がある.
- 内分泌学的検査と画像検査により病態の正確な評価が必要である.
- 異なるモダリティの画像検査を組み合わせて,原発病変の性状と転移病変の広がりを評価して,病期を判定し治療法を選択する.

STEP 2 どう診断していくか

1) 内分泌学的検査[1]

- グルココルチコイド,性ステロイドホルモン,ミネラルコルチコイドなどさまざまなホルモンを分泌する可能性がある.コルチゾール,ACTH,DHEA-S,テストステロン,エストラジオール,アルドステロン,レニン活性などを測定し,過剰分泌が疑われれば,各々の機能確認検査を行う.また,腫瘍が大きく褐色細胞腫との鑑別が必要な場合にはカテコラミンを測定する.

2) 画像検査

- CTまたはMRIが第一選択となる.
- 腫瘍サイズ:通常,5cm以上は悪性の可能性が高いとされるが,それ以下の副腎癌も少なからず報告されているため,3〜5cmの腫瘍では良性と決めつけず,定期的(3〜12ヵ月ごと)に経過観察する.
- CT所見:辺縁不整,内部不均一,石灰化,不均一な造影が特徴である.局所および下大静脈内への浸潤,リンパ節,肺,肝臓などへの転移も評価する.単純CTでCT値≧10 HU,造影CTでwash-

表1	副腎皮質癌の病理組織所見に関する Weiss criteria

1. 核異型度
2. 細胞分裂像の亢進
3. 異型細胞分裂像の存在
4. 淡明細胞が腫瘍の25%未満
5. びまん性・充実性あるいは肥厚した索状の増殖パターンが全体の1/3以上
6. 凝固壊死あり
7. 被膜浸潤あり
8. 洞血管への浸潤あり
9. 静脈侵襲あり

※3項目以上が陽性であれば副腎皮質癌と診断

[文献2より改変して引用]

out の減弱,遅延相(10〜15分)における HU≧35 は癌を示唆する.
- MRI 所見:T1 強調画像で等信号強度,T2 強調画像で中等度から高信号強度を示す.局所や下大静脈への浸潤の評価に有用である.
- ^{131}I-adosterol 副腎シンチグラフィ:コルチゾール産生例では腫瘍側にのみ取込み,対側の取込みは消失する.一方,機能性の程度が弱いあるいは非機能性では,腫瘍とは反対側の副腎にのみ取込みを認める(disconcordant)ことがあり注意を要する.
- FDG-PET:転移巣の発見にも有用であるが,偽陰性,偽陽性に注意する.

3) 病理組織検査[2]
- Weiss の指標(表1)[2] が一般的である.核異型,細胞分裂,被膜浸潤などの病理組織学的所見9項目を検討し,3項目以上陽性で癌と診断する.細胞増殖の指標である Ki-67(MIB-1)による免疫組織染色も有用で,2.5%を超えると副腎癌の可能性が高い.針生検は遠隔転移のリスクがある.

4) 病期分類 Staging
- 病期分類は腫瘍径(T),リンパ節転移(N),遠隔転移(M)の3つの構成要素の組み合わせにより Stage I から IV に分類される.UICC/WHO2004 分類(UICC 分類),日本泌尿器科学会・日本病理学会「副腎腫瘍取扱い規約」による病期分類,ENSAT tumor stage 2008(表2)[3] がある.ENSAT tumor stage 2008 では各病期の5年生存率は,stage I 82%,stage II 61%,stage III 50%,stage IV 13% であった.

STEP 3 どう対処するか

- 希少疾患であるため,エビデンスレベルの高い治療法はない.Fassnacht ら[3] は 350 例を超える症例の経験から,腫瘍が切除可能か否かによる治療法の選択(図1)を提案している.

D 副腎および高血圧疾患
9 副腎皮質癌

表2 European Network for the Study of Adrenal Tumors Classification 2008

Stage		
I	T1 N0 M0	T1≦5 cm
		T2>5 cm
II	T2 N0 M0	T3 周囲組織への腫瘍の浸潤
		T4 隣接臓器への腫瘍の浸潤，または大静脈や腎静脈の静脈腫瘍血栓
III	T1-T2 N1 M0	N0 リンパ節転移なし
	T3-T4 N0-N1 M0	N1 リンパ節転移あり
IV	T1-T4 N0-N1 M1	M0 遠隔転移なし
		M1 遠隔転移あり

[文献3より改変して引用]

1）腫瘍の切除が可能な例

- 再発リスクの程度により治療を検討する．病理検査でKi-67が10%以上では再発リスクが高いと考えられ，ミトタンによる補助療法を行う．血管浸潤・被膜浸潤を認め，Ki-67 indexが20%以上の症例は局所再発のリスクがさらに高く，補助療法としてミトタンに加えて腫瘍床への放射線治療を検討する．下大静脈に腫瘍塞栓

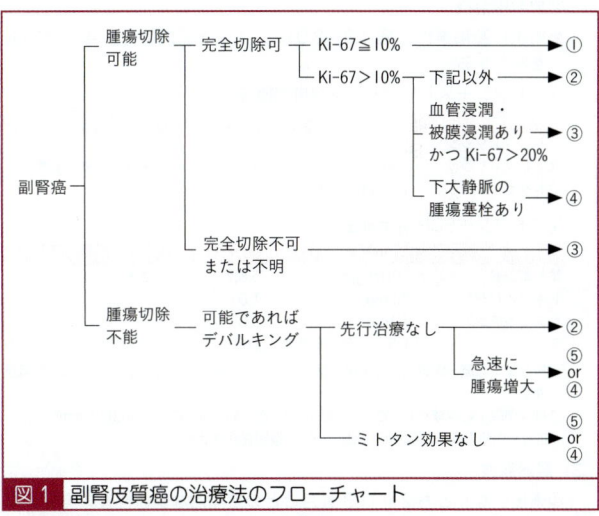

図1 副腎皮質癌の治療法のフローチャート

①経過観察，②ミトタン，③ミトタンと放射線治療，④ミトタンとストレプトゾシン，⑤ミトタンとEDP

[文献3より改変して引用]

を認める症例も再発のリスクが高く，ミトタンに加えてストレプトゾシン（適応外薬）の投与を検討する．Ki-67 が 10% 以下の再発リスクが低い症例に対しての補助療法の有効性についてはエビデンスがないが，ミトタンによる補助療法を検討する．

2) **腫瘍の切除が不可能な例**
- 腫瘍を完全切除できない例でも，内科的治療でホルモン過剰症状が改善できない場合には，可能であれば手術による腫瘍容積（原発巣と転移巣の両方）の減少が有用とされる．先行治療がない場合はミトタン単剤による治療を行う．腫瘍の進行が早い場合は，ミトタンとエトポシド，ドキソルビシン，シスプラチンの併用（EDP），またはミトタンとストレプトゾシンの併用を行う．

①ミトタン
- 1.5 g/日より開始し，比較的短期間に 5〜6 g/日まで増量する．2 週間後にミトタン血中濃度を測定し，目標血中濃度 14〜20 mg/L に満たない場合は増量する．

  ※副作用発現時には減量を検討する．血中濃度が 20 mg/L を超えると中枢神経症状の発現頻度が増加する．通常，副作用は可逆的であるため，いったん休薬後，少量から再開する．副腎皮質機能低下症をきたすため，比較的大量のヒドロコルチゾン（50 mg/日）を補充する．

②放射線治療
- 術後に腫瘍巣に 1 回 1.8〜2.0 Gy，4〜5 週間で合計 40〜60 Gy を照射する．

③ミトタン＋ストレプトゾシン併用療法

薬剤	投与量	投与日	投与間隔
ストレプトゾシン	1 g/日	1,2,3,4,5	初回のみ
ストレプトゾシン	2 g/日	4	2 コース目以降・3 週ごと
ミトタン	1.5 mg/日より漸増	連日	

④ミトタン＋EDP 併用療法

薬剤	投与量*	投与日	投与間隔**
エトポシド	100 mg/m²	5,6,7	4 週ごと
ドキソルビシン	20 mg/m²	1,8	
シスプラチン	40 mg/m²	2,9	
ミトタン	1.5 mg/日より漸増	連日	

*投与量：治療の間歇期に好中球＜500/mm³，血小板＜30,000/mm³ → 25% 減量する
**投与間隔：好中球＜1,000〜1,500/mm³，血小板＜50,000〜100,000/mm³
血液系以外の副作用（grade＞2） → 1 週間遅延させる

3) **経過観察**
- 術後少なくとも 2 年は 3 ヵ月ごとの定期的な画像検査の実施が推奨され，またホルモン産生腫瘍では 3 ヵ月ごとの血中ホルモン測定が再発評価に有用である．その後は段階的に間隔をあけ，術後

10年までは再発の評価を継続する．
- コルチゾール産生腫瘍では腫瘍完全摘出された場合には副腎不全となるため，術後のステロイド補充が必要である．

文献

1) 立木美香ほか：副腎がん．What's New in Oncology，佐藤隆美ほか（編），p.635，南山堂，東京，2012
2) Sasano H, et al：Endocr Pathol **17**：345-354, 2006
3) Fassnacht M, et al：Cancer **115**：243-250, 2009

10 D 副腎および高血圧疾患
腎血管性高血圧

- 腎動脈の狭窄による高血圧で全高血圧患者の約1％を占める．
- 中・高年者では粥状動脈硬化で，末梢動脈疾患や冠動脈疾患など他の血管病変の合併が多い．若年者では線維筋性異形成が多い．
- レニン-アンジオテンシン（RA）系阻害薬を主とする薬物治療を行うが，線維筋性異形成では経皮的腎血管形成術が推奨される．

STEP 1 どう考えるか

- 高血圧と腎虚血により進行性の腎機能障害の原因となる一方，適切な治療により治癒も可能であることを認識する．
- 若年発症高血圧，重症，治療抵抗性高血圧，進行性に増悪する高血圧では必ず疑う必要がある（表1）[1]．
- 腎動脈に狭窄があることを画像診断で形態学的に証明すること，その狭窄が機能的に有意であることを機能検査で確認する．
- 経皮的腎血管形成術（PTRA）と薬物治療の選択のために正確な原因診断が必要である．

表1 腎血管性高血圧を疑う患者

若年発症高血圧
重症高血圧
治療抵抗性高血圧
増悪する高血圧
腹部血管雑音
腎サイズの左右差
RA系阻害薬での腎機能障害悪化　　など

［文献1より引用］

STEP 2 どう診断していくか

- 日本高血圧学会『高血圧治療ガイドライン2014』に準拠して行う（図1）[1]．
- 形態的かつ機能的診断のスクリーニングとしては腎動脈超音波が最も有用性が高い（感度83〜87％，特異度81〜91％）．しかし短所として技術的習熟が必要であることが挙げられる．
- 従来，重視されてきた血漿レニン活性，カプトプリル試験（表2），レノグラムなどの機能検査は，感度，特異度の観点から補助的に活用する．
- 腎機能が正常の場合はMRアンジオグラフィ（MRA）またはCTアンジオグラフィ（CTA）により狭窄部位と程度を評価する．腎機能障害がある場合は非造影MRAあるいはCTAの実施を考慮する．

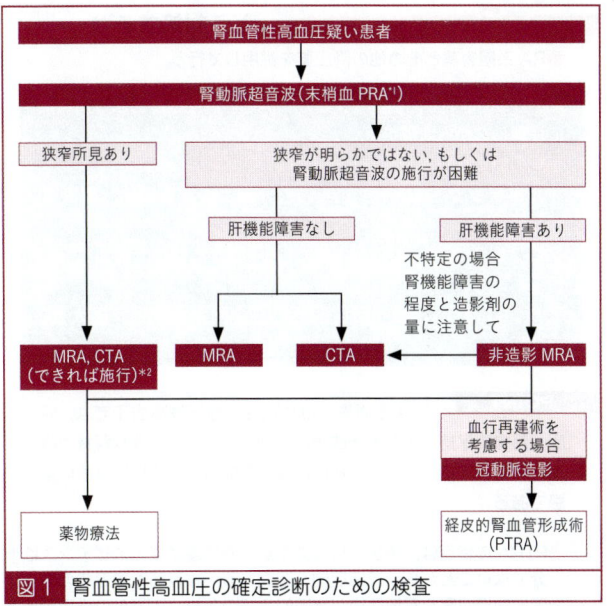

D 副腎および高血圧疾患
10 腎血管性高血圧

```
                    腎血管性高血圧疑い患者
                             │
                    腎動脈超音波(末梢血 PRA[*1])
                    │                    │
              狭窄所見あり      狭窄が明らかではない,もしくは
                    │          腎動脈超音波の施行が困難
                    │             │              │
                    │        肝機能障害なし    肝機能障害あり
                    │             │              │
                    │             │         不特定の場合
                    │             │         腎機能障害の
                    │             │         程度と造影剤の
                    │             │         量に注意して
                    │             │              │
              MRA, CTA          MRA   CTA ← 非造影 MRA
              (できれば施行)[*2]              │
                    │                         │
                    │                    血行再建術を
                    │                    考慮する場合
                    │                    ┌─────────┐
                    │                    │ 冠動脈造影 │
                    │                    └─────────┘
                    ↓                         ↓
                 薬物療法                 経皮的腎血管形成術
                                              (PTRA)
```

図1 腎血管性高血圧の確定診断のための検査

[*1] 適宜,末梢血 PRA,カプトプリル PRA,レノグラムなどの機能的診断は補助的に使用する
[*2] 腎機能障害の場合は非造影 MRA もしくは CTA を考慮する

[文献1より引用]

●血行再建術を考慮する場合には腎動脈造影を実施する.

表2 カプトプリル試験の判定基準(Müller ら)

- 1時間後の血漿レニン活性が
  ① 12 ng/mL/時以上
  ② 前値より 10 ng/mL/時以上の増加
  ③ 前値より 150%以上の増加(前値が 3 ng/dL/時未満の時は 400%以上の増加)
- 以上のすべてを満たした場合を陽性とする.

III 各疾患へのアプローチ

STEP 3 どう対処するか

● RA系阻害薬とその他の降圧薬を併用して行う．

> ARBあるいはACE阻害薬を少量から開始，降圧程度および腎機能に注意しながら増量する．
> 下記のいずれか
> オルメテック®錠(5 mg) 1回1錠，1日1回から開始，最大40 mg/日
> プロプレス®錠(2 mg) 1回1錠，1日1回から開始，最大12 mg/日
> ア バプロ®錠(50 mg) 1回0.5錠，1日1回から開始，最大200 mg/日

POINT RA系阻害薬は片側性腎血管性高血圧では，降圧，腎機能保持，生命予後改善に有効であるが，急速な腎機能障害をもたらすことがある．特に両側性腎血管性高血圧では原則禁忌である．

● PTRAの併用は，降圧には有効だが，腎保護効果のエビデンスは十分でないことから，適応症例を選択する．線維筋性異形成の場合は降圧効果が高く長期予後が比較的良好のため，PTRAの施行が推奨される．

文献

1) 日本高血圧学会高血圧治療ガイドライン作成委員会(編)：腎血管性高血圧症．高血圧治療ガイドライン2014，日本高血圧学会，東京，p117，2014

D 副腎および高血圧疾患

11 Liddle 症候群・Bartter 症候群・Gitelman 症候群・apparent mineralocorticoid excess (AME) 症候群

- いずれも遺伝子変異を原因として発症する疾患で，電解質異常を伴う．どれも頻度はきわめて少ないが，Gitelman 症候群は日常臨床において少なからず経験する．
- 低 K 血症，代謝性アルカローシスが共通してみられる．Liddle 症候群，AME 症候群は高血圧，低レニン，低アルドステロン血症を呈し，Bartter 症候群，Gitelman 症候群は正常血圧，高レニン，高アルドステロン血症を呈する．確定診断には原因遺伝子の解析が必要である．
- Liddle 症候群はトリアムテレン，AME 症候群はアルドステロン拮抗薬で治療する．Bartter 症候群，Gitelman 諸侯群では脱水，電解質異常の補正が治療の基本となる．

STEP 1　どう考えるか

- 原因不明の低 K 血症が持続する場合にこれらの疾患を疑う．
- **Liddle 症候群**：腎皮質集合尿細管の管腔側に局在する上皮型 Na チャネル（ENaC）の機能亢進による[1]．Na 再吸収と K 排泄が亢進し，高血圧と低 K 血症を生じる．
- **Bartter 症候群**：ヘンレ上行脚に存在する輸送体とその調節因子の遺伝子変異が原因とされ，病因遺伝子により 1 型〜5 型に分類される．ヘンレ上行脚における Na，クロールの再吸収障害により，循環血漿量，塩類の喪失をきたす[2]．
- **Gitelman 症候群**：遠位曲尿細管に存在するサイアザイド感受性 Na-Cl コトランスポーター（NCCT）の機能喪失により，Na，クロールの再吸収障害をきたす．また，Mg 排泄と Ca の再吸収亢進により，低 Mg 血症，低 Ca 尿症をきたすことが特徴．Bartter 症候群とほとんど同じ臨床像を示すが，Bartter 症候群より症状が軽く成人になり初めて診断されることもある[3]．テタニーの合併頻度も高い．
- **AME 症候群**：11β-HSD2 遺伝子変異によりその酵素活性を欠損し，コルチゾールからコルチゾンへの変換が阻害される結果，コルチゾールがミネラルコルチコイド受容体と結合して，アルドステロン過剰と類似の病態を呈する[4]．

※漢方薬などに含まれる甘草も 11β-HSD2 活性を阻害する結果，同様の病態を呈する（偽性アルドステロン症）．

STEP 2　　どう診断していくか

- Liddle症候群：低K血症を伴う高血圧，低レニン，低アルドステロン血症が特徴．鑑別疾患として，デオキシコルチコステロン（DOC）産生腫瘍，Cushing症候群，AME症候群，偽性アルドステロン症などがある．ENaCの阻害薬であるトリアムテレンへの反応性が診断的治療になるが，ENaC遺伝子変異の有無で確定診断する．
- Bartter症候群：新生児期，幼児期に成長障害，多飲多尿，著明な脱水所見を認める．低K血症，正常血圧，高レニン，高アルドステロン血症が特徴．発症年齢や内服薬（利尿薬や下剤の乱用など）の病歴から偽性Bartter症候群と鑑別する．確定診断は各原因遺伝子（$NKCC2$, $ROMK1$, $ClC-Ka$, $ClC-Kb$, $BSND$）変異の有無を確認による．
- Gitelman症候群：低K血症，正常血圧，高レニン，高アルドステロン血症が特徴．Bartter症候群との鑑別は①低Mg血症，低Ca尿症の合併，②フロセミド，サイアザイド負荷による反応性の有無，③NCCT遺伝子変異の有無の検索による．
- AME症候群：低K血症を伴う高血圧，低レニン，低アルドステロン血症が特徴．生下時に低体重，重症高血圧，発育障害，多飲多尿を認める．血中コルチゾール（F）/コルチゾン（E）比，尿中の遊離F/E比から11β-HSD2活性を評価する．11β-HSD2遺伝子変異を解析し確定診断する．偽性アルドステロン症との鑑別が重要．

STEP 3　　どう対処するか

- 遺伝子診断による確定診断を行う際には，遺伝カウンセリング行ったのち，施行する．
- 低K血症の是正にK製剤を用いるが単独では効果不十分なことが多い．

スローケー®錠（600 mg）1回1〜2錠，1日1回，食後

POINT　Bartter症候群，Gitelman症候群ではRA系阻害薬は投与により体液喪失を助長する可能性がある．

1）Liddle症候群

- トリアムテレンを投与する．海外で使用されるアミロライドはわが国では未承認である．食塩摂取制限も合わせて行う．

トリテレン®カプセル（50 mg）1回1〜2錠，1日2回

2) Bartter症候群

●脱水と血清Kの補正が基本である．RA系阻害薬やプロスタグランジン合成阻害薬を併用する．後者は長期投与に際して腎障害に注意する．

①に適宜②を追加する．
①アルダクトン®A錠(25 mg) 1回1〜2錠，1日1〜2回，食後
②インテバン®SPカプセル(25 mg) 1回1カプセル，1日2回(保険適用外)

3) Gitelman症候群

●Bartter症候群と同様．低Mg血症に対してMg製剤を併用する．

①に適宜②を追加する．
①アルダクトン®A錠(25 mg) 1回1〜2錠，1日1〜2回，食後
②酸化マグネシウム 1回1〜2 g，分3，食後

4) AME症候群

●スピロノラクトンの投与と食塩摂取制限を行う．

アルダクトン®A錠(25 mg) 1回1〜2錠，1日1〜2回，食後

文献

1) 北村健一郎：Liddle症候群．内分泌代謝専門医ガイドブック，第3版，成瀬光栄ほか(編)，診断と治療社，東京，p249, 2012
2) 寺田典生：Bartter症候群．内分泌代謝専門医ガイドブック，第3版，成瀬光栄ほか(編)，診断と治療社，東京，p251, 2012
3) 菅原 明ほか：Gitelman症候群．内分泌代謝専門医ガイドブック，第3版，成瀬光栄ほか(編)，診断と治療社，東京，p254, 2012
4) 宮森 勇ほか：AME症候群．内分泌代謝専門医ガイドブック，第3版，成瀬光栄ほか(編)，診断と治療社，東京，p256, 2012

12 D 副腎および高血圧疾患
妊娠と高血圧

- 日本高血圧学会『高血圧診療ガイドライン 2014』に準拠する.
- 妊娠高血圧症候群(PIH)は妊娠 20 週以降,分娩後 12 週まで高血圧を認める場合を指す.
- 薬物治療は通常収縮期血圧 160/110 mmHg 以上で開始するが,妊婦あるいは産褥女性で収縮期血圧 180 mmHg 以上あるいは拡張期血圧 120 mmHg 以上の場合は高血圧緊急症と診断し,ただちに降圧治療を開始する.
- 妊娠を契機に原発性アルドステロン症や褐色細胞腫が発見されることがあるため,PIH でも内分泌性高血圧の可能性を考慮する.

STEP 1　どう考えるか

- 血圧上昇のタイミングと程度の評価が診断と治療方針決定に重要である.
- 正常妊娠の血圧:妊娠初期に低下,中期には妊娠前の血圧に復帰,32 週を過ぎたころから上昇傾向示す.
- PIH の血圧:20 週ごろより血圧上昇を認めることが多い.
- 常に,内分泌性高血圧合併の可能性を考慮する.

STEP 2　どう診断していくか

- 診察室血圧基準に沿って診断する.家庭血圧や 24 時間自由行動下血圧測定(ABPM)も参考所見とする.
- 妊娠前後の高血圧,蛋白尿の有無や妊娠後の痙攣の有無を確認し,①妊娠高血圧,②妊娠高血圧腎症,③加重型妊娠高血圧腎症,④子癇に分類する.

STEP 3　どう対処するか

- 軽症高血圧(140〜159 mmHg/90〜109 mmHg):安静,軽度の塩分制限が治療の中心である.過度の減塩は胎盤血流の低下を引き起こす危険性が高いため推奨されない[1].
- 重症高血圧(160/110 mmHg 以上):降圧薬の開始を検討する.降圧目標は収縮期血圧 160 mmHg,拡張期血圧 110 mmHg 未満とされている[2].
- 妊娠 20 週未満:メチルドパ,ラベタロール,ヒドララジンが第一選薬である.前 2 つは交感神経抑制薬,ヒドララジンは血管拡張薬であり,2 剤を併用する場合は異なる作用機序の組み合わせが望

ましい.
- ●妊娠 20 週以降:上記 3 剤に加えて長時間作用型ニフェジピンも第一選択薬となる.それ以外の Ca 拮抗薬はエビデンスが不十分であり推奨されない.

下記のいずれか
① アルドメット®錠(250 mg) 1 回 1 錠, 1 日 3 回, 食後
② アプレゾリン®錠(10 mg) 1 回 1 錠, 1 日 3 回, 食後
〈以上で不十分な場合〉
③ ① と ② の併用
④ アプレゾリン®錠(10 mg) 1 回 1 錠, 1 日 3 回, 食後
　＋トランデート®錠(50 mg) 1 回 1 錠, 1 日 3 回, 食後
〈妊娠 20 週以降, ①〜④ で不十分な場合〉
上記に加えてアダラート®CR 錠(10 mg) 1 回 1 錠, 1 日 3 回, 食後

POINT　根本的治療は妊娠の中断であることと, PIH の降圧療法に関してはまず母体保護を第一優先とすることを考慮し, 産科医と密接に連携する.
　妊娠の可能性のある女性と妊婦に対しては ACE 阻害薬, ARB のいずれも原則として使用しない.

文献

1) 日本妊娠高血圧学会(編):妊娠高血圧症候群(PIH)ガイドライン 2009, メジカルビュー, 東京, p73, 2009
2) 日本高血圧学会高血圧治療ガイドライン作成委員会(編):妊娠と関連した高血圧. 高血圧治療ガイドライン 2014, 日本高血圧学会, 東京, p98, 2014

1 E 性腺疾患
アプローチのしかた

a 診察のすすめ方

- 性腺疾患でも他のホルモン異常と同様に機能亢進の病態と機能低下の病態がある.
- 機能亢進は思春期前に生じたときに思春期早発症として症状が顕著に現れる. 陰毛, 腋毛の発生のほか, 男児では外性器の発育や変声が, 女児では乳房の発育や初経が早期に起こる. しかし, 男児のエストロゲン産生腫瘍, 女児の 21 水酸化酵素欠損症などでは異性の思春期早発が起こる.
- 機能低下では性腺機能低下症となり, 思春期前に生じるか, 思春期後に生じるかにより症状が異なる. 思春期前の発症では二次性徴が欠如し, 思春期後の発症では不妊や無月経が主訴となる. 性欲の低下, 勃起障害, 陰毛や腋毛の脱落の有無に注意する.
- 身体診察では外性器, 内性器の異常を評価する. 男性であれば尿道下裂や尿道上裂の有無, 陰茎長, 精巣の大きさ, 陰毛の発育, 女性であれば多毛, 外性器の男性化の有無, 乳房, 陰毛の発育など.
- 女性であれば月経歴を確認する. 稀発月経や無月経から性腺機能低下を疑う.

b どのような評価・検査を行うか

- 二次性徴の評価の指標に, 外性器, 乳房, 陰毛の発育により評価する Tanner 分類が用いられる(表 1, 図 1). 日本人での正常な二次性徴発現時期は, 女児で乳房の Tanner stage 2 が 9.7±1.9 歳(平均±2SD), 陰毛発生が 11.5±2.1 歳, 男児で精巣容積 3 mL が 11.5±1.5 歳, 外性器 Tanner stage2 が 12.2±2.1 歳, 陰毛発生が 13.5±2.2 歳である.
- 成長曲線を作成し, 成長速度の変化をみることが重要である. 思春期早発症では身長スパートが早くなる. また低身長のある場合, 明らかな成長速度の変化があれば脳腫瘍などの原因の検索が必要である.
- 思春期早発症では身長スパートが早くなるが, 骨成熟の促進により骨端線閉鎖が早くなり, 最終的に低身長となることがある. 骨年齢相当の身長が成人身長の予測に用いられる. 性腺機能低下でも低身長となるが, 骨成熟も遅延するため骨年齢相当の身長は平均である.
- 高 PRL 血症が低ゴナドトロピン性性腺機能低下症の原因となりうる. ドパミン拮抗薬が高 PRL 血症を引き起こすので, 必ず内服薬を確認する. 乳汁分泌の有無に注意する.

E 性腺疾患
1 アプローチのしかた

表1 Tanner stage

男性外性器
Stage1 思春期前.
Stage2 陰囊と精巣が発育し，陰囊は赤みを帯びて表皮が変化する.
Stage3 陰茎が長くなり，精巣がさらに発育する.
Stage4 陰茎が太さを増し，亀頭が発達する．陰囊，精巣は大きくなり，陰囊の皮膚が黒くなる.
Stage5 成人型.

乳房
Stage1 思春期前.
Stage2 乳房，乳頭が隆起し，乳輪が大きくなる.
Stage3 乳房，乳輪がさらに大きくなるが，輪郭ははっきりしない.
Stage4 乳輪，乳頭が乳房の上に第2の隆起をつくる.
Stage5 成熟型．乳輪が後退し乳頭のみの突出となる.

陰毛
Stage1 思春期前．前腕のような産毛があることもある.
Stage2 長くわずかに色のついた，直毛もしくは曲毛が陰茎基部，陰唇にまばらに出現する.
Stage3 より色の濃く，太く縮れた陰毛が恥骨結合に散在する.
Stage4 成人型であるが領域が狭く，大腿中央には達しない.
Stage5 成人型．上部の境界が水平になる.

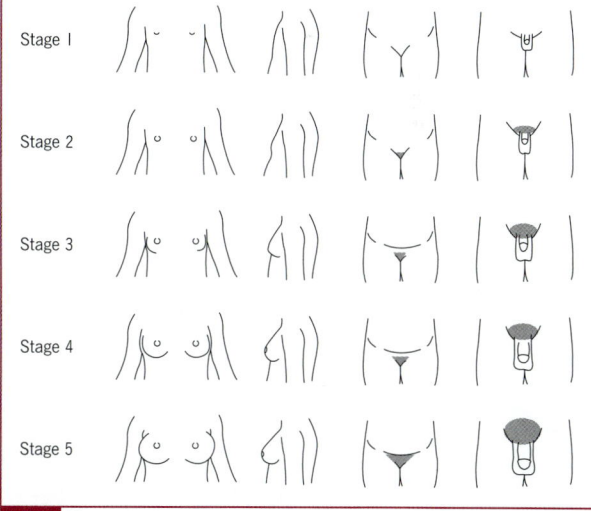

図1 Tanner stage

c 診断アプローチのしかた

- 内分泌学的検査によりホルモン分泌の亢進,低下の有無を評価し,原因となる部位(性腺,下垂体,視床下部)を推定する.下垂体ホルモン(LH, FSH)とその標的器官のホルモン(エストロゲン,テストステロン)を必ず同時に測定する.高プロラクチン血症,甲状腺機能低下症も性腺機能異常の原因となるのでこれらのホルモンも測定する.先天性副腎過形成が疑われるときは ACTH やステロイド合成の中間産物を測定する.
- 腫瘍性病変が性腺機能異常の原因となりうるため,CT,MRI など画像検査を行う.
- Turner 症候群,Klinefelter 症候群のように染色体検査が有用な疾患,精巣女性化症候群のように遺伝子検査が有用な疾患がある.

文献

1) 河井昌彦:思春期早発症,遅発賞症.最新内分泌代謝学,中尾一和(編),診断と治療社,東京,p150, 2013
2) 大山建司ほか:思春期早発症.小児内分泌学,小児内分泌学会(編),診断と治療社,東京,p272, 2009
3) 大田正法ほか:性成熟不全症.小児内分泌学,小児内分泌学会(編),診断と治療社,東京,p283, 2009

2 E 性腺疾患
性腺ホルモンの作用と調節

a 男性ホルモンの作用と調節（図1）

- テストステロンは精巣のLeydig細胞で産生されるが，胎生期に中腎管を男性内性器に発育させ，ジヒドロテストステロンにより外性器が男性型に発育する．ジヒドロテストステロンは思春期の二次性徴発現に関与し，体毛の増加，蛋白同化による筋肉量の増大などに作用する．
- 視床下部からパルス状に分泌されるGnRHが下垂体からのLH，FSHの分泌を促す．LH，FSHもパルス状に分泌され，LHはLeydig細胞に作用してテストステロンの分泌を促し，FSHはSertoli細胞に作用して精子形成に関与する．
- エストロゲンはアロマターゼによりテストステロンが変換されて生成される（成人男性では脂肪組織がエストロゲンの産生源の一部を担う）．精巣ではLeydig細胞でエストロゲンが生成される．女性では副腎皮質から副腎アンドロゲンが産生分泌される．
- テストステロン，エストロゲンにより視床下部，下垂体がネガティブフィードバックを受けるが，Sertoli細胞から分泌されるインヒビンは下垂体FSH分泌を特異的に抑制する．

b 女性ホルモンの作用と調節（図2）

- エストロゲンには，子宮内膜の増殖作用や頸管粘液分泌促進作用のほか，多様な作用がある．骨代謝，脂質代謝，脳神経機能にも影響

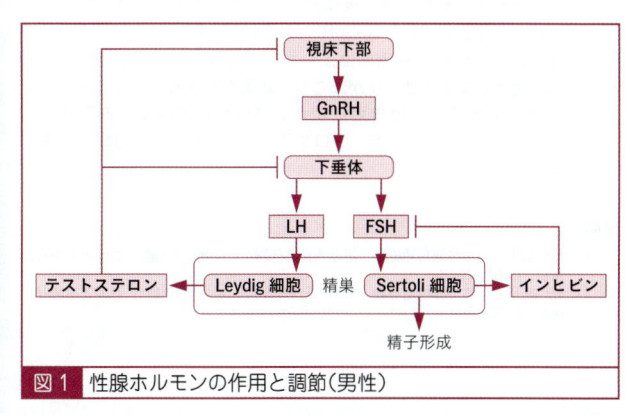

図1 性腺ホルモンの作用と調節（男性）

図2 性腺ホルモンの作用と調節（女性）

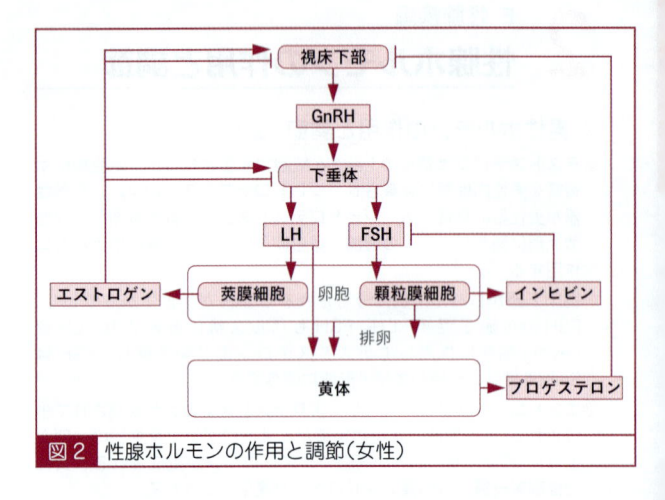

し，骨粗鬆症，脂質異常症，動脈硬化症，Alzheimer 病などの発症に関与している．

- GnRH のパルス状の分泌により LH，FSH の分泌が増大する．LH は莢膜細胞に作用してアンドロゲンが産生される．FSH は顆粒膜細胞に作用し，アロマターゼのはたらきによりアンドロゲンをエストロゲンに変換する．
- エストロゲンの刺激により前腹側室周囲核は GnRH 分泌を促進し，視床下部弓状核は GnRH 分泌を抑制する．発育卵胞や黄体から分泌されるインヒビンは下垂体 FSH 分泌を抑制する．黄体から分泌されるプロゲステロンは GnRH 分泌を抑制する．
- GnRH の分泌は月経周期によって大きく異なる．卵胞期後半に振幅が増大して LH サージが起こり，排卵が促される．黄体期になるとプロゲステロンの作用により 2 週間かけて徐々に低下する．GnRH の低下により LH，プロゲステロンも低下して月経が発来する．

文献

1) 松田公志：男性性腺機能総論．最新内分泌代謝学，中尾一和（編），診断と治療社，東京，p669, 2013
2) 佐川典正：女性性腺機能総論．最新内分泌代謝学，中尾一和（編），診断と治療社，東京，p703, 2013

3 E 性腺疾患
男性性腺機能低下症とKlinefelter症候群

- 男性性腺機能低下症には，低ゴナドトロピン性男性性腺機能低下症と高ゴナドトロピン性男性性腺機能低下症がある(表1)[1, 2]．高ゴナドトロピン性男性性腺機能低下症の代表例がKlinefelter症候群である．
- 低ゴナドトロピン性男性性腺機能低下症は視床下部や下垂体の機能低下により性腺機能低下をきたす．
- 高ゴナドトロピン性男性性腺機能低下症では精巣の障害により精子形成障害，テストステロンの産生・分泌低下が起こり，ネガティブフィードバックが作用しないためにLH，FSHが増加する．
- Klinefelter症候群は性染色体異常による疾患で，47XXY，48XXXYのようにX染色体の過剰により生じる．先天性高ゴナドトロピン性男性性腺機能低下症の中で最も頻度が高く，精巣萎縮，造精機能低下，女性化乳房がみられる．四肢が長く高身長となることもある．

STEP 1 どう考えるか

- 先天性(思春期前に発症)の低ゴナドトロピン性男性性腺機能低下症では，ミクロペニス，停留精巣，類宦官様体型，骨端軟骨閉鎖不全による四肢過長，外性器発育不全，二次性徴発現不全などが認められる．
- 後天性(思春期以降に発症)では不妊や性機能障害から診断されることが多い．

> **MEMO** Kallmann症候群は嗅板からの神経細胞移動に関与する遺伝子の異常である．その他GnRH分泌を調節するキスペプチンの受容体異常，GnRHそのものやLHβ，FSHβの遺伝子異常，さらには*PROP1*，*SOX2*変異などによる下垂体前葉発生異常が原因の性腺機能低下もある．

STEP 2 どう診断していくか

- まず，特発性思春期遅発症との鑑別のため，発育歴，家族歴をとることが重要である．
- 性機能低下を疑う場合は生殖器の診療を行う．
- LH，FSH，テストステロンを測定する：低ゴナドトロピン性男性

表1	男性性腺機能低下症の原因
低ゴナドトロピン性男性性腺機能低下症	
〈先天性〉 ・Kallmann 症候群 ・Prader-Willi 症候群 ・Laurence-Moon 症候群 ・Bardet-Biedl 症候群	〈後天性〉 ・下垂体腫瘍などの頭蓋内病変 ・甲状腺機能低下症 ・薬剤
高ゴナドトロピン性男性性腺機能低下症	
〈先天性〉 ・Klinefelter 症候群 ・筋緊張性ジストロフィー ・先天性副腎過形成	〈後天性〉 ・ムンプス精巣炎 ・糖尿病 ・外傷 ・精巣捻転 ・放射線,薬剤

[文献 1, 2 より作成]

性腺機能低下症ではいずれも低値となり,高ゴナドトロピン性男性性腺機能低下症では LH,FSH は高値,テストステロンは低値となる.

- 病変部位の確認のため GnRH 試験,hCG 試験を行う:GnRH 試験により,視床下部障害では正常〜低反応や遅延反応を示し,下垂体障害では無反応である.性腺障害では過大増加反応がみられる.また GnRH の連続負荷により,視床下部障害では増加反応が改善するが,下垂体障害では改善がない.hCG 試験では,視床下部,下垂体障害であればテストステロンは増加反応を示すが,性腺障害であれば低反応となる.
- 先天性では遺伝子検査,染色体検査,後天性では頭部 MRI などの画像検査が有用.
- 低ゴナドトロピン性男性性腺機能低下症は厚生労働省の研究班により診断の手引きが作成されている(表 2)[3].

STEP 3 　　どう対処するか

- 原因疾患や年齢,挙児希望などによって治療方針が異なる.泌尿器科などと連携して治療をすすめる.

1) 先天性低ゴナドトロピン性男性性腺機能低下症

- 早期に二次性徴を発現させるためには,まずテストステロン補充により外性器の発達を促し,次に hCG 製剤,rFSH 製剤(または hMG 製剤)を使用して妊孕性を確保する.精巣の発育には hCG が,精子形成には FSH が必要である.後天性の場合は原疾患の治療に加え,上記のホルモン治療が併用される.

E 性腺疾患
3 男性性腺機能低下症と Klinefelter 症候群

表2 低ゴナドトロピン性男性性腺機能低下症の診断の手引き

I. 主症候
1. 二次性徴の欠如(男子 15 歳以上,女子 13 歳以上)または二次性徴の進行停止
2. 月経異常(無月経,無排卵周期症,稀発月経など)
3. 性欲低下,インポテンス,不妊
4. 陰毛・腋毛の脱落,性器萎縮,乳房萎縮
5. 小陰茎,停留精巣,尿道下裂,無嗅症(Kallmann 症候群)を伴うことがある.

II. 検査所見
1. 血中ゴナドトロピン(LH, FSH)は高値ではない.
2. ゴナドトロピン分泌刺激試験(LHRH, clomiphene, estrogen 負荷など)に対して,血中ゴナドトロピンは低反応ないし無反応. ただし, 視床下部性ゴナドトロピン分泌低下症の場合は, GnRH(LHRH)の 1 回または連続投与で正常反応を示すことがある.
3. 血中,尿中性ステロイドホルモン(estrogen, progesterone, testosterone など)の低値
4. ゴナドトロピン負荷に対して性ホルモン分泌増加反応がある.

III. 除外規定
ゴナドトロピン分泌を低下させる薬剤投与や, 高度肥満・神経性食欲不振症を除く.

[診断の基準]
確実例 Iの1項目以上とIIの全項目を満たす.

[文献3より引用]

2) Klinefelter 症候群

● 二次性徴障害が軽度の場合が多いが,障害が強い場合はテストステロン療法が行われる. 不妊に対しては生殖補助技術として精巣内精子採取術,卵細胞内精子注入法が用いられる.

① テストステロン療法

小児期からの場合:
エナルモンデポー®注 50〜75 mg を 4 週ごとに筋注,6 ヵ月〜1 年.
その後 100〜125 mg を 3〜4 週ごとに筋注,数年間.
成人の場合:
エナルモンデポー®注 125 mg を 2〜3 週ごとに筋注,または 250 mg を 3〜4 週ごとに筋注

② hCG-rFSH 療法

hCG 製剤 1,500〜3,000 単位,週 2 回皮下(筋)注
rFSH(hMG)製剤 75〜150 単位,週 2 回皮下注

③ GnRH(LHRH) 間欠皮下注療法

ヒポクライン®注 1 回 10〜20 μg を自動間欠注入ポンプを用いて 90〜120 分間隔で皮下注射

● 妊孕性の獲得には GnRH(LHRH) 間欠皮下注療法または hCGrFSH療法を行う．前者は視床下部性性ゴナドトロピン分泌低下症に有効であるが治療手技がやや煩雑である．また，下垂体が二次性の廃用性萎縮に陥っている場合は無効である．治療経過中に反応性が低下することもあり，精子形成に最も有効な方法は後者である．

文献

1) 谷口久哲ほか：低ゴナドトロピン性男性性腺機能低下症．最新内分泌代謝学，中尾一和(編)，診断と治療社，東京，p674, 2013
2) 奥野博：高ゴナドトロピン性男性性腺機能低下症．最新内分泌代謝学，中尾一和(編)，診断と治療社，東京，p678, 2013
3) 厚生労働科学研究費補助金難治性疾患克服研究事業 間脳下垂体機能障害に関する調査研究班：ゴナドトロピン分泌低下症の診断と治療の手引き(平成22年度改訂)〈http://rhhd.info/pdf/001013.pdf〉(2015年6月参照)

4 E 性腺疾患
女性性腺機能低下症と Turner 症候群

- 女性性腺機能低下症では月経異常や無月経をきたす．
- 原発性無月経とは 18 歳になっても初経のないものをいい，続発性無月経とはこれまであった月経が 3 ヵ月以上停止したものをいう．
- 思春期前の発症では乳房の発達，陰毛の出現などの二次性徴が欠如する．
- Turner 症候群は X 染色体の欠失による先天性疾患で，低身長，外反肘，翼状頸，中手骨短縮などがみられる．加齢とともに糖尿病や橋本病の頻度が高くなる．Turner 症候群様の臨床症状が存在するが，染色体異常がみられない(SHOX を含む微小欠失)ものは SHOX 異常症という．

STEP 1 どう考えるか

- 無月経は障害の部位により視床下部性，下垂体性，卵巣性に分けられる(表 1)．腟口閉鎖や子宮がない場合は，性腺機能が正常でも無月経となる(子宮性)．
- 原発性無月経では性分化異常や染色体異常によるものが多く，Turner 症候群もその 1 つである．続発性無月経では視床下部性，卵巣性のものが多い．
- 原発性無月経の場合，視床下部性，下垂体性，卵巣性では性腺機能低下のため二次性徴の発達が不良であるが，性腺機能の保たれる子宮性無月経では二次性徴は正常である．
- 重症度は薬剤に対する反応性から分類する．プロゲステロン製剤のみで消退出血がみられるものを第 1 度無月経，エストロゲン製剤にプロゲステロン製剤を併用して初めて消退出血のあるものを第 2 度無月経とする．子宮性無月経ではプロゲステロン製剤とエストロゲン製剤の併用でも消退出血はみられない．

STEP 2 どう診断していくか

1) 原発性無月経
- 外性器の男性化がある場合：先天性副腎過形成を疑う．LH，FSH や性ホルモンのほか，ACTH，17-OHP などステロイド中間代謝物の測定が必要である．
- 外性器が女性型で二次性徴も保たれている場合：子宮や腟の欠損症などが考えられ，内診・画像検査で診断可能である．
- 外性器が女性型で二次性徴が欠如し，子宮が欠損している場合：精

表1 女性性腺機能低下症の原因

●原発性無月経	●続発性無月経
〈視床下部性〉 ・Kallmann症候群，Prader-Willi症候群 〈下垂体性〉 ・先天性ゴナドトロピン欠損症 〈卵巣性〉 ・Turner症候群	〈視床下部性〉 ・体重減少性無月経が最も頻度が多い 〈下垂体性〉 ・Sheehan症候群，empty sella，下垂体腫瘍など 〈卵巣性〉 ・多嚢胞性卵巣症候群（PCOS）が最も多い 〈その他〉 ・先天性副腎過形成，甲状腺疾患，糖尿病

[文献1より作成]

巣性女性化症候群が考えられる．テストステロンの測定や染色体検査が有用である．

- **外性器が女性型で二次性徴が欠如しているが子宮は存在する場合**：LH，FSHの測定，GnRH試験で鑑別が可能である．視床下部性無月経ではLH，FSHが正常〜低値となり，GnRHに対する反応は通常保たれるが，下垂体性無月経ではLH，FSHは低値を示し，GnRHに反応しない．卵巣性無月経ではLH，FSHが高値となる．

> **POINT** 卵巣性無月経にはTurner症候群が含まれるが，Turner症候群でも20%程度は初潮がみられるが早期閉経となる．

2）続発性無月経

- 甲状腺疾患，糖尿病，自己免疫疾患などの全身疾患に伴う無月経や高PRL血症に伴う無月経を除外する必要がある．
- 高PRL血症では薬剤内服の有無を確認し，薬剤性でない場合はプロラクチノーマの存在を疑う．
- 高PRL血症のない無月経の鑑別には，原発性無月経と同様にホルモン値の測定，GnRH試験が行われる．

STEP 3　どう対処するか

- 障害部位，原因疾患，挙児希望の有無により治療法が異なる（婦人科専門医と連携する）．

1）高プロラクチン血症

- 薬剤性なら薬剤を中止，プロラクチノーマならドパミン作動薬が使われる．

> カバサール®錠(0.25 mg) 1回1錠，週1回，眠前に内服から開始し，必要に応じて増量する

E 性腺疾患
4 女性性腺機能低下症と Turner 症候群

2) 視床下部性無月経, 下垂体性無月経

- 第 1 度無月経で挙児希望がなければ黄体ホルモン療法(Holmstrom 療法)を, 挙児希望があればクロミフェン療法を行う. クロミフェンの効果がなければ rFSH 療法または rFSH-hCG 療法(ゴナドトロピン療法)を行う.
- 第 2 度無月経では, 挙児希望がなければ卵胞ホルモン-黄体ホルモン療法(Kaufmann 療法)を, 挙児希望があればゴナドトロピン療法を行う.

① Holmstrom 療法[2]

> (月経があれば周期の後半に)
> ルトラール®(2 mg) 1 回 1〜2 錠, 1 日 1〜3 回, 5〜10 日間
> または
> デュファストン®(5 mg) 1 回 1 錠, 1 日 1〜3 回, 5〜10 日間

②クロミフェン療法[2]

> クロミッド®(50 mg) 1 回 1(〜2)錠, 1 日 1 回, 5 日間

③ Kaufmann 療法[2]

> プレマリン®(0.625 mg) 1 回 1〜2 錠, 1 日 1 回, 20〜21 日間
> 上記 11 日目から
> ルトラール®(2 mg) 1 回 1〜2 錠, 1 日 1〜3 回, 10〜11 日間
> または
> デュファストン®(5 mg) 1 回 1 錠, 1 日 1〜3 回, 10〜11 日間

または,

> プレマリン®(0.625 mg) 1 回 1〜2 錠, 1 日 1 回, 10 日間
> 引き続いて
> ルトラール®(2 mg) 1 回 1〜2 錠, 1 日 1〜3 回, 10〜11 日間
> または
> デュファストン®(5 mg) 1 回 1 錠, 1 日 1〜3 回, 10〜11 日間

④ゴナドトロピン療法[2]

> ⓐに引き続きⓑを用いる
> ⓐ hMG 製剤または rFSH 製剤 50〜225 単位,消退出血の 4〜6 日目から 1 日 1 回皮下注,卵胞が 18 mm になれば投与終了
> ⓑ hCG 製剤 5,000〜10,000 単位,皮下(筋)注,その後高温相の初期から卵巣過剰刺激症候群に注意して 3,000〜5,000 単位を 2〜3 日間隔で 2〜3 回投与

3) 卵巣性無月経で最も多い多嚢胞性卵巣症候群の治療は III-E-5 参照
4) Turner 症候群を含む早発卵巣不全
- 卵巣機能は回復しない可能性が高く,Kaufmann 療法が行われる.

文献

1) 神崎秀陽:女性性腺機能低下症.最新内分泌代謝学,中尾一和(編),診断と治療社,東京,p705, 2013
2) 厚生労働科学研究費補助金難治性疾患克服研究事業 間脳下垂体機能障害に関する調査研究班:ゴナドトロピン分泌低下症の診断と治療の手引き(平成 22 年度改訂)〈http://rhhd.info/pdf/001013.pdf〉(2015 年 6 月参照)

5 E 性腺疾患
多囊胞性卵巣症候群（PCOS）

- 多囊胞性卵巣症候群（PCOS）は，女性の月経異常の原因として重要であり，不妊，月経不順，多毛，ざ瘡，肥満などの症状を呈する．
- 内分泌異常としてはLHの分泌過剰によるアンドロゲン過剰がみられる．LH分泌は亢進するが，FSHは増加しない．インスリン抵抗性が病態に一部関与する．肥満，耐糖能異常がみられる例ではインスリン抵抗性改善薬が使用される．

STEP 1　どう考えるか

- PCOSは月経異常や不妊から疑われるが，病態としてはアンドロゲンの分泌過剰である．
- インスリン抵抗性のため高インスリン血症となり，インスリン作用によりLHが増加．莢膜細胞からのアンドロゲン分泌が増大すると考えられている．インスリン抵抗性を認めない例もある．
- アンドロゲン分泌過剰には，莢膜細胞からのアンドロゲンだけでなく，副腎からのアンドロゲンの関与を示唆されている．

STEP 2　どう診断していくか

- PCOSの診断基準が日本産科婦人科学会の生殖・内分泌委員会により作成されている（表1）[1]．3項目すべてを満たすことで診断される．ただし，Cushing症候群，副腎酵素異常，体重減少性無月経の回復期などの類似の病態を示す疾患を除外する．

STEP 3　どう対処するか

- 治療は挙児希望の有無により異なる．

1）挙児希望のない場合

- 肥満があれば食事療法，運動療法による減量指導を行う．長期にわたる無排卵は子宮内膜癌のリスクを増大させるため，定期的にプロゲスチン製剤や低用量エストロゲン・プロゲスチン製剤で消退出血を起こさせる．

Holmstrom療法

> （月経があれば周期の後半に）
> ルトラール®（2 mg）1回1～2錠，1日1～3回，5～10日間
> または
> デュファストン®（5 mg）1回1錠，1日1～3回，5～10日間

表1 多嚢胞性卵巣症候群診断基準

I 月経異常
II 多嚢胞性卵巣
III 血中男性ホルモン高値 または LH基礎値高値かつFSH基礎値

注1) I〜IIIのすべてを満たす場合を多嚢胞性卵巣症候群とする．
注2) 月経異常は無月経，稀発月経，無排卵周期症のいずれかとする．
注3) 多嚢胞性卵巣は，超音波断層検査で両側卵巣に多数の小卵胞がみられ，少なくとも一方の卵巣で2〜9mmの小卵胞が10個以上存在するものとする．
注4) 内分泌検査は，排卵誘発薬や女性ホルモン薬を投与していない時期に，1cm以上の卵胞が存在しないことを確認のうえで行う．また，月経または消退出血から10日目までの時期は高LHの検出率が低いことに留意する．
注5) 男性ホルモン高値は，テストステロン，遊離テストステロンまたはアンドロステンジオンのいずれかを用い，各測定系の正常範囲上限を超えるものとする．
注6) LH高値の判定は，スパック-Sによる測定ではLH≧7 mIU/mL（正常女性の平均値+1×標準偏差）かつLH≧FSHとし，肥満例(BMI≧25)ではLH≧FSHのみでも可とする．他の測定系による測定値は，スパック-Sとの相違を考慮して判定する．
注7) Cushing症候群，副腎酵素異常，体重減少性無月経の回復期など，本症候群と類似の病態を示すものを除外する．

[文献1より引用]

Kaufmann療法

> プレマリン®(0.625 mg) 1回1〜2錠，1日1回，20〜21日間
> 上記11日目から
> ルトラール®(2 mg) 1回1〜2錠，1日1〜3回，10〜11日間
> または
> デュファストン®(5 mg) 1回1錠，1日1〜3回，10〜11日間

または，

> プレマリン®(0.625 mg) 1回1〜2錠，1日1回，10日間
> 引き続いて
> ルトラール®(2 mg) 1回1〜2錠，1日1〜3回，10〜11日間
> または
> デュファストン®(5 mg) 1回1錠，1日1〜3回，10〜11日間

2) 挙児希望のある場合

- 肥満については前項と同様に対処し，排卵誘発にクロミフェンを用いる．インスリン抵抗性があればメトホルミンとクロミフェンとを併用する．DHEA高値など，副腎性アンドロゲン過剰がある場合はデキサメタゾンを使用する．これらがすべて無効の場合は低用量のゴナドトロピンを用いる．

クロミフェン療法

> クロミッド®(50 mg) 1回1(~2)錠, 1日1回, 5日間
> 適宜下記を併用
> メトグルコ®錠(250 mg) 1回1~2錠, 1日2~3回
> デカドロン®錠(0.5 mg) 1回1錠, 1日1回

ゴナドトロピン療法

> ⓐに引き続きⓑを用いる
> ⓐ hMG製剤またはrFSH製剤 52.5単位, 1日1回皮下注, 14日間使用しても卵胞が10 mm以上にならなければ75単位に増量 効果がなければ1週間以上間隔をあけて37.5単位ずつ増量する 最大225単位 卵胞が18 mmになるか, 子宮内膜が8 mmになれば投与終了
> ⓑ hCG製剤 5,000単位, 1日1回皮下(筋)注, この時点で15 mm以上の卵胞が3つ以上あれば, 過剰刺激または多胎妊娠のリスクがあるため治療をいったん中止する

文献

1) 本邦における多嚢胞性卵巣症候群の新しい診断基準の設定に関する小委員会:日産婦会誌 **59**: 868-886, 2007
2) 由良茂夫:多嚢胞性卵巣症候群. 最新内分泌代謝学, 中尾一和(編), 診断と治療社, 東京, p711, 2013
3) White DM, et al: J Clin Endocrinol Metab 81: 3821-3824, 1996

6 E 性腺疾患
思春期早発症

- 思春期早発症は，性成熟徴候が早期に出現する病態であり，成長促進後の低身長と心理社会的な問題がある．
- 大別して下垂体からのゴナドトロピンの分泌増加に起因するGnRH依存性思春期早発症と，ゴナドトロピン非依存性に性腺や副腎からの性ホルモン分泌が亢進するGnRH非依存性思春期早発症がある．
- 診断においては成長曲線，骨年齢，および頭部MRI，胸腹部CT検査が重要である．内分泌学的には，LH，FSH，hCG（β）とテストステロン，エストロゲン，プロゲステロンなどの性ホルモンのほか，TSH，甲状腺ホルモン，IGF-1などを測定し，GnRH試験を行う．

STEP 1　どう考えるか

- 女性におけるGnRH依存性思春期早発症は特発性が大部分を占めるが，男性では器質的な原因が多く，視床下部過誤腫のほか，視神経膠腫，星状細胞腫などの中枢神経系腫瘍に注意する．その他，脳炎，髄膜炎，外傷，甲状腺機能低下症などがある．
- GnRH非依存性思春期早発症には，hCG産生胚細胞腫瘍，家族性男性思春期早発症（Leydig細胞の過形成），機能性卵巣囊腫や副腎腫瘍，先天性副腎過形成，McCune-Albright症候群などがある．
- 視床下部過誤腫による思春期早発の原因として腫瘍からのGnRH分泌が想定されているが，神経回路ははっきりしない．
- 甲状腺機能低下症に伴う思春期早発の詳細も不明である．女児例では性成熟が不完全で，身長スパート，陰毛発生のない例が多い．
- 先天性副腎過形成ではステロイド合成酵素の欠損によりミネラルコルチコイド，グルココルチコイドの合成が阻害され，ACTH分泌亢進により副腎由来の性ホルモンが過剰に産生される．

STEP 2　どう診断していくか

- 中枢性思春期早発症は，厚生労働省研究班により診断の手引きが作成されている[2]．
- 画像検査により中枢神経系または副腎，性腺の病変を検索する．
- 骨年齢の促進は性成熟の重要な所見であり，骨年齢から成人身長の予測が可能である．
- **GnRH依存性**：LH，FSH，エストラジオールまたはテストステロ

表1 中枢性思春期早発症の診断の手引き

1. 男児の主症候
1) 9歳未満で精巣,陰茎,陰嚢などの明らかな発育が起こる.
2) 10歳未満で陰毛発生をみる.
3) 11歳未満で腋毛,ひげの発生や声変わりをみる.

2. 女児の主症候
1) 7歳6ヵ月未満で乳房発育が起こる.
2) 8歳未満で陰毛発生,または小陰唇色素沈着などの外陰部成熟,あるいは腋毛発生が起こる.
3) 10歳6ヵ月未満で初経をみる.

［文献2より引用］

ンは上昇し,GnRH試験で思春期相当のLH,FSHの増加反応がみられる.
- **GnRH非依存性**:エストラジオールまたはテストステロンは上昇するがLH,FSHは抑制され,GnRH試験でもLH,FSHは無〜低反応である.

STEP 3　どう対処するか

- 特発性,または器質性など,その原因疾患により異なる.

1) GnRH依存性思春期早発症
- GnRHアナログが用いられる.
- 早期の性成熟により骨成熟が不相応に進むと最終的に低身長となることから性成熟を抑制して成人身長の短縮を予防すること,および性早熟に伴う心理社会的問題を是正することが治療の目的である.

> リュープリン®注 30 μg/kg,4週に1回皮下注,180 μg/kgまで増量可

- 治療の終了時期の目安は,骨年齢が女児では12歳,男児では14歳であるが,目標身長に達しない場合が多い.治療終了後の性腺機能の回復を確認する必要がある.

2) GnRH非依存性思春期早発症
- 有効なものがほとんどない.アンドロゲン拮抗薬やアロマターゼ阻害薬などが試みられている.

3) 腫瘍による思春期早発症の場合
- 腫瘍に対する治療(手術,化学療法)が行われる.

4) 先天性副腎過形成
- グルココルチコイド投与により過剰なACTHを抑制する.

> デカドロン®錠(0.5 mg) 1回1錠,1日1回

文献

1) 大山建司ほか：思春期早発症．小児内分泌学，小児内分泌学会（編），診断と治療社，東京，p272, 2009
2) 厚生労働科学研究費補助金難治性疾患克服研究事業　間脳下垂体機能障害に関する調査研究班：中枢性思春期早発症の診断と治療の手引き〈http://rhhd.info/odf/001007.pdf〉（2015 年 6 月参照）

7 E 性腺疾患
精巣女性化症候群

- 精巣からのテストステロン分泌能が正常だが,アンドロゲン受容体異常などによりアンドロゲン不応となり男性化が起こらず表現型が女性型を示す.
- 性分化異常症(DSD)の1つで,核型は46XYでありアンドロゲン不応症候群とも呼ばれる.
- アンドロゲン不応の程度は症例により異なり,完全型,不完全型がある.
- より男性化が強く尿道下裂などのあるものは Reifenstein 症候群と呼ばれる.

STEP 1　どう考えるか

- 発生過程における男性化には胎児期のアンドロゲン曝露が必要だが,アンドロゲン不応により男性化が不十分となり女性化を示す.しかし,精巣から分泌される抗 Müller 管ホルモンは正常に働くため,子宮と腟の一部は形成されない.
- 思春期に精巣からテストステロンが分泌され,アロマターゼによりテストステロンからエストラジオールに変換されるため,女性の二次性徴が起こる.
- 完全型:表現型はほぼ完全に女性型であるため,出生時の診断は困難で,思春期以降に原発性無月経で発見されることが多い.体毛が少なく,陰毛,腋毛はほとんどみられない.精巣は陰唇,鼡径部,腹腔内などに存在し,腟は浅く盲端となる.
- 不完全型:出生時より陰核肥大,陰唇癒合などの男性化徴候がみられる.

STEP 2　どう診断していくか

- 血中テストステロン,エストラジオールは男性基準値の上限をとる.アンドロゲン不応のためネガティブフィードバックが働かず,LHは増加し,FSH は正常上限となる.
- 超音波,MRI などの画像検査により,停留精巣,子宮の無形成,腟の異常を認める.
- 遺伝子検査でアンドロゲン受容体遺伝子の異常がみられる.

STEP 3　どう対処するか

- 性を決定する必要があるが，アンドロゲン不応の程度が強い場合，治療で男性化を引き起こすことは困難である．
- 停留精巣は腫瘍化のリスクが高いため，手術により摘出する．
- 思春期以降のエストロゲンは必ずしも必要ではないが，乳房の発育や骨密度の維持のために使用される場合がある．
- 腟形成が行われることがある．

下記のいずれかを用いる
ⓐプレマリン®錠(0.625 mg) 1回1錠，1日1錠
ⓑエストラーナ®テープ1枚，2日に1回交換

文献
1) 北原聡史：精巣女性化症候群．内分泌代謝専門医ガイドブック，成瀬光栄ほか(編)，診断と治療社，東京，p278, 2012

Note

F 多腺性内分泌疾患

1 多発性内分泌腫瘍症（MEN）

- 種々の内分泌臓器および一部の非内分泌臓器に過形成, 腺腫, 癌を発症する常染色体優性疾患である.
- MEN1, MEN2 に大別され前者は MEN1, 後者は RET 遺伝子変異が病因遺伝子である.
- 本症は内分泌疾患に分類されるが, 遺伝性腫瘍としての側面があり, 遺伝学的検査が診療に重要な役割を果たす[1].

STEP 1 どう考えるか

- MEN1 と MEN2 の概略を表 1 に, MEN1 における出現病変とその頻度を表 2[1] に示した. これらの病変すべてが同時に発症するわけではないので, その早期診断には注意を要する.

STEP 2 どう診断していくか

- 下記 1〜3 のいずれかを満たせば MEN1 と診断される.

〈MEN1 の診断基準〉

1. 原発性副甲状腺機能亢進症, 膵・消化管神経内分泌腫瘍, 下垂体腺腫のうち 2 つ以上を有する.
2. 上記 3 病変のうち 1 つを有し, 1 度近親者（親, 子, 同胞）に MEN1 と診断された者がいる.
3. 上記 3 病変のうち 1 つを有し MEN1 遺伝子の病原性変異が確認されている.

- 表 3[1] に MEN2 の病型分類とその構成病変の出現頻度を表 3 に示した. MEN2 は MEN2A, MEN2B, 家族性甲状腺髄様癌（FMTC）に分類される. 口唇や口腔内に粘膜神経腫や Marfan 様体型を示すものを MEN2B と呼ぶ. 甲状腺髄様癌以外の構成病変を家系内

表 1 MEN1 と MEN2 の特徴

	MEN1	MEN2
病因遺伝子	*MEN1*（癌抑制遺伝子）	*RET*（癌遺伝子）
遺伝形式	常染色体優性	常染色体優性
主病変	下垂体腺腫	甲状腺髄様癌
	副甲状腺機能亢進症	褐色細胞腫
	膵神経内分泌腫瘍	副甲状腺機能亢進症
その他の病変	胸腺神経内分泌腫瘍	ヒルシュスプリング病
予後決定病変	膵神経内分泌腫瘍	甲状腺髄様癌
	胸腺神経内分泌腫瘍	褐色細胞腫

表2　MEN1の出現病変と頻度

病変	浸透率
原発性副甲状腺機能亢進症	95%
膵・消化管神経内分泌腫瘍	60%
下垂体腺腫	50%
副腎皮質腫瘍	20%
胸腺・気管支神経内分泌腫瘍	7%
皮膚腫瘍	40%

[文献1より引用]

表3　MEN2の病型分類と頻度

	MEN2A	MEN2B	FMTC
MEN2に占める割合	85%	5%	10%
病変			
甲状腺髄様癌	100%	100%	100%
褐色細胞腫	60%	70%	0%
原発性副甲状腺亢進症	10%	0%	0%
粘膜神経腫	0%	100%	0%
Marfan様体型	0%	80%	0%

[文献1より引用]

に認めないものを FMTC と分類するが，いずれも RET 遺伝子異常症であることに変わりはない．

- 下記1〜3のいずれかを満たせば MEN2 と診断される．

〈MEN2の診断基準〉

1. 甲状腺髄様癌と褐色細胞腫を有する．
2. 上記2病変のいずれかを有し，1度近親者（親，子，同胞）に MEN2 と診断された者がいる．
3. 上記2病変のいずれかを有し RET 遺伝子の病原性変異が確認されている．

- 以下を満たすものを FMTC と診断する．

家系内に甲状腺髄様癌を有し，かつ甲状腺髄様癌以外の MEN2 関連病変を有さない患者が複数いる．

- 上記の病変は異時性に発生するので MEN1,2 のいずれにおいてもいずれかの構成病変を認めた場合は，常に本症の可能性を念頭において詳細な家族歴，既往歴の聴取が必要である．
- とりわけ膵神経内分泌腫瘍は約10%が MEN1 であり，甲状腺髄様癌は20〜40%が MEN2 であり，これらの病変を認めた場合には注意が必要である．
- MEN1 ではいわゆる genotype-phenotype 連関は認められない

が，MEN2 では原因遺伝子である RET 遺伝子の変異の種類と臨床的特徴がよく一致するため，RET 遺伝子検索は重要な情報を与えてくれる．
- 甲状腺髄様癌患者は全例で RET 遺伝子検査が推奨されている．また遺伝学的検査による血縁者の無症候性遺伝子変異保因者の診断も有用であるが，遺伝カウンセリングが必要である．

STEP 3　どう対処するか

1）MEN1
- 基本的に散発性の各病変の治療と同様だが，原発性副甲状腺機能亢進症は多腺病変であることが多いため，副甲状腺全摘＋自己移植あるいは副甲状腺亜全摘が行われる．
- 全摘術後はビタミン D 製剤などにより低 Ca 血症を補正する必要がある．
- 胸腺神経内分泌腫瘍（NET）が予後決定因子になることがあるので，頸部胸腺が認められれば合併切除が行われる．
- 下垂体病変は散発性のものと同様で下垂体腫瘍摘出術，あるいはプロラクチノーマに対してはドーパミンアゴニスト（ブロモクリプチンやカベルゴリン）による薬物治療が行われる．
- 膵内分泌腫瘍への対応も散発性と同様だが，本症に合併する病変は多発性のことが多いことに注意する必要がある．

2）MEN2
- 甲状腺髄様癌に対しては甲状腺全摘術が原則であり，通常は周辺リンパ節郭清，副甲状腺全摘術が行われる．
- 無症候性遺伝子変異保因者に対しては欧米では遺伝子変異のタイプに基づいた予防的甲状腺全摘術がすすめられている．しかし，予防的甲状腺全摘術がわが国で行われることはまれであり，定期的なカルシトニン測定と甲状腺超音波検査で微小髄様癌を発見した時点での手術が一般的である．

> **MEMO**　甲状腺髄様癌の前癌状態である C 細胞過形成を Ca 刺激試験によるカルシトニン上昇で検出しようという試みもされているが，明確なカットオフ値は示されていない．

- 褐色細胞腫が存在する場合はクリーゼのリスクがあるので褐色細胞腫の手術を先行させる．褐色細胞腫に対しては十分な α 遮断薬の投与下に副腎全摘術が行われるが，MEN2 では同時性あるいは異時性に対側副腎にも褐色細胞腫が発生するので注意が必要である．

> **POINT** MEN2での副甲状腺病変の頻度は低くまた軽症例が多い．MEN2Bの甲状腺髄様癌は悪性度が高いのが特徴である．

文献

1) 多発性内分泌腫瘍診療ガイドブック編集委員会（編）：多発性内分泌腫瘍症診療ガイドブック，金原出版，東京，2013

2 F 多腺性内分泌疾患
自己免疫性多内分泌腺症候群（APS）

- 通常，自己免疫機序による内分泌異常は1型糖尿病や自己免疫性甲状腺疾患の単独の内分泌器官に発症するが，複数の自己免疫機序によって内分泌器官の異常をきたす場合，自己免疫性内分泌腺症候群と称される．
- 自己免疫性内分泌腺症候群は1型から4型に分類されているが，1型を除いて病因の解明は遅れている．

STEP 1　どう考えるか

- 1型，2型，4型はいずれも構成病変に Addison 病を含む．また，1型には特発性副甲状腺機能低下症が構成病変に含まれる．これらはいずれも比較的まれなのでこれらの疾患をみた場合は本症を念頭に入れておくこと（表1）．
- その他の構成病変である自己免疫性甲状腺疾患や1型糖尿病は比較的頻度が高いので，これらの疾患から本症を推測することは困難（両者の合併は3型でしばしば認められる）．
- APS1：原因遺伝子 *AIRE* が判明している常染色体劣性遺伝病．皮膚粘膜カンジダ，特発性副甲状腺機能低下症，Addison 病の合併を特徴とする．性腺機能低下症，1型糖尿病，悪性貧血，白斑・脱毛を合併することもある．
- APS2：Addison 病，自己免疫性甲状腺疾患，1型糖尿病，原発性性腺機能低下症，重症筋無力症，自己免疫性腸炎のうち2つ異常の疾患を合併している病態．Schmidt 症候群がその代表で，Addison 病と自己免疫性甲状腺疾患あるいは1型糖尿病の合併の頻度が高い．

表1　自己免疫性内分泌腺症候群の構成病変

	APS1	APS2	APS3	APS4
病因	*AIRE*	*HLA-DR3* and *DR-4* associated	不明	不明
皮膚粘膜カンジダ症	++	−	−	−
Addison 病	++	++	−	−
自己免疫性甲状腺疾患	+	++	++	++
1型糖尿病	+	++	+	−
性腺機能低下症	++	+	+	++
自己免疫性肝炎	+	+/−	+	−
白斑・脱毛	+	+	+	+
悪性貧血	+	+	−	−+

- ●APS3：APS2 から Addison 病を有しない病型．1 型糖尿病と自己免疫性甲状腺疾患の組み合わせが最も頻度が高い．
- ●APS4：Addison 病に加えて性腺機能低下症，下垂体炎，悪性貧血などの合併がみられる病態である．

STEP 2　どう診断していくか

- ●構成する各内分泌疾患の治療が中心となる．
- ●APS1 に発症する口腔内カンジダは発癌のリスクが高まるため抗真菌薬で治療する．
- ●Addison 病には適切な副腎皮質ステロイドの補充療法を行い，ストレス時には増量が必要であることを患者や家族によく説明する（☞「Ⅲ-D-6．Addison 病」参照）．

3 F 多腺性内分泌疾患
神経内分泌腫瘍（インスリノーマ，ガストリノーマ，カルチノイド症候群）

- 神経内分泌腫瘍（NET）は，人体に広く分布する神経内分泌細胞から発生する腫瘍で膵，消化管，肺などの臓器に発生する．一般的には進行が遅く予後良好と考えられている．カルチノイドと総称されてきたが，近年悪性化することが多いことが示されNETという病名になった．
- NETは腫瘍から分泌されるホルモンによって種々の症状をきたす機能性NETと，症状をきたさない（ホルモンを分泌しない）非機能性NETに分類される．
- 機能性NETの中にインスリノーマ，ガストリノーマ，VIPオーマ，グルカゴノーマ，ソマトスタチノーマなどがある．セロトニン産生腫瘍が引き起こす症候をカルチノイド症候群と称する[1]．

> **MEMO**　2010年のWHOの分類で核分裂像数，Ki-67 indexによってNET G1，NET G2，神経内分泌癌（NEC）に分類され前者2つを高分化，NECを低分化としている．

A　インスリノーマ

STEP 1　どう考えるか

- 腫瘍からインスリンが過剰に分泌され低血糖を引き起こす膵β細胞由来の機能性腫瘍であり，低血糖を呈する代表的な疾患．①低血糖に合致する自覚症状または所見　②症状出現時の血糖低値（<55 mg/dL）③血糖上昇処置による症状の消失，のWhippleの3主徴が特徴である．

STEP 2　どう診断していくか

- 糖尿病で治療中の薬剤性低血糖をまず除外し，インスリン自己免疫症候群を次に除外する必要がある．
- 低血糖にもかかわらずインスリンの高値が証明できれば診断できるが，診断のために絶食試験が必要な場合がある．
- 70〜80％の患者で絶食開始後24時間以内で低血糖が出現する．72時間以内に99％の患者で低血糖が出現する．
- 通常の画像診断（体表超音波検査，CT，MRI）で局在診断が困難な場合には，選択的動脈内Ca注入法が必要な場合がある．これは膵の

F 多腺性内分泌疾患
3 神経内分泌腫瘍（インスリノーマ，ガストリノーマ，カルチノイド症候群）

栄養動脈（胃十二指腸動脈，脾動脈，上腸間膜動脈，固有肝動脈）に挿入したカテーテルからグルコン酸カルシウム（0.025 mEq/kg）を急速動注し，肝静脈に留置したカテーテルから採血しインスリン濃度を測定するものである．インスリンの上昇を認めた動脈の支配領域に病変が存在する可能性が高い．

STEP 3　どう対処するか

- 治療の第 1 選択は外科切除である．
- 外科治療が困難な場合のインスリン分泌抑制には，ソマトスタチンアナログであるオクトレオチドや β 細胞における K_{ATP} チャネルのオープナーであるジアゾキシドが用いられる．

B　ガストリノーマ

STEP 1　どう考えるか

- 腫瘍からガストリンが過剰に分泌され消化性潰瘍や逆流性食道炎を発症する．
- ①難治性胃潰瘍，②胃酸の過剰分泌，③膵ラ氏島非 β 細胞腫瘍の存在，の 3 主徴を Zollinger-Ellison 症候群と呼ぶ．
- 主に膵臓と十二指腸に発生し G 細胞由来と考えられている．
- ガストリノーマの 25％は MEN1 の 1 病変として発症するので，他の MEN1 病変の合併に注意が必要である．

STEP 2　どう診断していくか

- 難治性，再発性の消化性潰瘍では本症を疑い血清ガストリンを測定して診断する．ただし，すでにプロトンポンプ阻害薬内服中の患者は血清ガストリンが高値になるため，1 週間の休薬後に再検を行う．
- 血中クロモグラニン A の測定も有効だがわが国では保険収載されていない．
- 画像による局在診断が困難な場合には，インスリノーマと同様に選択的動脈内 Ca 注入法によるガストリンの上昇から病変部位の推定を行う．多発性が多くリンパ節転移，肝転移が高率である．

STEP 3　どう対処するか

- ガストリノーマは全例悪性腫瘍として完全切除が必須である．
- MEN1 患者のガストリノーマは十二指腸に発生するため，膵温存十二指腸全切除術が行われる．
- 切除不能例ではオクトレオチドや mTOR 阻害薬であるエベロリム

- スによる治療が行われる.
- プロトンポンプ阻害薬による胃酸分泌抑制が Zollinger-Ellison 症候群に有効である.

C カルチノイド症候群

STEP 1　どう考えるか

- 発汗を伴わない皮膚紅斑,激しい下痢と腹痛,気管支喘息,右心不全,ペラグラ様皮疹などの多彩な症候を呈する症候群.
- セロトニン産生神経内分泌腫瘍が分泌する複数の生理活性物質が主な原因であるが,皮膚紅斑をもたらすのはブラジキニン,プロスタグランジン,タキキニン,サブスタンス P などと考えられている.

STEP 2　どう診断していくか

- セロトニンの代謝産物である尿中 5-HIAA の測定で診断される.

STEP 3　どう対処するか

- 治療の基本は外科的切除である.
- 薬物治療としてはオクトレオチドが有効である.インターフェロン α も有効な例がある.

文献

1) 今村正文(監):膵・消化管神経内分泌腫瘍(NET)診断・治療実践マニュアル,総合医学社,東京,2011

G 糖尿病および代謝疾患

1 アプローチのしかた

- 口渇,多尿など,高血糖症状がある場合は糖尿病を疑う.
- 無症状であっても,肥満(BMI≧25 kg/m²)があり,高血圧症や脂質異常症などのリスクを有する人や,45歳以上の人には,糖尿病のスクリーニングを行うことが望ましい.

a 糖尿病とは

- 糖尿病とは,インスリンの作用不足により,慢性的に高血糖が続く,という病態である.
- インスリンの作用不足の原因は,大きく分けて,①膵臓のインスリン分泌低下と,②肥満や肝障害などによりインスリンが効きにくくなる状態(インスリン抵抗性)とがある.
- 無症状のことが多いため正確な有病率は不明だが,わが国の疫学研究では4人に1人程度が「糖尿病が強く疑われる人」または「糖尿病の可能性を否定できない人」とされており,有病率はきわめて高い.

〈糖尿病において把握すべき事項〉

①問診や身体診察,検査を通して,下記の事項を把握する.
②罹病期間は何年か.
③病態(病期):正常か境界型か糖尿病型か.糖尿病型であれば,インスリン依存か非依存か.非依存なら,インスリンが不要か,あるいは高血糖是正のために必要か.
④成因(発症機序):1型糖尿病・2型糖尿病・その他の糖尿病(二次性糖尿病など)・妊娠糖尿病
⑤合併症:細小血管合併症(神経障害・網膜症・腎症),大血管合併症(虚血性心疾患・脳血管疾患・末梢動脈疾患),その他の合併症(足病変・歯周病・認知症など)
⑥患者背景:年齢,勤務状況,生活習慣,価値観,基礎疾患(腫瘍・精神疾患など)

b 問診のしかた

- 症状:急性症状(口渇,多尿,体重減少),合併症症状(四肢のしびれ,眼の見にくさ,労作時の胸痛,一過性の麻痺,間欠性跛行,足白癬,勃起障害:EDなど)があるか.
- 病歴:糖尿病の初回指摘はいつか,そのとき高血糖症状があったか,またそれまでの健診歴を聴取し,糖尿病発症時期を推定.
- 既往歴:糖尿病合併症,高血圧症,脂質異常症の有無を聴取.

- ●二次性糖尿病の原因となる疾患の有無を確認する．(☞「Ⅱ-13. 高血糖」参照)
- ●家族歴：血縁者の糖尿病歴(発症年齢, 治療内容, 合併症), 遺伝形式の把握．
- ●体重歴：20歳時の体重, その後の体重推移(過去の最大体重とその年齢も)．
- ●妊娠歴：妊娠糖尿病や巨大児出産の既往がある場合, 糖尿病発症リスクが上昇する．
- ●嗜好歴：喫煙は動脈硬化の, 飲酒は肝障害によるインスリン抵抗性の原因となる．
- ●喫煙習慣があれば, 必ず禁煙をすすめる．
- ●飲酒習慣があれば, 必要に応じて減酒・禁酒をすすめる．
- ●食事：1日の食事回数, 食事内容／量, 炭水化物量, 間食の有無など．
- ●運動：週に何回, 1回につき何分運動するか, 運動の種類など．
- ●生活状況：夜勤はあるか, 食事は規則的な時間にとれそうか, デスクワークか重労働かなど．
- ●治療歴：経口薬やインスリン投与期間の有無, 服薬アドヒアランスや血糖コントロール状況はどうか, 二次性糖尿病の原因となる薬剤の有無．
- ●その他：ADLはどうか, 認知機能に問題はないか, サポートする家族はいるか, 心理社会的な問題はないか(過食や服薬アドヒアランス低下につながりやすい)．

c 身体診察のしかた

- ●頭頸部：頸部血管雑音, 甲状腺腫大．
- ●胸部：心雑音．
- ●腹部：肝腫大, 腹部血管雑音．
- ●四肢：下腿浮腫, 潰瘍や皮膚病変(白癬など)．
- ●脈管：足背動脈・後脛骨動脈の触知．
- ●神経学的所見：アキレス腱反射, 振動覚(音叉), 圧覚(モノフィラメント), 自律神経(起立性低血圧)．
- ●その他：Cushing徴候など, 二次性糖尿病を疑わせる所見の有無．

d どのような検査を行うか

- ●血糖, HbA1c, 75gOGTT．☞「Ⅲ-G-3. 糖尿病の原因と診断」を参照
- ●血圧, 脂質(TC, TG, HDL-C, LDL-C)．⇒ 糖尿病と並行して治療が必要．

- 肝（AST，ALTなど），腎（BUN，Crなど）．⇒ 糖尿病の病期・病型の考察や，薬剤選択において必要．
- ヘモグロビン．⇒ HbA1c値の信憑性を判断．
- 血中インスリン/Cペプチド，尿ケトン体．⇒ インスリン依存状態かどうかの判断指標．
- 自己抗体（抗GAD抗体，インスリン抗体，抗IA-2抗体など）．⇒ 1型糖尿病を疑う場合．
- 合併症精査：神経障害［神経伝導速度検査／心電図R-R間隔変動（CVR-R）］，網膜症（眼底検査），腎症（尿蛋白／アルブミン），大血管障害（安静時心電図/トレッドミル負荷心電図，頸動脈エコー，足関節上腕血圧比：ABI，脈波伝播速度：PWV）．

文献

1) 日本糖尿病学会（編）：糖尿病治療ガイド 2014-2015, 文光堂，東京，2014
2) 日本糖尿病学会（編）：科学的根拠に基づく糖尿病診療ガイドライン 2013, 南江堂，東京，2013
3) American Diabetes Association: Diabetes Care **36** Suppl 1: S11-66, 2013

2 G 糖尿病および代謝疾患
インスリン分泌調節と作用

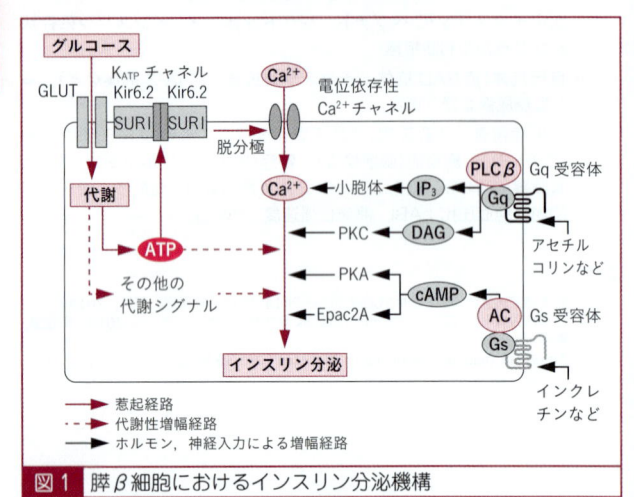

図1 膵β細胞におけるインスリン分泌機構

GLUT：グルコース輸送担体，ATP：アデノシン三リン酸，
PLCβ：ホスホリパーゼC-β，AC：アデニル酸シクラーゼ，
IP₃：イノシトール三リン酸，DAG：ジアシルグリセロール，
cAMP：環状アデノシン一リン酸，PKC：プロテインキナーゼC，
PKA：プロテインキナーゼA

a インスリン分泌調節

- インスリンの合成・分泌は膵β細胞に限局する．
- グルコースは最も強力なインスリン分泌刺激因子でる．
- グルコース輸送担体（GLUT）2を介してβ細胞内に取り込まれたグルコースは代謝を受け，ATPが産生される．細胞内ATP濃度の増加により，細胞内 Ca^{2+} 濃度が増加しインスリン分泌が惹起される（惹起経路）．
- またグルコース代謝によって産生される代謝シグナルによって増幅される（代謝性増幅経路）．
- さらに，ホルモンや神経入力の刺激によっても調節されている．
- このようにインスリン分泌は膵β細胞におけるグルコース代謝，細胞膜の電気活動，細胞質内の Ca^{2+} 濃度，ホルモンや神経系の入力によって複雑に調節されている．

b インスリン作用

- インスリン作用とはインスリンが組織で,代謝調節能を発揮することをいう.適切なインスリンの供給と組織のインスリンの必要度のバランスがとれていれば,血糖を含む代謝全体が正常に保たれる.
- インスリン作用は主に肝臓,筋肉,脂肪組織の3つの組織で特に顕著に認められ,糖質・脂質代謝および蛋白合成に大きな影響を及ぼす.

1) 糖質代謝への影響

- 筋肉と肝臓ではグリコーゲン合成を促進する.
- 筋肉と脂肪組織では細胞表面へのGLUT4のトランスロケーションを増やすことでグルコースの取込みを増加させる.さらに肝臓では糖新生とグリコーゲンの分解を抑制してグルコースの産生を低下する.

2) 脂質代謝への影響

- インスリンは脂肪組織の中性脂肪を分解するホルモン感受性リパーゼの活性を抑制して血中遊離脂肪酸濃度を低下させ,脂肪組織へのグルコースの輸送と代謝を促進し,中性脂肪合成のための基質を提供する.

3) 蛋白合成への影響

- インスリンは多くの組織でアミノ酸の細胞内への取込みを促進して蛋白質の合成を促進する.

文献

1) 柴崎忠雄ほか:インスリン分泌の基本的分子機構.糖尿病学イラストレイテッド,春日雅人(編),羊土社,東京,p22,2012
2) 日本糖尿病学会(編),糖尿病治療ガイド,文光堂,東京,2014
3) Richard A. Harvey, et al: インスリンとグルカゴンによる代謝の制御.イラストレイテッド生化学,原書5版,石崎泰樹(監訳),丸善出版,東京,p381,2011

G 糖尿病および代謝疾患

3 糖尿病の原因と診断

a 糖尿病の診断基準

- 初回検査と別の日に行った再検査で糖尿病型が確認された場合(図1).

※ HbA1cのみの反復検査では診断不可, 1回は血糖値の基準を満たすことが必須.

〈糖尿病型の判定基準〉

① 早朝空腹時血糖値 126 mg/dL 以上
② 75 gOGTT で 2 時間値 200 mg/dL 以上
③ 随時血糖値 200 mg/dL 以上
④ HbA1c が 6.5%以上

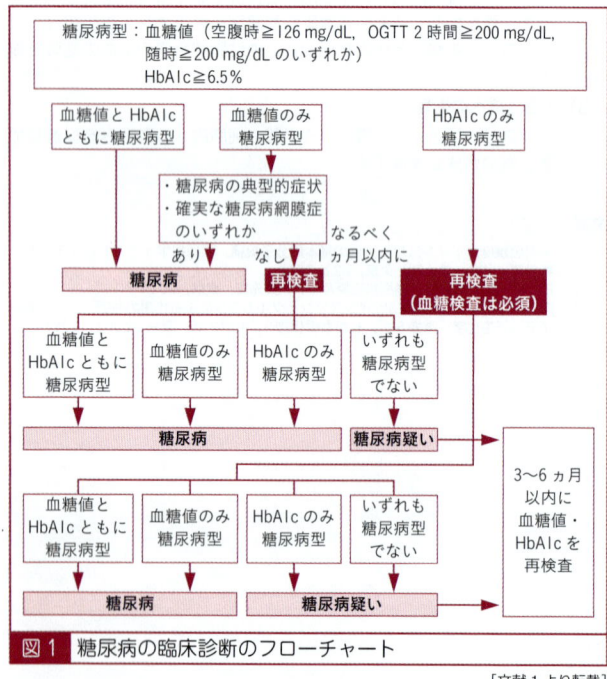

図1 糖尿病の臨床診断のフローチャート

糖尿病型:血糖値(空腹時≧126 mg/dL, OGTT 2 時間値≧200 mg/dL, 随時≧200 mg/dL のいずれか) HbA1c≧6.5%

- 血糖値と HbA1c ともに糖尿病型 → 糖尿病
- 血糖値のみ糖尿病型:
  - 糖尿病の典型的症状
  - 確実な糖尿病網膜症のいずれか
  - あり → 糖尿病
  - なし → なるべく1ヵ月以内に再検査
- HbA1c のみ糖尿病型 → 再検査(血糖検査は必須)

再検査:
- 血糖値とHbA1cともに糖尿病型 → 糖尿病
- 血糖値のみ糖尿病型 → 糖尿病
- HbA1cのみ糖尿病型 → 糖尿病
- いずれも糖尿病型でない → 糖尿病疑い

糖尿病疑い → 3〜6ヵ月以内に血糖値・HbA1cを再検査
- 血糖値とHbA1cともに糖尿病型 → 糖尿病
- 血糖値のみ糖尿病型 → 糖尿病
- HbA1cのみ糖尿病型 → 糖尿病疑い
- いずれも糖尿病型でない → 糖尿病疑い

[文献1より転載]

G 糖尿病および代謝疾患
3 糖尿病の原因と診断

- 初回検査で血糖値が①〜③のいずれかを示し，HbA1c で④が確認された場合．
- 初回検査で血糖値が①〜③のいずれかを示し，かつ次のどちらかが確認された場合．

  a) 口渇，多飲，多尿，体重減少などの糖尿病の典型的な症状
  b) 確実な糖尿病網膜症

- ●正常型：早朝空腹時血糖値 110 mg/dL 未満および，75 gOGTT で 2 時間値 140 mg/dL 未満の場合．
- ●境界型：「糖尿病型」，「正常型」いずれにも属さない場合(図 2)[2]．

  ※境界型は，WHO 分類での耐糖能異常(IGT)と空腹時血糖異常(IFG)にあたる．糖尿病型への悪化率が高く，IGT では動脈硬化を促進しやすい．糖尿病に準ずる状態であり，3〜6ヵ月に 1 回程度の間隔で代謝状態を評価する必要がある．

  ☞妊娠糖尿病の診断については「Ⅲ-G-10. 妊娠と糖尿病」を参照

b 糖尿病の病型

- ●糖尿病は，成因から①1 型，②2 型，③その他の特定の機序，疾患によるもの，④妊娠糖尿病の 4 つに大別される(表 1)[1]．

1) 1 型糖尿病

- ●自己免疫性と特発性に大別される．主に，自己免疫を基礎にした膵 β 細胞の破壊が原因となり，インスリンが欠乏し発症する．甲状腺疾患などの自己免疫疾患をしばしば合併する．グルタミン酸脱炭酸酵素(GAD)抗体，IA-2 抗体，インスリン自己抗体(IAA)，膵島細胞抗体(ICA)，などの陽性率が高い．

- ●比較的急激に発症し，早期よりインスリン治療を必要とする場合が多いが，特に急激に発症するものに劇症 1 型糖尿病がある(表 2)[3]．

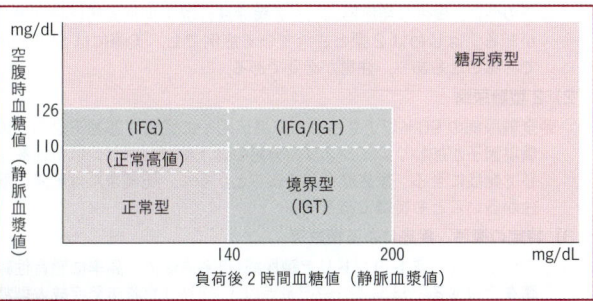

図2 空腹時血糖および 75 gOGTT による判定区分

[文献 2, p22 より転載]

表1　糖尿病と糖代謝異常の成因分類

I. 1型：膵β細胞の破壊，通常は絶対的インスリン欠乏に至る．
　A．自己免疫性
　B．特発性
II. 2型：インスリン分泌低下を主体とするものと，インスリン抵抗性が主体で，それにインスリンの相対的不足を伴うものなどがある．
III. その他の特定の機序，疾患によるもの
　A．遺伝因子として遺伝異常が同定されたもの
　　①膵β細胞機能にかかわる遺伝子異常
　　②インスリン作用の伝達機構にかかわる遺伝子異常
　B．他の疾患，条件に伴うもの
　　①膵外分泌疾患
　　②内分泌疾患
　　③肝疾患
　　④薬剤や化学物質によるもの
　　⑤感染症
　　⑥免疫機序によるまれな病態
　　⑦その他の遺伝的症候群で糖尿病を伴うことの多いもの
IV. 妊娠糖尿病

[文献1より引用]

表2　劇症1型糖尿病診断基準（2012）

下記1～3のすべての項目を満たすものを劇症1型糖尿病と診断する．
1. 糖尿病症状発現後1週間前後以内でケトーシスあるいはケトアシドーシスに陥る（初診時尿ケトン体陽性，血中ケトン体上昇のいずれかを認める）．
2. 初診時の（随時）血糖値が288 mg/dL（16.0 mmol/L）以上であり，かつHbA1c値<8.7%である．
3. 発症時の尿中Cペプチド<10μg/日，または，空腹時血清Cペプチド<0.3 ng/mLかつグルカゴン負荷後（または食後2時間）血清Cペプチド<0.5 ng/mLである．

[文献3より引用]

- その他に，緩徐な発症形式をとる緩徐進行型1型糖尿病（SPIDDM）がある．はじめは2型とされている症例でも，実際にはSPIDDMであることもあり，注意が必要である．

2）2型糖尿病

- 全糖尿病の90%以上を占める．遺伝因子に過食や運動不足などの環境因子が加わり，インスリン分泌の低下やインスリン抵抗性を生じて発症に至る．家族歴を有することが多く，肥満または肥満の既往が多いことも特徴である．

3）特定の機序，疾患による糖尿病

- 遺伝子異常：ミトコンドリア糖尿病（母系遺伝で，高率に感音性難聴を合併する，日本人糖尿病患者の1%程度）や若年発症成人型糖尿病（MODY，若年発症の常染色体優性遺伝形式で発症）などがある．

●二次性糖尿病 ☞「Ⅱ-13. 高血糖」参照

4）妊娠糖尿病

☞「Ⅲ-G-10. 妊娠と糖尿病」参照.

> **MEMO** 　家族歴や肥満歴がない，生活習慣が変わっていないのに突然血糖異常を指摘されたなど，2型のエピソードとして非典型的な場合には，悪性腫瘍による血糖異常のこともあるため，必要に応じて，腫瘍マーカーや画像評価などを検討する．特に，膵癌は予後不良であるため，注意が必要である．

C 糖尿病の病態（病期）

- 病態（病期）は，治療方針を決定するうえで重要である．どの成因による糖尿病においても，インスリン分泌の程度はさまざまであり，経過によって変化する（図3）[1]．
- インスリン依存状態：インスリンが絶対的に欠乏し，生命維持のた

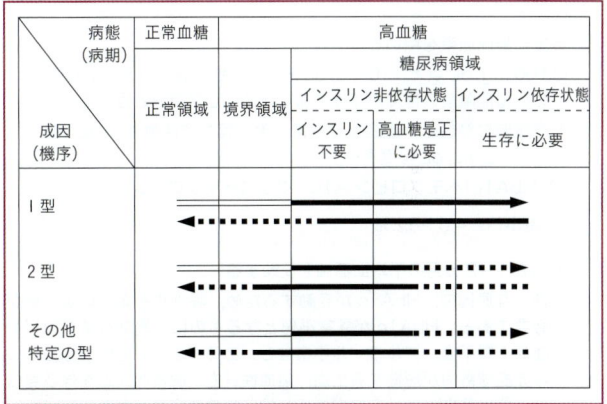

病態（病期）	正常血糖	高血糖		
		境界領域	糖尿病領域	
			インスリン非依存状態	インスリン依存状態
成因（機序）	正常領域		インスリン不要	高血糖是正に必要	生存に必要
1型					
2型					
その他特定の型					

図3 糖尿病における成因（発症機序）と病態（病期）の概念

右向きの矢印は糖代謝異常の悪化（糖尿病の発症を含む）をあらわす．矢印の線のうち，▬▬▬の部分は，「糖尿病」と呼ぶ状態を示す．左向きの矢印は糖代謝異常の改善を示す．矢印の線のうち，破線部分は頻度の少ない事象を示す．例えば2型糖尿病でも，感染時にケトアシドーシスに至り，救命のために一時的にインスリン治療を必要とする場合もある．また，糖尿病がいったん発症した場合は，糖代謝が改善しても糖尿病とみなして取り扱うという観点から，左向きの矢印は黒く塗りつぶした線であらわした．その場合，糖代謝が完全に正常化するに至ることは多くないので，破線であらわした．

［文献1より転載］

めにインスリン治療が不可欠な状態のことをいい，治療するうえでインスリン非依存状態との判別がきわめて重要である．

> **MEMO** 血糖異常を指摘されて受診した患者が，高血糖症状（口渇，多飲，多尿，体重減少，易疲労感など）の急激な出現を訴える場合には，インスリン依存状態に至っている可能性を考える必要がある．血糖や内因性のインスリン分泌能の評価はもちろんのこと，尿ケトン体を検査し，ケトン体陽性であれば，すぐに血液ガスでアシドーシスの有無を確認する．

d 検査

- 発症様式や臨床症状に加え，各種検査によって，糖尿病を診断し，成因，病態を総合的に評価する．

1) 血糖コントロールの指標

a) 血糖値

〈基準値〉110 mg/dL 未満［糖尿病判定基準（正常型），空腹時血糖値（静脈血漿値）］

- 主に静脈血漿を用いる．
- 100 mg/dL 以上 110 mg/dL 未満は，糖尿病への進行や OGTT での耐糖能障害の程度が多様であるため，正常高値とされる．
- 空腹時血糖値は静脈血と比べて，毛細管血では数 mg/dL，動脈血では 10 mg/dL 程度高い．

b) HbA1c（ヘモグロビン A1c：グリコヘモグロビン）

〈基準値〉4.6～6.2%

- 過去 1～2 ヵ月の平均血糖値を反映する．
- 様々な原因で，HbA1c が変動するため，評価する場合には注意が必要である．HbA1c が異常高値となるものに，異常ヘモグロビン血症，腎不全，アルコール中毒などがある．また，低値となるものは赤血球寿命が短縮する出血，溶血性貧血，脾機能亢進を伴う場合や，腎性貧血のエリスロポエチン投与中の場合などがある．
- HbA1c 5.6～5.9%の場合は 75 gOGTT が推奨される．

c) グリコアルブミン

〈基準値〉11～16%

- 過去約 2 週間の平均血糖値を反映する．
- ネフローゼ症候群や甲状腺機能亢進症といったアルブミン代謝の亢進を伴う場合は低値となりうる．

d) 1,5-AG(1,5-アンヒドログルシトール)

〈基準値〉14 μg/mL 以上

- 数日前の血糖を反映する.
- 日内変動や食事の影響は少ないとされる.

2) 成因(病型)を診断する指標

- 患者の多くは2型糖尿病であるが,1型や遺伝異常・二次性糖尿病をしっかり診断することが重要である.
- 1型糖尿病の場合は,発症様式に加え,自己抗体の有無が診断で重要となる.

a) グルタミン酸脱炭酸酵素(GAD)抗体

- 1型糖尿病で陽性となり,発症早期の陽性率は60〜80%とされ,経過とともに陽性率は低下する.ただし,他の膵島関連自己抗体と比較して,長期経過している患者でも検出率が高い.2型でも数%が陽性になるといわれている.
- SPIDDMで,抗体価が高値の場合には短期的にインスリン依存状態となる可能性がある.

b) IA-2抗体

- 1型糖尿病発症早期の陽性率は60〜70%で,若年発症患者において多く検出される.
- 保険適用は30歳未満でGAD抗体陰性の糖尿病患者となっている.

c) インスリン自己抗体(IAA)

- 1型糖尿病,インスリン自己免疫症候群で陽性となるが,インスリン治療中患者でも陽性となることがある.

d) 膵島細胞抗体(ICA)

- 1型糖尿病発症時の陽性率は60〜80%であるが,急性発症後は経過とともに陽性率は低下する.

3) インスリン分泌・抵抗性を評価する指標

- 血中インスリンやCペプチドをさまざまな条件で測定することにより,内因性のインスリン分泌能やインスリン抵抗性を評価し,病態(病期)を判断する.
- 膵β細胞で前駆物質であるプロインスリンが合成され,それが1:1のモル比でインスリンとCペプチドに分離され分泌される.

a) インスリン

- 免疫学的方法で測定され,免疫インスリン(IRI)と呼ばれる.
- 必ず血糖と同時に測定する.
- 健常者の空腹時IRI値は5〜15μU/mL程度である.

- インスリン治療患者やインスリン抗体がある場合には，内因性のインスリンのみを評価することは困難であり，Cペプチドで評価する．
- 腎不全では，クリアランスの低下から高値となることがある．

b）Cペプチド免疫活性（CPR）

- 免疫学的方法で測定され，CPRと呼ばれる．
- 必ず血糖と同時に測定する．
- 腎不全では，クリアランスの低下から血中Cペプチドは高値，尿中では低値となる．
- 空腹時血中CPR 0.5 ng/mL以下，グルカゴン負荷6分後（または5分後）の前値との差が1.0 ng/mL以下だとインスリン分泌能が非常に低下していると考えられる．
- 尿中Cペプチド（24時間蓄尿）は20 μg/日以下でインスリン依存状態と考えられる．ただし，変動が大きいため，複数回測定し評価する．

c）尿ケトン体

〈基準値〉試験紙法　陰性

- ケトン体はアセトン，アセト酢酸，3-ヒドロキシ酪酸の総称である．
- 糖の利用障害，絶食，飢餓などの糖の摂食不良により，脂肪分解が亢進しケトン体が増加する．
- 試験紙法では3-ヒドロキシ酪酸が検出できない．したがって，ケトアシドーシスで3-ヒドロキシ酪酸が主に増加している場合には結果の解釈に注意が必要なこともある．

〈インスリンの追加分泌（初期分泌能）の評価（75 gOGTT時に実施）〉

インスリン分泌指数（insulinogenic index）＝Δ血中インスリン値（30分値－0分値）（μU/mL）÷Δ血糖値（30分値－0分値）（mg/dL）

※ 0.4以下で低反応．境界型でこの値以下であれば，糖尿病の発症リスクが高い．

〈インスリン分泌の評価〉

HOMA-β（homeostasis model assessment for β cell function）＝空腹時IRI（μU/mL）×360÷（空腹時血糖（mg/dL）－63）

※ 40〜60%が正常値．糖尿病が進行した状態や血糖高値の場合には評価が困難である．分泌能の低下に伴い，低値となる．

〈インスリン抵抗性の評価〉

HOMA-IR(homeostasis model assessment for insulin resistance)＝空腹時 IRI(μU/mL)×空腹時血糖(mg/dL)÷405

※1.6 以下が正常，2.5 以上で抵抗性あり．

※空腹時血糖が 140 mg/dL 程度を超えると正確な評価はできない．

文献
1) 日本糖尿病学会糖尿病診断基準に関する調査検討委員会：糖尿病 **55**：485-504, 2012
2) 日本糖尿病学会(編・著)：糖尿病治療ガイド 20104-2015, 文光堂, 東京, 2014
3) 今川章久ほか：糖尿病 55：815-820, 2012
4) 日本糖尿病学会(編)：糖尿病専門医研修ガイドブック，改訂第 5 版, 診断と治療社, 東京, 2012

4 G 糖尿病および代謝疾患
糖尿病の治療総論

- 血糖コントロールを正常化することが治療目標の基本であるが、血糖値やHbA1cは低くすればするほどよいとは限らない。病歴が長く、血糖コントロール不良の患者に強力な血糖降下を行うと、むしろ死亡率が上昇するおそれもある（ACCORD臨床試験）。
- 血糖値やHbA1cは代替エンドポイントにすぎず、真のエンドポイントは患者の生命予後やQOLである。合併症を予防することでこれらを改善することが肝要である。
- 治療法や治療目標は、患者ごとに個別に設定する。

a 糖尿病治療の前におさえておくポイント

- 問診・身体診察・検査を通して、以下のことを把握する。

1) 病態（病期）、成因（発生機序）を把握

- インスリン依存状態（血糖値不安定、尿ケトン体強陽性、空腹時血中Cペプチド≦0.5 ng/mLなど）であればただちにインスリン治療を開始する。
- インスリン非依存状態であれば食事療法と運動療法を基本とし、必要に応じて薬物療法を併用する。

※二次性糖尿病の場合は、原疾患の治療が不可欠な場合もある。

2) 罹病期間、合併症を把握

- 罹病期間が長く、大血管合併症の進んだ患者では低血糖に特に注意する（重症低血糖は心血管疾患死のリスク）。
- 進行した糖尿病網膜症を有する場合、急激な血糖コントロール改善により一時的に網膜症が増悪することがあるため、治療開始前に眼科受診をする。

3) 患者の年齢、生活状況、ADL、自己管理能力を把握

- インスリン自己注射や服薬自己管理が可能かどうか、インスリンはどのタイミングで打てるか、予後はどのくらい見込めるか、など。

〈糖尿病治療の方針〉

- インスリン療法の絶対的適応ではインスリン療法を速やかに導入する。また相対的適応ではインスリン療法を優先する。
- インスリン療法が優先されない場合、食事療法・運動療法を開始する。2～3ヵ月程度継続しても目標の血糖コントロールに達しない場合には血糖降下薬を開始する。

b 血糖コントロールの目標(図1)[1]

- HbA1cは7.0%未満が目標(Kumamotoスタディでは6.9%を下回ると細小血管合併症が生じにくい).

POINT HbA1c：7.0%未満は，空腹時血糖値130 mg/dL未満，食後2時間血糖値180 mg/dLにおおむね相当.

- 罹病期間の短い，合併症の少ない若年者においては，低血糖なく達成可能ならHbA1c：6.0%未満に(UKPDSでは6.0%程度までは細小・大血管合併症が減少).
- 大血管合併症の既往や低血糖のリスクがあり，強力な治療が困難な場合は，HbA1c：8.0%未満に(DCCTでは8.0%を超えると網膜症のリスク増加率が上昇).

目標	コントロール目標値[注4]		
	血糖正常化を目指す際の目標[注1]	合併症予防のための目標[注2]	治療強化が困難な際の目標[注3]
HbA1c (%)	6.0 未満	7.0 未満	8.0 未満

図1 血糖コントロール目標

治療目標は年齢，罹病期間，臓器障害，低血糖の危険性，サポート体制などを考慮して個別に設定する．

注1) 適切な食事療法や運動療法だけで達成可能な場合，または薬物療法中でも低血糖などの副作用なく達成可能な場合の目標とする．
注2) 合併症予防の観点からHbA1cの目標値を7%未満とする．対応する血糖値としては，空腹時血糖値130 mg/dL未満，食後2時間血糖値180 mg/dL未満をおおよその目安とする．
注3) 低血糖などの副作用，その他の理由で治療の強化が難しい場合の目標とする．
注4) いずれも成人に対しての目標値であり，また妊娠例は除くものとする．

[文献1, p25より転載]

c その他のコントロール目標

- BMI：22.
- 血圧：130/80 mmHg(家庭血圧では125/75 mmHg).
- TG：150 mg/dL未満.
- HDL-C：40 mg/dL以上.
- LDL-C：冠動脈疾患なしでは120 mmHg未満，ありでは100 mmHg未満.

- non HDL-C：冠動脈疾患なしでは 150 mmHg 未満，ありでは 130 mmHg 未満．
- 禁煙．

d 自己管理教育

- 患者が血糖自己測定(SMBG)，体重，食事・運動記録，血圧などを測定・記録し，目標を設定して自己管理するのをサポートするような教育・指導を行う．
- インスリン使用患者には SMBG を導入することで，血糖コントロールの改善や低血糖の早期発見・対応が可能となる(インスリン非使用患者の SMBG の有用性はまだ確立されていない)．
- 心理社会的な側面も含めて患者を把握し，患者の主体性に寄り添いながら問題点を抽出し，解決策を考える支援をする．

文献

1) 日本糖尿病学会(編・著)：糖尿病診療ガイド 2014-2015，文光堂，東京，2014
2) 日本糖尿病学会(編)：科学的根拠に基づく糖尿病診療ガイドライン 2013，南江堂，東京，2013
3) American Diabetes Association：Diabetes Care **36** Suppl 1：S11-66, 2013

5 G 糖尿病および代謝疾患
食事療法・運動療法

- 食事療法・運動療法は，糖尿病治療の基本である．
- 食事療法では，肥満がある場合は減量を目指すことが重要である．
- 食事はなるべく不規則にならないようにするのが望ましい．また1型糖尿病の場合，カーボカウントを導入するという方法がある．
- 糖尿病の運動療法では，有酸素運動とレジスタンス運動を組み合わせるとよい．

a 食事療法

- すべての糖尿病患者において，食事療法は基本となる．
- 食事療法は，個々の患者に応じて方法・目標を設定する．

1) 食事療法の方法

- 管理栄養士による食事指導は，血糖コントロールに有用である．
- 肥満のある糖尿病患者においては，減量によって血糖コントロールが改善する．
- 減量がよいのは明らかだが，どのような栄養バランスで，どれくらいのエネルギーの食物を摂取すればいいかに関しては，明確なエビデンスはない．

日本糖尿病学会が推奨する一日摂取エネルギー量算定式[1,2]

摂取エネルギー量＝標準体重×身体活動量
※標準体重(kg)＝[身長(m)]^2×22
※身体活動量(kcal/kg 標準体重)
　　＝25〜30　軽い労作(デスクワークが多い職業など)
　　　30〜35　普通の労作(立ち仕事が多い職業など)
　　　35〜　　重い労作(力仕事が多い職業など)

〈日本糖尿病学会が推奨する三大栄養素の配分[1,2]〉

炭水化物(糖質)：指示エネルギー量の 50〜60％
蛋白質：標準体重 1 kg あたり 1.0〜1.2g
脂質：残りのエネルギー分

※ただし，これ以外にも糖質制限食や地中海食が，良好な体重減少効果を認めたと報告されており[3]，米国糖尿病学会ではこれらをカロリー制限食(低脂質食)と同様に効果的としている(日本糖尿病学会では，特に糖質制限食については長期的な効果や安全性など不明な点があるため推奨していない)[4]．

- 糖尿病性腎症における蛋白制限食：科学的根拠が十分とはいえないものの，蛋白尿を減少させるなどの報告があり，日本および米国糖

尿病学会で推奨されている[1,2,4].

> **POINT** 1日3食規則正しい時間になるべく均等に摂取すること，深夜の食事をできるだけ控えること，ゆっくり噛んで時間をかけて摂取すること，食事の際に先に野菜を食べること，食後にこまめに歯磨きをすること，こういった工夫が血糖コントロール改善につながる可能性が示唆されている.

2) カーボカウント

- 血糖コントロールにあたって，食事中に含まれる糖質の量を計算することをカーボカウントという.
- 基礎カーボカウント：三大栄養素の中でも，食後血糖値に与える影響が大きいのが糖質であることから，食事中の糖質量をできるだけ均一にすることで血糖値の大きな変動を防ぐことができる.
- 応用カーボカウント：摂取する糖質の量に応じて投与するインスリン量を調整することをいう．1型糖尿病ではインスリン分泌が欠乏し血糖変動が大きいが，肥満がないことも多く，そういった場合には応用カーボカウントを用いることで，ほとんど食事制限なく血糖コントロールすることが可能となる(間食時にインスリンを使用すれば，間食も問題なくできる).

b 運動療法

- 糖尿病患者は，運動療法を行うことで，心肺機能の改善，血糖コントロールの改善，肥満・血圧・脂質代謝の改善，インスリン感受性の増加，生活の質の向上が認められる.
- 8週間以上の運動療法で，コントロール群に比べ有意にHbA1c改善を認めた(約-0.7%)とする報告(メタアナリシス)がある[5].
- 運動療法は，食事療法と組み合わせることで，高い効果を得ることができる.

1) 運動療法の方法

- 運動療法には，有酸素運動とレジスタンス運動(筋肉トレーニング)とがある.
- 有酸素運動：酸素の供給に見合った強度の運動で，ウォーキング・ジョギング・自転車などがこれにあたる．ただし，有酸素運動のみでは加齢によるサルコペニア(筋肉量の減少)を防ぐことができない.
- レジスタンス運動：抵抗負荷に対して行う運動で，筋肉量の増加や筋力の増強をもたらし，インスリン抵抗性の改善につながる．レジスタンス運動には，脚抱え込み，膝伸ばし，椅子立ち上がり(スクワット)，上体起こしなどの種類がある.

- 有酸素運動とレジスタンス運動は,ともに血糖コントロールに有効であり,併用により有効性が高まる.
- 薬物療法併用中の患者の場合:低血糖を防ぐため,できるだけ空腹時でなく食後に運動を行う.
- インスリン治療中の患者の場合:運動誘発性の低血糖が生じやすいため,大きな運動の前にはインスリン投与量を減らす,補食をとる,といった対処が必要となる場合もある.

2) 運動療法の強度・頻度

- 有酸素運動:中等度の強度(患者が「楽である」または「ややきつい」と感じる程度)の運動を,週に150分間,週に3日以上の頻度で(間を2日以上あけずに)行う[4].

  ※運動療法による血糖値改善効果の持続時間は12~72時間とされているため,少なくとも週3~5回程度の運動が望ましい[2].

- レジスタンス運動は,週2回以上行う[4].

  ※患者の基礎体力,年齢,体重,健康状態により運動方法や運動量は変更可能であり,無理なくすすめていく.

- 100 kcal(ビスケット2枚分程度)を消費するのに必要な運動量は,軽い散歩では30分,ウォーキングでは25分,自転車では20分,ジョギングでは10分程度にあたる.

〈運動療法を避けたほうがよい(または制限したほうがよい)場合〉

- 空腹時血糖値≧250 mg/dL
- 尿ケトン体中等度以上陽性
- 増殖網膜症による新鮮な眼底出血
- 腎不全(男性 2.5 mg/dL 以上,女性 2.0 mg/dL 以上)
- 虚血性心疾患,あるいは心肺機能に障害のある場合
- 骨,関節疾患
- 急性感染症
- 糖尿病壊疽
- 高度の糖尿病自律神経障害

症例

51歳男性の事務職員（デスクワーク），身長：170 cm，体重：80 kg，BMI：27.7 kg/m^2，HbA1c：7.3％，クレアチニン：0.9 mg/dL，糖尿病初回指摘，網膜症や心疾患なし，の場合，食事療法，運動療法はどうするのか？

① 食事療法

標準体重：$1.7 \times 1.7 \times 22 = 63.6$ kg

摂取エネルギー量：$63.6 \times (25 \sim 30) = 1,590 \sim 1,908$ kcal/日 となる．

摂取エネルギー量1,600 kcal/日と設定すると，

糖質：$1,600 \times (0.5 \sim 0.6) = 800 \sim 960$ kcal/日 ⇒ 900 kcal/日程度

蛋白質：$63.6 \times (1.0 \sim 1.2) \times 4 = 254 \sim 305$ kcal/日 ⇒ 300 kcal/日程度

脂質：$1,600 - (900 + 300) = 400$ kcal/日程度

として減量を目指す．

② 運動療法

● 150分/週のウォーキング＋レジスタンス運動を習慣づけていく（100 kcal＋α /日程度）．

● 続かない場合は，患者の生活スタイルに合った食事・運動を取り入れて無理なく継続できるよう工夫していく．

③ 食事療法・運動療法を2，3ヵ月続けても血糖コントロールが改善しない場合は，薬物療法併用を考慮する．

メトグルコ®錠（250 mg）1回1錠，1日2回　など

文献

1) 日本糖尿病学会（編）：糖尿病診療ガイド 2014-2015，文光堂，東京，2014
2) 日本糖尿病学会（編）：科学的根拠に基づく糖尿病診療ガイドライン 2013，南江堂，東京，2013
3) Shai I, et al：N Engl J Med **359**：229-241, 2008
4) American Diabetes Association：Diabetes Care **36** Suppl 1：S11-66, 2013
5) Boulé NG, et al：JAMA **286**：1218-1227, 2001

6 G 糖尿病および代謝疾患
経口血糖降下薬

- 経口血糖降下薬は患者の病態,年齢,合併症,薬物の作用(インスリン分泌促進作用,インスリン抵抗性改善作用など)などを考慮して各患者に応じた薬剤を少量から処方する.
- 経口血糖降下薬には血糖値を下げるという特性から低血糖という副作用に注意が必要である.
- 経口血糖降下薬はインスリンの絶対適応では禁忌であり,その場合にはインスリン療法を行う.

a 経口血糖降下薬の注意点[1]

- スルホニル尿素(SU)薬では患者に低血糖時の対応を指導する必要がある.また,最近頻繁に処方されるDPP-4阻害薬もSU薬の併用で重篤な低血糖を生じることがあり,併用にあたってはSU薬の減量が望ましい.
- 同一カテゴリの薬剤での禁忌・慎重投与状況も異なることがあり,各薬剤の状況を熟知し,患者の病態に適合するか慎重に検討したうえで処方する必要がある.
- 緊急時を除いて全身麻酔手術時には,経口血糖降下薬を休薬し,インスリン治療による安定した血糖コントロールを図ることが必須である.再開時期を含めて本人だけでなく外科主治医,病棟看護師との連携は欠かせない.

b スルホニル尿素(SU)薬[1]

グリクラジド(グリミクロン®),グリベンクラミド(ダオニール®,オイグルコン®),グリメピリド(アマリール®)

- 特徴:膵β細胞のSU受容体を刺激してインスリン分泌を亢進する.膵β細胞機能が残存している2型糖尿病に用いる.
- 注意点:副作用として過剰投与による重篤な低血糖がある.少量より開始して,増量は慎重に検討することが望ましい.

c 速効型インスリン分泌促進薬(グリニド薬)[1]

ナテグリニド(スターシス®,ファスティック®),ミチグリニド(グルファスト®),レパグリニド(シュアポスト®)

- 特徴:SU薬と同様に膵β細胞のSU受容体を刺激してインスリン分泌を亢進するが,インスリン分泌亢進作用時間はSU薬に比べて

短い．比較的軽症の2型糖尿病に用いる．
- ●注意点：必ず食直前に服用(食前内服では食直前に低血糖を生じる可能性がある．また，食後の内服では十分な血糖降下作用が得られない)．SU薬との併用は無効．

d ビグアナイド薬[1)]

メトホルミン(メトグルコ®，メデット®，グリコラン®)，ブホルミン(ジベトス®，ジベトンS)

- ●特徴：インスリン抵抗性および脂質代謝改善作用あり．インスリン分泌促進作用はなく主に肝臓での糖新生抑制により糖放出の低下を介して血糖降下作用を示す．肥満2型糖尿病がよい適応(インスリン分泌が残存した非肥満2型糖尿病にも用いる)．
- ●注意点：まれに乳酸アシドーシスを示すことがある(75歳以上の高齢者，腎不全，心疾患，脱水症，大酒家などを有する患者への投与は禁忌)．
- ●禁忌・副作用：禁忌が該当する患者も多く，処方には十分な注意が必要．最も多い副作用は食欲不振・悪心・嘔吐といった消化器症状である．

e チアゾリジン薬[1)]

ピオグリタゾン(アクトス®)

- ●特徴：インスリン分泌促進作用はない．脂肪細胞に発現する核内受容体(PPARγ)に作用してさまざまな遺伝子発現を調節することでインスリン抵抗性の改善を誘導する．
- ●注意点：副作用として浮腫，心不全，貧血，骨折などがある．水分貯留の傾向があり，特に心不全，心不全の既往のある患者には禁忌．体重増加を伴いやすいので服薬中の体重測定が望ましい．

f α-グルコシダーゼ阻害薬[1)]

アカルボース(グルコバイ®)，ボグリボース(ベイスン®)，ミグリトール(セイブル®)

- ●特徴：二糖類を単糖類へ分解する酵素を阻害して，糖質の吸収を遅延し，食後高血糖を抑制する．空腹時血糖上昇が比較的軽度で，食後高血糖が顕著な軽症2型糖尿病患者に用いる．
- ●注意点：副作用として，腹部膨満感，放屁，便秘，下痢などがある．腹部膨満感・放屁は比較的多く認められるため，あらかじめよく説

明する.内服継続により症状を軽減する場合もある.腹部手術歴には慎重投与.

g DPP-4阻害薬[1]

> シタグリプチン(ジャヌビア®,グラクティブ®),ビルダグリプチン(エクア®),アログリプチン(ネシーナ®),リナグリプチン(トラゼンタ®),テネリグリプチン(テネリア®),サキサグリプチン(オングリザ®),アナグリプチン(スイニー®)

- **特徴**:DPP-4の活性を阻害し血中の内因性活性型GLP-1濃度を上昇させることで血糖降下作用を示す.低血糖を起こしにくく,内因性インスリン分泌の残存する2型糖尿病患者が適応となる.

  ※ GLP-1は膵β細胞のグルコース応答性インスリン分泌を増強する作用を有するホルモンである.このGLP-1は食事摂取により小腸下部のL細胞より分泌され,生理的にはDPP-4によって速やかに分解される.

- **注意点**:単剤ではSU薬に比べて低血糖は生じにくいとされる.しかし,特に高齢者ではSU薬との併用で低血糖が生じやすく,本薬剤とSU薬を併用する場合はSU薬を減量もしくは少量を処方することが望ましい.

h SGLT2阻害薬[2]

> イプラグリフロジン(スーグラ®),ダパグリフロジン(フォシーガ®),ルセオグリフロジン(ルセフィ®),トホグリフロジン(デベルザ®,アプルウェイ®),エンパグリフロジン(ジャディアンス®),カナグリフロジン(カナグル®)

- **特徴**:SGLT2は近位尿細管S1セグメントに特異的に存在し,約90%のグルコース再吸収を行う.本薬剤を糖尿病患者に投与すると,尿中グルコースが約50〜100 g/日排泄され,空腹時・食後血糖値,HbA1cの低下が認められた.体重減少作用も報告されており,今後,腎機能低下が比較的軽度な肥満2型糖尿病がよい適応となりうる可能性がある.

- **注意点**:尿路・生殖器感染に注意.尿中グルコース排泄の増加により,浸透圧利尿が誘導され頻尿・脱水とグルコースの尿中喪失により血清ケトン体の増加が報告されている.

図1 病態に合わせた経口血糖降下薬の選択

2型糖尿病の病態	機序	経口血糖降下薬 種類	主な作用
インスリン抵抗性増大	インスリン抵抗改善系	ビグアナイド薬	肝臓での糖新生の抑制
		チアゾリジン薬	骨格筋・肝臓でのインスリン感受性の改善
インスリン分泌能低下	インスリン促進泌系	スルホニル尿素薬（SU薬）	インスリン分泌の促進
		速効型インスリン分泌促進薬：グリニド薬	より速やかなインスリン分泌の促進・食後高血糖の改善
		DPP-4阻害薬	血糖依存性のインスリン分泌促進とグルカゴン分泌抑制
食後高血糖／空腹時高血糖	糖吸収排泄調節系	α-グルコシダーゼ阻害薬（α-GI）	炭水化物の吸収遅延・食後高血糖の改善
		SGLT2阻害薬	腎での再吸収阻害による尿中ブドウ糖排泄促進

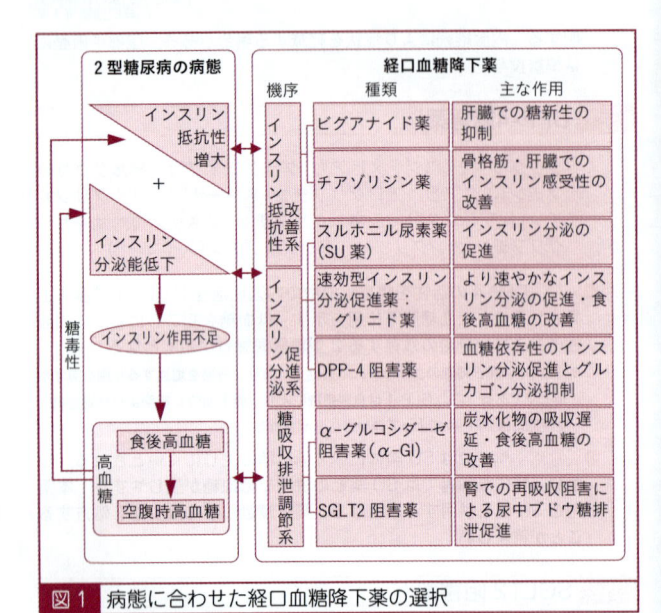

[文献3, p29より転載]

i 配合薬

ピオグリタゾン＋グリメピリド（ソニアス®LD・HD），ピオグリタゾン＋メトホルミン（メタクト®LD・HD），ミチグリニド＋ボグリボース（グルベス®），アログリプチン＋ピオグリタゾン（リオベル®LD・HD）

- ●特徴：服薬のアドヒアランス向上が期待される．多くの経口血糖降下薬を服用している2型糖尿病患者が適応である．
- ●注意点：2型糖尿病治療薬として，第一選択とはならない．単剤で治療効果不十分の場合に検討する．配合薬の各成分の副作用・禁忌に注意する．

j 病態に合わせて経口血糖降下薬を選択する

- 代謝異常の程度,合併症,年齢,肥満,肝・腎機能,インスリン分泌能,インスリン抵抗性の程度を評価し,どの経口血糖降下薬を投与するかを決定する(図1)[3].
- 食事療法・運動療法による生活習慣改善と1剤の経口血糖降下薬で良好な治療効果が得られない場合は薬剤の増量,もしくは作用機序の異なる薬剤の併用を検討する.

文献

1) 河森隆造ほか(監):改訂版 糖尿病治療薬ハンドブック,羊土社,東京,2012
2) 柏木厚典:SGLT2阻害薬.糖尿病の分子標的と治療薬事典,春日雅人(監),羊土社,東京,p265,2013
3) 日本糖尿病学会(編・著):糖尿病治療ガイド2014-2015,文光堂,東京,2014

7 G 糖尿病および代謝疾患
インスリン療法

- インスリン製剤は作用時間により，速効型，超速効型，中間型，混合型，持効型に分類される
- 作用時間の違いは皮下から血中への吸収速度の差であるが，吸収速度は個人差があり，また注射部位，運動など種々の因子により影響される．

a インスリン療法の適応（表1）[1]

- インスリン非依存状態でも，SU薬の二次無効時や高血糖持続例の糖毒性の解除目的などで使用し，その際は強化インスリン療法を行うことが多い．

表1 インスリン療法はいつどのようなときに行うか —絶対的適応と相対的適応—

絶対的適応

① インスリン依存状態（1型糖尿病）など
② 高血糖性の昏睡（糖尿病ケトアシドーシス，高浸透圧高血糖症候群，乳酸アシドーシス）
③ 重症の肝障害，腎障害を合併しているとき
④ 重症感染症，外傷，中等度以上の外科手術（全身麻酔施行例など）のとき
⑤ 糖尿病合併症妊婦（妊娠糖尿病で，食事療法だけでは良好な血糖コントロールが得られない場合も含む）
⑥ 静脈栄養時の血糖コントロール

相対的適応

① インスリン非依存状態の例でも，著明な高血糖（たとえば，空腹時血糖値250 mg/dL以上，随時血糖値350 mg/dL以上）を認める場合
② 経口薬療法では良好な血糖コントロールが得られない場合（SU薬の一次無効，二次無効など）
③ やせ型で栄養状態が低下している場合
④ ステロイド治療時に高血糖を認める場合
⑤ 糖毒性を積極的に解除する場合

[文献1より作成]

b インスリンの種類(表2)[1,2]

表2 インスリン製剤の種類

分類	商品名	作用発現時間	最大作用時間	作用持続時間
超速効型	ノボラピッド®注 100 単位/mL ノボラピッド®注 ペンフィル® ノボラピッド®注 フレックスタッチ®, フレックスペン® ノボラピッド®注 イノレット®	10〜20分	1〜3時間	3〜5時間
	ヒューマログ®注 100 単位/mL ヒューマログ®注 カート, ミリオペン®	15分以内	0.5〜1.5時間	3〜5時間
	アピドラ®注 100 単位/mL アピドラ®注 カート, ソロスター®	15分以内	0.5〜1.5時間	3〜5時間
速効型	ノボリン®R注 100 単位/mL ノボリン®R注 フレックスペン®	約30分	1〜3時間	約8時間
	ヒューマリン®R注 100 単位/mL ヒューマリン®R注 カート, ミリオペン®	0.5〜1時間	1〜3時間	5〜7時間
中間型 (NPH)	ノボリン®N注 フレックスペン®	約1.5時間	4〜12時間	約24時間
	ヒューマリン®N注 100 単位/mL ヒューマリン®N注 カート, ミリオペン®	1〜3時間	8〜10時間	18〜24時間
	ヒューマログ®N注 カート, ミリオペン®	0.5〜1時間	2〜6時間	18〜24時間
持効型	レベミル®注 ペンフィル®, フレックスペン®, イノレット®	約1時間	3〜14時間	約24時間
	ランタス®注 100 単位/mL ランタス®注 カート, ソロスター®	1〜2時間	明らかなピークなし	24時間
	トレシーバ®注 ペンフィル®, フレックスタッチ®	該当なし (定常状態)	明らかなピークなし	>42時間
混合型 中間型と速効型のプレミックス製剤	ノボリン®30R注 フレックスペン® イノレット®30R注	約30分	2〜8時間	約24時間
	ヒューマリン®3/7注 100 単位/mL ヒューマリン®3/7注 カート, ミリオペン®	0.5〜1時間	2〜12時間	18〜24時間
中間型と超速効型のプレミックス製剤	ノボラピッド®30ミックス注 ペンフィル® ノボラピッド®30, 50, 70ミックス注 フレックスペン®	10〜20分	1〜4時間	約24時間
	ヒューマログ®ミックス25, 50注 カート ヒューマログ®ミックス25, 50注 ミリオペン®	15分以内	0.5〜6時間	18〜24時間

[文献1, 2より作成]

c 病態に基づいたインスリン療法

1) 強化インスリン療法

- 1日3〜5回のインスリン頻回注射において,基礎インスリン分泌を持効型または中間型インスリンで,追加インスリン分泌を超速効型または速効型インスリンで補う方法.

2）混合製剤によるインスリン療法

- 主に1種類の混合製剤を用いてインスリンを1〜3回注射し，血糖管理を行う方法．最近，超速効型インスリンが50％以上配合された混合製剤を1日3回注射する方法は，食後高血糖も抑制しながら基礎インスリン分泌も補充でき，注目されている．

3）basal supported oral therapy（BOT）

- 経口血糖降下薬だけでは血糖コントロールが不十分な症例に対して，基礎インスリンとして持効型溶解インスリン製剤を1日1回追加する方法で，主に空腹時血糖値を下げ，食後血糖の上昇は経口血糖降下薬により抑制しようとする治療法である．

> アマリール®錠1回1mg＋ランタス®注2〜4単位（就寝前）

4）持続皮下インスリン注入療法（CSII）

- インスリンポンプ療法ともいわれ，電動式の携帯型ポンプを使用し，皮下に挿入した細いチューブから超速効型インスリンを注入する治療法．24時間自動的に基礎インスリンが注入され，食事ごとの追加インスリンは，ボタン操作で単位を設定し，注入を行う．安定した血糖コントロールが得られやすく，血糖コントロールが不良な症例で効果的である．

〈インスリン療法の副作用〉

> ①低血糖：インスリン製剤投与後，食事摂取が遅れた場合や，運動量が普段より多い場合などに起こりやすい．軽度な低血糖の段階で処置することが肝心で，対応の遅れは症状が長引かせたり，中枢神経症状を呈する無自覚低血糖をきたすことがある．
>
> ②インスリンアレルギー：インスリンに対するアレルギーで注射部位に発赤，腫脹，かゆみなどがある．インスリン製剤中の溶媒や夾雑物に対するアレルギーの場合もある．
>
> ③インスリン抗体：インスリン抗体が血中のインスリンと結合・乖離することで，インスリン効果の減弱や予期せぬ低血糖が起こる．よって，血糖コントロールの不良・不安定な場合，インスリン用量が増大したときなどは，インスリン抗体を確認することが重要である．
>
> ④インスリン浮腫：血糖コントロールが不良な患者が急速に改善した場合に認められるが，ほとんどが一過性である．

文献

1) 日本糖尿病学会（編）：糖尿病治療ガイド2014-2015 血糖コントロール目標改訂版，文光堂，東京，2014
2) 綿田裕孝（編）：ヴィジュアル糖尿病臨床のすべて 最新インスリン療法改訂第2版，中山書店，東京，2015

G 糖尿病および代謝疾患

8 GLP-1 受容体作動薬

- 下部消化管より分泌されるインクレチンホルモンであるグルカゴン様ペプチド-1(GLP-1)は，グルコース濃度依存的に膵β細胞からインスリンを分泌させる．さらに，グルカゴン分泌抑制，膵β細胞保護効果，胃内容物排出抑制，食欲抑制作用，抗動脈硬化作用など多様な作用を有する．
- GLP-1 受容体作動薬は，GLP-1 のアミノ酸配列変更などの改良により，DPP-4 によって分解・不活性化の影響を受けにくい構造となっている．

a GLP-1 受容体作動薬の種類(表1)[1]

表1 主な GLP-1 受容体作動薬の開発状況

	一般名	商品名	血中半減期(時間)	作用時間(時間)	1筒中の含有量	1日の使用量	効果 空腹時血糖値	効果 食後血糖値
1日1回	リラグルチド	ビクトーザ®	13〜15	>24	18 mg	0.3〜0.9 mg	++〜+++	++
1日1回	リキシセナチド	リキスミア®	2.12〜2.45	15	300 μg	10〜20 μg	+	++〜+++
1日2回	エキセナチド	バイエッタ®	1.4(5μg) 1.3(10μg)	8	300 μg	10〜20 μg	+	+++
週1回	エキセナチド	ビデュリオン®	—注1)	—注1)	2.6 mg	2 mg注2)を週に1回	++〜+++	++

注1)徐放製剤のため該当データなし．
注2)本剤1バイアル(2.6 mg)に添付専用懸濁用液を加え懸濁した薬液を投与する場合，投与される薬液はエキセナチドとして2 mgを含む．

[文献1, p65 より改変して引用]

- 上記に加え，2015年7月にデュラグルチド(トルリシティ®，0.75 mg，週1回)の国内での製造販売が承認された．

b 作用特性と臨床的特徴(図1)[1〜5]

- 膵β細胞膜上のGLP-1受容体に結合し，血糖依存的にインスリン分泌促進作用を発揮するため，単独投与では低血糖リスクはきわめて低い．
- 空腹時血糖値，食後血糖値の両方を低下させる．
- 非肥満，肥満症例にかかわらず，体重を増やさずに血糖コントロール改善効果が得られる．

図1 GLP-1の多彩な作用

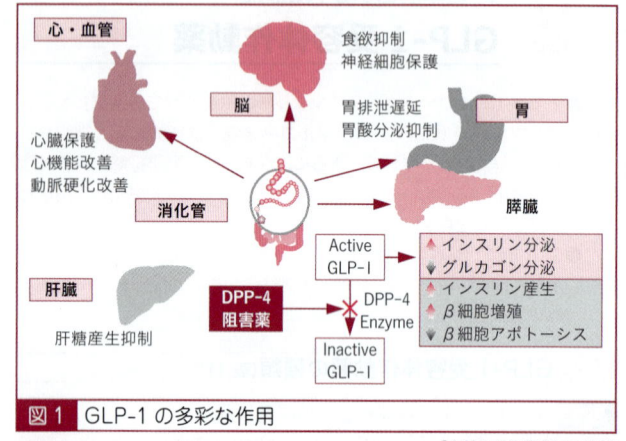

[文献5より改変して引用]

c　GLP-1受容体作動薬の適応[1〜4]

- インスリン非依存状態の患者に適応がある(1型糖尿病などのインスリン依存状態には用いない).
- リラグリチド：食事療法,運動療法で十分な効果が得られない,あるいは食事療法,運動療法に加えて経口糖尿病薬またはインスリン製剤を使用している2型糖尿病患者(2014年8月29日より2型糖尿病適応取得).
- リキシセナチド：食事療法・運動療法に加えてSU薬(ビグアナイド薬との併用を含む),あるいは持効型溶解インスリンまたは中間型インスリン製剤(SU薬との併用含む)では十分な効果が得られない2型糖尿病患者.
- エキセナチド：食事療法・運動療法に加えてSU薬,ビクアナイド薬およびチアゾリジン系薬(各薬剤の単独または併用療法を含む)による治療では十分な効果が得られない2型糖尿病患者.

d　副作用と使用上の注意[1〜4]

- 副作用として,投与初期に,嘔気,下痢,便秘などの消化器症状がある.発現リスク軽減のため0.3 mg/日の,低用量から開始し,1週間以上の間隔で0.3 mgずつを漸増する(維持量0.9 mg/日).
- 膵炎既往の患者には慎重投与(急性膵炎の報告あり).
- SU薬を併用すると単独投与より低血糖が高頻度に発現するため,定期的な血糖測定が必要.

> **COLUMN**
>
> **【シックディとは】**
>
> 糖尿病患者が発熱,下痢,嘔吐または食欲不振のため食事摂取が困難となった場合をいう.このときは,高血糖やケトアシドーシスを避けるために,専門医による指導など特別な対応が必要となる.
>
> **【血糖自己測定(SMBG)】**
>
> 糖尿病患者が,日常生活での血糖値の管理を向上させるために,医療機関外で血糖値を1日1〜数回測定する方法.
>
> **【continuous glucose monitoring(CGM)システム】**
>
> 皮下の組織間質液中の糖濃度を,一定の間隔で24時間以上継続的に測る装置で,わが国では2009年秋に厚生労働省から医療機器として認可され,2010年2月には保険適用となった.

● エキセナチドは,重度腎機能障害の患者には禁忌(腎不全の報告あり).

文献

1) 日本糖尿病学会(編・著):糖尿病治療ガイド2014-2015,文光堂,東京,2014
2) 河盛隆造:最新臨床糖尿病学(上),日本臨床社,東京,2012
3) PROGRESS IN MEDICINE 基礎・治療 Vol. 32, No.9, 2012
4) 稲垣暢也:医と薬学 **70**:285-291, 2013
5) Drucker DJ, et al:Lancet **368**:1696-1705, 2006

9 G 糖尿病および代謝疾患
糖尿病の合併症

A 糖尿病網膜症

- 糖尿病特異的で，血糖の管理が不十分であればきわめて高率に発症する合併症．
- 管理と治療の基本は発症予防と進行抑制であり，血糖と血圧のコントロールが重要．

a 病態の概念

- 網膜内層における毛細血管瘤の出現によって発症する．初期病変として出血・白斑・網膜浮腫が認められ，高度に進行すると黄斑症や硝子体出血や網膜症に陥り，視力障害をきたす．
- 成人してからの失明原因の第2位である．
- Davis分類（改変）に基づいた分類と所見を表1に示す．

表1 糖尿病網膜症病態分類と所見（改変Davis分類）

病期による分類	所見
単純糖尿病網膜症	糖尿病網膜症の初期または軽症の病期．毛細血管瘤，点状・斑状出血，少数の軟性白斑を眼底変化として認める．
増殖前糖尿病網膜症	多数する軟性白斑，網膜内細小血管異常，静脈以上の眼底所見を呈し，蛍光眼底造影により無灌流野（NPA）を認める．
増殖糖尿病網膜症	新生血管，硝子体出血，線維血管性増殖組織，牽引性網膜剥離の病態を示すものをすべて含めて増殖糖尿病網膜症と呼ぶ．

b 治療の方針

- 早期網膜症の管理：血糖および血圧のコントロールといった内科的治療を行うことで，網膜症の進行を予防もしくは遅延を図ることができる．
- 視力低下などの症状の有無にかかわらず原則的には眼科医に定期的な診察を依頼する．
- 2型糖尿病の場合は，糖尿病の時期が不明なため，眼底検査を治療開始前，3ヵ月後，6ヵ月後に行う．
- 進行した網膜症の管理：眼科医の治療が必須であり，網膜症の病期や病態に応じて光凝固療法，硝子体手術などが行われる．

> **MEMO** レーザー光凝固術は増殖前糖尿病網膜症における新生血管の発症予防，増殖糖尿病網膜症においてすでに発生した新生血管を消失させる目的で，NPA を標的に行われる．血管新生因子の放出を防止し，新生血管を直接凝固で焼灼することができる．外来で施行でき，患者に対する身体的負担が比較的少ない利点がある．治療効果は病期が軽度のほうが良好で，硝子体出血や牽引性網膜剥離などの重症増殖網膜症の病態には無効．出血による硝子体混濁，新生血管や増殖膜を硝子体手術により除去することが可能だが，高度に重症化した症例では手術不成功により，失明することもまれでない．

B 糖尿病腎症

- 尿中アルブミン排泄量，eGFR 値を定期的に測定し，糖尿病腎症の評価を行う．
- 治療の原則は血糖と血圧の良好なコントロールである．
- 病期に応じた薬物療法・食事療法を行い，腎臓内科専門医へのコンサルテーションを適宜行う．

a 病態の概念

- 慢性の高血糖による変化が腎糸球体に出現する．血管周囲の結合組織であるメサンギウムが増生し，糸球体構造の破壊，機能障害が生じる．

b 症状・身体所見

- 初期には無症状で，尿中アルブミン排泄量も正常範囲内だが，病期の進行によって尿中アルブミン排泄量の増加，持続蛋白尿が出現する．顕性腎症から腎不全期にかけてネフローゼ症候群を呈する．また，糖尿病腎症による腎不全では全身浮腫，心不全を併発することが多く注意が必要である．

c 診断のしかた

- 糖尿病腎症は検尿所見，腎機能検査と糖尿病合併症の臨床的経過を総合的に判断し，病期分類を判定する（表 2）．
- 糖尿病発症の初期から良好な血糖コントロールが維持されていれば，糖尿病腎症の急激な進行は考えにくいこともあり，初診患者において尿中アルブミン値および eGFR 値による糖尿病腎症の評価

表2 糖尿病性腎症病期分類(改訂)

病期	尿アルブミン値(mg/gCr) あるいは 尿蛋白値(g/gCr)	GFR(eGFR) (mL/分/1.73 m²)
第1期(腎症前期)	正常アルブミン尿(30未満)	30以上
第2期(早期腎症期)	微量アルブミン尿(3〜299)	30以上
第3期(顕性腎症期)	顕性アルブミン尿(300以上) あるいは 持続性蛋白尿(0.5以上)	30以上
第4期(腎不全期)	問わない	30未満
第5期(透析療法期)	透析療法中	

[文献4より引用]

表3 糖尿病性腎症病期分類(改訂)とCKD重症度分類との関係

	アルブミン尿区分	A1	A2	A3
	尿アルブミン定量 尿アルブミン/Cr比 (mg/gCr) (尿蛋白定量) (尿蛋白/Cr比) (g/gCr)	正常アルブミン尿 30未満	微量アルブミン尿 30〜299	顕性アルブミン尿 300以上 (もしくは高度蛋白尿) (0.50以上)
GFR区分 (mL/分 /1.73 m²)	>90	第1期 (腎症前期)	第2期 (早期腎症期)	第3期 (顕性腎症期)
	60〜89			
	45〜59	第4期 (腎不全期)		
	30〜44			
	15〜29			
	<15 (透析治療中)	第5期 (透析療法期)		

[文献4より引用]

を行い,早期の治療介入は必須である.

- 慢性腎臓病(CKD)の概念やCKD重症度分類が普及していることを考慮し,GFR区分およびアルブミン尿区分を設けた表が新たに作成されている(表3).CKDとは①尿異常,画像診断,血液異常,病理所見などで腎障害の存在が明らか,②糸球体濾過率(GFR)が60 mL/1.73 m²未満のいずれかまたは両方が3ヵ月以上続くものを指す.慢性腎不全への進行および心血管病発症のハイリスクと定義されており,その進展防止も臨床上重要である.

C 治療の方針

- いずれの病期でも血糖および血圧の良好なコントロールが重要である.病期の進展に伴い,蛋白制限・低蛋白食,塩分制限も必要となる.
- 腎機能低下によって投与可能な経口血糖降下薬を含む薬剤の制限も

加わり，処方の調整を適宜行う．
- 透析予防の観点から腎臓内科専門医へのコンサルテーションも適切なタイミングで行う必要がある．

> クレアチニンクリアランス<50 mL/分の中等度以上の腎機能障害の場合，経口血糖降下薬として
> トラゼンタ®錠(5 mg) 1回1錠，1日1回，朝食後(通常用量)
> エフア®錠(50 mg) 1回1錠，1日1回，朝食後

C 糖尿病神経障害

- 多発神経障害(広汎性左右対称性神経障害)と単神経障害があり，臨床的には多発神経障害が多い．
- 糖尿病以外の原因による神経障害との鑑別が重要．
- 多発神経障害の予防・治療法は良好な血糖コントロールの維持である．

a 病態の概念

- 多発神経障害：高血糖の持続によって発症・進展し，主な症状は両足の感覚・運動神経障害と自律神経障害である．厳格な血糖コントロールで発症・進展が抑制可能．進行すれば知覚の低下，足潰瘍，足壊疽の原因になる．
- 単神経障害：急性発症で単一神経麻痺が生じる．外眼筋麻痺(動眼・滑車・外転神経)，顔面神経が多く，発症は糖尿病罹患歴や血糖コントロールに相関しない．多くは3ヵ月以内に自然寛解する．

b 症状・身体所見

- 多発神経障害：両足のしびれ，疼痛，知覚低下，異常知覚といった感覚障害を認める．
- 自律神経障害：無自覚性低血糖，起立性眩暈，失神，無痛性心筋虚血，消化器症状(悪心・嘔吐，下痢，便秘)，膀胱機能低下，勃起障害など多彩な症状が出現する．

c 診断のしかた

- 多発神経障害：両足の感覚障害または両足のアキレス腱反射，両足の振動覚(C128もしくはC64音叉を用いる)および触覚(モノフィラメントを用いる)のうち複数に異常がある場合に示唆．
- 客観的な診断方法としてCVR-R(心電図R-R間隔変動係数)や神経

伝導検査などがある.
- 鑑別診断を要する疾患として糖尿病患者に多い頸椎後縦靱帯骨化症や胸腰椎移行部の黄色靱帯骨化症, 慢性炎症性脱髄性多発神経炎 (CIDP) があり, 鑑別には画像検査・神経伝導検査が必要となる場合もある.

d 治療の方針

- 良好な血糖コントロールが多発神経障害の予防・治療に重要. 急激な血糖コントロール改善例では「治療後神経障害」をきたす可能性があり, 注意が必要である.
- ポリオール代謝系を阻害するアルドース還元酵素阻害薬, エパルレスタットは神経障害が中等度以下の例で有効とされる.

> キネダック®錠 1 回 50 mg, 1 日 3 回, 食前

- 有痛性(穿刺痛, 電撃痛, 灼熱痛)の神経障害は Ca^{2+} チャネル $\alpha_2\delta$ リガンド(プレガバリン), セロトニン・ノルアドレナリン再取込み阻害薬(デュロキセチン), 抗不整脈薬(メキシチレン), 抗痙攣薬(カルバマゼピン), 三環系抗うつ薬などを単独または併用する.

> **POINT** いったん発症した疼痛は難治性であり, 治療に長期間かかることを十分に説明する必要がある.

D 糖尿病大血管障害

- 糖尿病は大血管障害の危険因子の 1 つであり, 境界型でもリスクが増大し, 腹部肥満を基盤とするメタボリックシンドロームや喫煙症例ではさらにリスクが増大する.
- 危険因子を包括的にコントロールすることが予防に有効.

a 病態の概念

- 糖尿病に関連した循環器疾患には大血管障害と細小血管障害がある. 大血管障害には, 心筋梗塞・狭心症などの虚血性心疾患, 脳血管障害, 大動脈解離, 閉塞性動脈硬化症などがある. これらは細小血管障害と異なり, 糖尿病の罹病期間と重症度と必ずしも相関せず, 比較的突然発症する.

b 症状

- 虚血性心疾患: 糖尿病患者では胸痛の自覚症状に乏しい(無症候性)

ことがあり，注意が必要である．すでに病変が進行している例(発症時に冠動脈の多枝病変を有するなど)が多く，心不全や不整脈を起こしやすい．原因不明の血糖コントロールの悪化，下腿浮腫，肺水腫，不整脈が出現した場合には急性心筋梗塞を疑う．

- ●**脳血管障害**：低血糖は意識障害の原因の1つだが，片麻痺など脳卒中に類似した症状を引き起こすことがある．

c 診断のしかた

- ●**虚血性心疾患**：心電図，血液検査(白血球数，CPK，AST，ALT)，心筋トロポニンT，心臓超音波検査など．
- ●**脳血管障害**：脳出血よりも脳梗塞が多い．神経学的所見の診察，頭部MRI・CTなどが行われる．

d 治療の方針

- ●**虚血性心疾患**：WHOは75 gOGTTでの境界型をリスク群としており，一次予防として糖尿病発症前から食事療法・運動療法を開始することを勧告している．HbA1c・血糖値だけでなく，LDLコレステロールなどの脂質異常や血圧のコントロール，禁煙の指導も重要．定期的な循環器系検査(トレッドミル負荷心電図・心臓超音波検査)も積極的に行い，心疾患の進行を早期発見する必要がある．
- ●**脳血管障害**：予防のため早期から良好な血糖および血圧のコントロールを図る．定期的な頸部血管超音波検査，頭部MRI，頭頸部MRAを施行する．

文献

1) 日本糖尿病学会(編)：糖尿病治療ガイド2014-2015，文光堂，東京，2014
2) 河盛隆造ほか(監)：改訂版 糖尿病診療ハンドブック 羊土社，東京，2012
3) 門脇 孝ほか(編)：研修ノートシリーズ 糖尿病研修ノート改訂第2版，診断と治療社，東京，2014
4) 糖尿病性腎症合同委員会：糖尿病性腎症病期分類の改訂について〈http://www.jds.or.jp/modules/important/index_php?page=article&storyid=46〉(2015年6月参照)

10 G 糖尿病および代謝疾患
妊娠と糖尿病

- 挙児希望の糖尿病患者に対して計画的な妊娠をすすめる.
- 全妊婦に耐糖能異常のスクリーニングを行う.
- 治療の基本は食事とインスリン療法である.
- 分娩後の定期的なフォローアップが重要.

a 概念

- 妊婦の糖代謝異常は①妊娠前から糖尿病が存在する糖尿病合併妊娠と, ②妊娠中に発見された糖代謝異常があり, ②は妊娠糖尿病(GDM)と妊娠時に診断された明らかな糖尿病(overt diabetes in pregnancy)に分類される.

b 診断と基準

- 全妊婦に対して初期に随時血糖でスクリーニングを行う(基準値は各施設で設定). 陰性者に対しては妊娠中期(24〜28週)に随時血糖(≧100 mg/dL を陽性)や 50 gGCT(グルコースチャレンジテスト:ブドウ糖 50 g 飲用 1 時間後の血糖値を測定し, ≧140 mg/dL で陽性)で行う.
- スクリーニング陽性者に対して 75 gOGTT を行い, GDM や明らかな糖尿病を診断する(表1)[1].

c 治療の実際

- 合併症は糖尿病網膜症で単純性, 糖尿病腎症で 2 期までが望ましい. 経口糖尿病薬はインスリンへ変更し, RA 系降圧薬やスタチン,

表1 妊娠糖尿病, および明らかな糖尿病の診断基準

a) 妊娠糖尿病
75 gOGTT にて以下のいずれかを満たした場合
① 空腹時血糖値≧92 mg/dL
② 1 時間値≧180 mg/dL
③ 2 時間値≧153 mg/dL

b) 妊娠時に診断された明らかな糖尿病
以下のいずれかを満たした場合
① 空腹時血糖値≧126 mg/dL
② HbA1c≧6.5%
③ 確実な糖尿病網膜症が存在
④ 随時血糖値または 75 gOGTT 2 時間値≧200 mg/dL, かつ上記①〜③のいずれかを満たす場合

[文献1より引用]

- ●挙児希望の糖尿病患者：計画的な妊娠をすすめ，血糖管理と合併症評価を行う．血糖管理の目安は HbA1c＜7.0%とする．
- ●耐糖能異常の場合：自己血糖測定（例：空腹時 + 各食後）を行い，食前血糖値≦100 mg/dL，食後 2 時間血糖値≦120 mg/dL を目標に管理する．
- ●妊娠中の食事：標準体重×30 kcal を基準とし，非肥満の場合は 200 kcal を付加する．体重増加や尿ケトン体を参考に適宜調整する．食後高血糖の場合は分割食を検討する．

※標準体重＝身長(m^2)×22

- ●食事療法で不十分な場合：インスリンを開始する．比較的安全とされる薬剤（米国食品医薬品局カテゴリーB：インスリンリスプロ［ヒューマログ®］，インスリンアスパルト［ノボラピッド®］，イソフェンインスリン［ノボリン®N］，インスリンデテミル［レベミル®］など）の使用が望ましい．必要に応じてインスリン持続皮下注入療法も検討する．

> ヒューマログ®を各食直前に各 3 単位，ノボリン®N を眠前に 3 単位皮下注

- ●分娩中：1～3 時間ごとに血糖測定し，70～120 mg/dL を目標に維持する．必要に応じてインスリンやブドウ糖含有輸液も併用する．
- ●分娩後：インスリン必要量が減少することが多く，適宜調整する．母乳育児中は原則経口糖尿病薬を使用しない．妊娠糖尿病では分娩後の糖尿病発症率が高く定期的なフォローアップが重要である．

文献

1) 日本産科婦人科学会ほか：産婦人科診療ガイドライン 産科編 2014〈http://www.jsog.or.jp/activity/pdf/gl_sanka_2014.pdf〉（2015 年 6 月参照）

11 G 糖尿病および代謝疾患
肥満症・メタボリックシンドローム

- 肥満の定義は脂肪組織が過剰に蓄積した状態で，BMI 25 kg/m² 以上とする．肥満症とは，肥満に起因ないし関連する健康障害を合併するか，その合併が予測される場合で医学的に減量を必要とする場合をいい，疾患単位として取り扱う．
- メタボリックシンドロームは肥満，特に内臓肥満を基盤に脂質代謝異常，高血圧，耐糖能異常などが発症し，たとえその程度が軽くても一個人に多数集積することにより，動脈硬化の強い危険因子になる病態である．
- 肥満症の治療は，食事療法，運動療法，行動療法，薬物療法，外科療法である．

STEP 1 どう考えるか

- 肥満の判定には，まず body mass index（BMI）を計算する（表1）[1]．

BMI＝体重（kg）/［身長（m）］²

→わが国では BMI 25 以上を肥満とみなし，理想体重（kg）は［身長（m）］²×22 である．

〈肥満症の診断〉

肥満と判定されたもの（BMI≧25）で，以下のいずれかの条件をみたすもの．
1) 肥満に起因ないし関連し，減量を要する（減量により改善する，または進展が防止される）健康障害を有するもの（表2）[3]
2) 健康障害を伴いやすいハイリスク肥満，ウエスト周囲長のスクリーニングにより内臓脂肪蓄積を疑われ，腹部CT検査によって確定診断された内臓脂肪型肥満

表1 肥満の程度によるわが国とWHO基準の比較

BMI	日本肥満学会基準	WHO基準
<18.5	低体重	Underweight
18.5≦〜<25	普通体重	Normal range
25≦〜<30	肥満（1度）	Pre-obese
30≦〜<35	肥満（2度）	Obese class I
35≦〜<40	肥満（3度）	Obese class II
40≦	肥満（4度）	Obese class III

［文献1より引用］

表2 肥満に起因ないしは関連する健康障害

I. 肥満症の診断基準に必須な合併症
　1) 耐糖能障害（2型糖尿病，耐糖能異常など）
　2) 脂質異常症
　3) 高血圧
　4) 高尿酸血症・痛風
　5) 冠動脈疾患：心筋梗塞・狭心症
　6) 脳梗塞：脳血栓症・一過性脳虚血発作（TIA）
　7) 脂肪肝（非アルコール性脂肪性肝疾患/NAFLD）
　8) 月経異常，妊娠合併症（妊娠高血圧症候群，妊娠糖尿病，難産）
 *9) 睡眠時無呼吸症候群（SAS）・肥満低換気症候群
*10) 整形外科的疾患：変形性関節症（膝，股関節）・変形性脊椎症，腰痛症
　11) 肥満関連腎臓病

II. 診断基準には含めないが，肥満に関連する疾患
　良性疾患：胆石症，脈血栓症・肺塞栓症，気管支喘息
　　　　　　皮膚疾患（偽性黒色表皮腫，摩擦疹，汗疹）
　悪性疾患：胆道癌，大腸癌，乳癌，子宮内膜癌

*脂肪細胞の量的異常がより強く関与

[文献1より引用]

表3 二次性肥満（症候性肥満）および食行動異常についての考え方

I. 二次性肥満
　1) 内分泌性肥満
　　① Cushing 症候群
　　② 甲状腺機能低下症
　　③ 偽性副甲状腺機能低下症
　　④ インスリノーマ
　　⑤ 性腺機能低下症
　　⑥ Stein-Leventhal 症候群
　2) 遺伝性肥満（先天異常症候群）
　　① Bardet-Biedl 症候群
　　② Prader-Willi 症候群
　3) 視床下部性肥満
　　① 間脳腫瘍
　　② Froölich 症候群
　　③ Empty sella 症候群
　4) 薬物による肥満
　　① 向精神薬
　　② 副腎皮質ホルモン

II. 食行動異常
　1) 食欲の認知性調節異常：間食・ストレス誘発性食行動
　2) 食欲の代謝性調節異常：過食・夜間大食
　3) 偏食・早食い・朝食の欠食

[文献1より引用]

● 日常診療で肥満と判定した場合，二次性肥満および食行動異常の可能性（表3）[1]についても考慮し，除外診断する必要がある．二次性肥満および食行動異常の場合は，その治療は主として原因疾患および行動異常の要因に対して行う必要がある．

STEP 2　どう診断していくか

- 内臓脂肪蓄積の診断法として，基本は臍レベルCT断面による内臓脂肪面積測定であり，100 cm² 以上が内臓脂肪蓄積である．ウエスト周囲長で推定する場合は男性85 cm 以上，女性90 cm 以上である．その他に，腹部超音波による腹膜前脂肪最大厚，生体インピーダンス法，MRI法などがある．

- 内臓脂肪蓄積時の脂肪細胞機能異常として，アディポサイトカインの分泌異常と脂肪組織の慢性炎症が重要な病態である．

> 検査項目：アディポネクチン，PAI-1，TNF-α，IL-6 や高感度 CRP などの炎症マーカーがある（いずれも保険適用外）．

- わが国のメタボリックシンドロームの診断基準は，内臓脂肪蓄積（ウエスト周囲長：男性85 cm・女性90 cm 以上，または臍レベルCT の内臓脂肪面積：100 cm² 以上）が必須項目であり，これに加え脂質代謝異常（高TG血症または低HDL-C血症），高血圧，空腹時高血糖の3項目のうち2項目以上あれば，診断が確定する（表4）[2, 3]．

表4　メタボリックシンドロームの診断基準（日本）

- 腹腔内脂肪蓄積
- ウエスト周囲径　　男性≧85 cm
　　　　　　　　　　女性≧90 cm
  （内臓脂肪面積　男女とも≧100 cm² に相当）

上記に加え以下のうち2項目以上
- 高TG血症　　　　≧150 mg/dL
  かつ／または
  低HDL-C血症　　＜40 mg/dL　男女とも
- 収縮期血圧　　　　≧130 mmHg
  かつ／または
  拡張期血圧　　　　≧85 mmHg
- 空腹時高血糖　　　≧110 mg/dL

※CTスキャンなどで内臓脂肪量測定を行うことが望ましい．
※ウエスト径は立位，軽呼気時，臍レベルで測定する．脂肪蓄積が著明で臍が下方に偏移している場合は肋骨下縁と前上腸骨棘の中点の高さで測定する．
※メタボリックシンドロームと診断された場合，糖負荷試験がすすめられるが診断には必須ではない．
※高TG血症，低HDL-C血症，高血圧，糖尿病に対する薬剤治療を受けている場合は，それぞれの項目に含める．

［文献2, 3より引用］

STEP 3 どう対処するか

1）肥満症

- 肥満症治療として，25≦BMI＜30 の内臓脂肪型肥満タイプは現体重の 5％を，BMI≧30 の脂肪細胞の量的異常タイプは現体重の 5～10％を目安に減量目標を設定する（図 1）[2]．
- 食事療法：1,000～1,800 kcal の肥満治療食の中から，個々人に合致した摂取エネルギー量を選択する．超低エネルギー食（VLCD）は適応基準を守り，栄養素性を配慮した常食形体の日本食化 VLCD か，フォーミュラ食をリバウンドに注意しながら利用する．

> オプティファースト®70（1 袋 84 Kcal）1 日 3 回（朝・昼・夕）

- 運動療法：有酸素運動を主体に，高齢者ではレジスタンス運動も併用する．
- 行動療法：グラフ化体重日記や食事記録表などは，治療動機水準を強化し，減量とその長期維持を可能にするため，きわめて重要な方法である．
- 薬物療法：現在マジンドールだけに限られ，保険適用基準が BMI≧35 である．漢方薬としては防風通聖散が使用される．2012 年にわが国でリパーゼ阻害薬セチリスタットが承認された．

① BMI 35 以上の高度肥満症にて

> サノレックス®錠 1 回 0.5 mg，1 日 1 回，昼食前（1 日最高 1.5 mg まで．3 ヵ月を限度とし 1 ヵ月以内に効果ない場合は中止）

② 腹部に皮下脂肪が多く，便秘がちの場合

> 防風通聖散 1 日 2.5 g，1 日 2～3 回，食前または食間

- 外科治療：内視鏡的胃内バルーン留置術，腹腔鏡下調節性胃バンディング術，腹腔鏡下胃スリーブ状切除術などがあり，わが国の適応は BMI 35 kg/m^2 以上である．わが国では，高度肥満症に対する腹腔鏡下胃スリーブ状切除術が 2010 年に先進医療として，2014 年 4 月より保険診療として承認されている．

2）メタボリックシンドローム

- 生活習慣の改善と各病態（高血圧，脂質異常症，糖尿病）に対する治療によって行う．

文献

1) 日本肥満学会肥満症診断基準検討委員会：肥満研 **17**：1-71，2011
2) メタボリックシンドローム診断基準検討委員会：日内会誌 **94**：794-809，2005
3) 日本肥満学会肥満症治療ガイドライン作成委員会：肥満研 **12**：1-91，2006

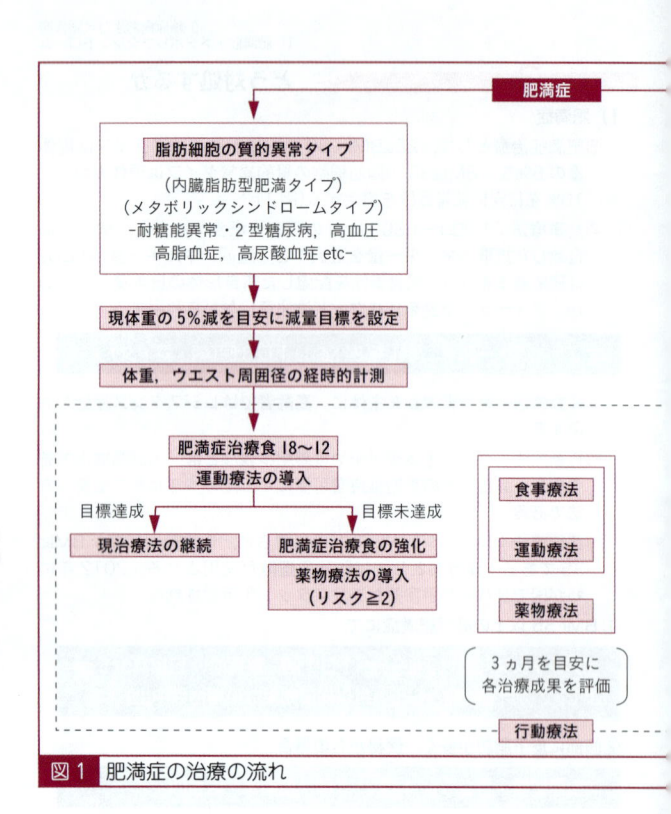

```
                                            肥満症
                                             ↓
              ┌─────────────────────────────┐
              │    脂肪細胞の質的異常タイプ    │
              └─────────────────────────────┘
                （内臓脂肪型肥満タイプ）
               （メタボリックシンドロームタイプ）
               -耐糖能異常・2型糖尿病，高血圧
                 高脂血症，高尿酸血症 etc-
                             ↓
              ┌─────────────────────────────┐
              │  現体重の5%減を目安に減量目標を設定  │
              └─────────────────────────────┘
                             ↓
              ┌─────────────────────────────┐
              │  体重，ウエスト周囲径の経時的計測   │
              └─────────────────────────────┘
                             ↓
                  ┌──────────────────┐
                  │ 肥満症治療食 18〜12 │
                  ├──────────────────┤
                  │   運動療法の導入    │                ┌──────┐
                  └──────────────────┘                 │ 食事療法 │
           目標達成 ↙        ↘ 目標未達成              └──────┘
     ┌────────────┐   ┌──────────────┐              ┌──────┐
     │ 現治療法の継続 │   │ 肥満症治療食の強化 │              │ 運動療法 │
     └────────────┘   ├──────────────┤              └──────┘
                      │  薬物療法の導入  │
                      │  （リスク≧2）    │              ┌──────┐
                      └──────────────┘              │ 薬物療法 │
                                                    └──────┘
                                                  ╭─────────╮
                                                  │3ヵ月を目安に│
                                                  │各治療成果を評価│
                                                  ╰─────────╯
                                                         行動療法
```

図1 肥満症の治療の流れ

脂肪細胞の量的異常タイプ

（BMI≧30の肥満症）
－骨・関節疾患, 睡眠時無呼吸症候群,
月経異常 etc－

↓

現体重の5〜10%減を目安に減量目標を設定

↓

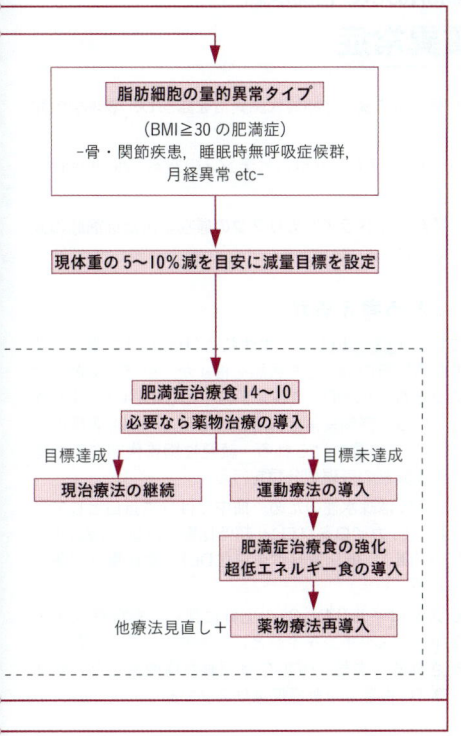

肥満症治療食 14〜10
必要なら薬物治療の導入

- 目標達成 → 現治療法の継続
- 目標未達成 → 運動療法の導入
  ↓
  肥満症治療食の強化
  超低エネルギー食の導入
  ↓
  他療法見直し＋薬物療法再導入

［文献3より引用］

12 G 糖尿病および代謝疾患
脂質異常症

- 脂質異常症の治療の前に続発性脂質代謝異常を鑑別し，表現型分類を行う．
- 原則として LDL コレステロールはエビデンスのある Friedwald の式から算出する．
- 動脈硬化性疾患予防ガイドラインのリスクの層別化または病態の分類に基づいた治療を行う．

STEP 1　どう考えるか

- 高脂血症は総コレステロール(TC)，中性脂肪(TG)，リン脂質，遊離脂肪酸などの血清脂質の増加した状態を指すが，疫学的に動脈硬化性疾患のリスクとなる低 HDL コレステロール(HDL-C)血症を含めて脂質異常症という．脂質異常症は虚血性心疾患や脳血管疾患の危険因子の 1 つとして位置づけられる．続発性脂質代謝異常の鑑別と原発性脂質代謝異常の表現型分類を行う．
- コレステロールや TG は疎水性のため，血中ではリポ蛋白として存在する．比重によって，カイロミクロン，超低比重リポ蛋白(VLDL)，中間比重リポ蛋白(IDL)，低比重リポ蛋白(LDL)，高比重リポ蛋白(HDL)に分けられる．
- TC や LDL コレステロール(LDL-C)の上昇に伴い，冠動脈疾患の相対リスクが増加し，スタチンを中心とした治療により，冠動脈疾患の発症は抑制される．また，HDL-C は冠動脈疾患発症と逆相関する．さらに，高 TG 血症も冠動脈疾患リスクである．

STEP 2　どう診断していくか (表1)[1]

- 前日禁酒，10〜12 時間絶食後の早朝空腹時に血液検査を施行する．血清または血漿中の TC，TG，HDL-C 濃度を測定する．
- LDL-C は，血清 TG 濃度が 400 mg/dL までなら Friedewald の式 [LDL-C＝TC－(HDL-C)－TG/5] を用いて計算により求める．
- TG≧400 mg/dL の場合または食後採血の場合は nonHDL-C＝TC－(HDL-C)を算出する．LDL-C＝(nonHDL-C)－30 とする．

表1　スクリーニングのための診断基準（空腹時採血）

LDL-C	140 mg/dL 以上	高 LDL-C 血症
	120〜139 mg/dL	境界域高 LDL-C 血症
HDL-C	40 mg/dL 未満	低 HDL-C 血症
TG	150 mg/dL 以上	高 TG 血症

［文献 1 より転載］

表2 測定項目の臨床的意義

アポ蛋白	リポ蛋白	リポ蛋白コレステロール	臨床的意義
アポA-I	HDL	HDL-C	
アポB	LDL	LDL-C	
HDL-C/アポA-I比	HDL粒子サイズ		
LDL-C/アポB比	LDL粒子サイズ		
A-I/A-II比			抗動脈硬化
アポA-I/B比			動脈硬化
		TC-(HDL-C)/HDL-C	動脈硬化
		LDL-C/HDL-C	動脈硬化
アポC-II/C-III比	VLDL		
アポE	β-VLDL, IDL		
アポE/TC			動脈硬化
アポE/(TC-TG)			動脈硬化
RLP			食後高脂血症
Lp(a)			動脈硬化, 易血栓性

表3 WHOの表現型分類

型	I	IIa	IIb	III	IV	V
リポ蛋白	カイロミクロン	LDL	VLDL LDL	β-VLDL IDL	VLDL	カイロミクロン VLDL
TC	正常	↑〜↑↑↑	↑〜↑↑	↑↑	正常〜↑	↑〜↑↑
TG	↑↑↑	正常	↑〜↑↑	↑↑	↑↑	↑↑↑

- コレステロールのみ増加:HDL-Cが正常ならIIa型
- TGのみ増加:ほとんどはIV型,I型はきわめてまれ.
- 両者が増加:IIb型,III型,V型を鑑別.
- TG値が1,000 mg/dL以上の場合はカイロミクロン血症
- TG値が1,000 mg/dL未満の場合はアガロース電気泳動でカイロミクロンとbroad βの有無を調べる.
- 頻度はI型0.2%,IIa型43%,IIb型22%,III型0.5%,IV型33%,V型1.7%である.

- カイロミクロンは血清を4℃で一晩静置し,クリーム層の存在で確認する.
- 精密検査には,脂質代謝異常=リポ蛋白代謝異常として捉え,リポ蛋白電気泳動,アポ蛋白(A-I,A-II,B,C-II,C-III,E),レムナント様リポ蛋白(RLP),Lp(a)の測定を行う(表2).
- 次に,脂質異常症の表現型分類を行う(表3).
- 原発性と二次性脂質異常症の鑑別を行う(表4).また,家族歴の聞き取り調査をする.
- 代表的な原発性脂質異常症の家族性高コレステロール血症(FH)の診断基準を表5[1)]に示す.

表4 二次性脂質異常症の原因と検査項目

原因	高脂血症	表現型	検査
内分泌代謝疾患			
糖尿病	TC, TG	IV, IIb, (I, III, V)	血糖, HbA1c, (IRI)
甲状腺機能低下症	TC, TG	IIa, (IIb, III, IV, V)	FT₄, TSH, CK
Cushing症候群	TC, TG	IIb, IIa	ACTH, コルチゾール
肥満症	TC, TG	IIb, IV	BMI
先端巨大症	TC, TG	IV	GH, IGF-1
神経性食欲不振症	TC	IIa	
糖原病	TG	IV, (V)	
ポルフィリン症	TC, TG	IIa, (IIb)	尿中ポルフィリン体
妊娠	TC	IIb, (IV, V)	
痛風	TG	IV	尿酸, CK
肝疾患			
閉塞性黄疸	TC	IIa, (IIb)	肝機能, CRP, 抗ミトコンドリア抗体, 腹部超音波, CT
肝癌	TC	IIa	
肝炎	TG	IV, (IIb)	
腎疾患			
ネフローゼ症候群	TC, TG	IIa, IIb, (IV)	腎機能, 尿検査, 血清蛋白
慢性腎不全	TC, TG	IV, (III)	
免疫異常			
SLE	TC, TG	I, IV, (III, V)	抗核抗体, 抗DNA抗体, 補体
多発性骨髄腫	TC, TG	I, IV, (IIb)	末梢血, 蛋白分画
薬剤性			
副腎皮質ホルモン薬	TC, TG	IIb, IIa, (IV)	
サイアザイド系利尿薬	TC, TG	IIb, IV	
β遮断薬	TC	IV	
経口避妊薬(ピル)	TC, TG	IV, (V)	
アルコール	TG	IV, (V)	

STEP 3 どう対処するか

- まず, 生活習慣を是正する. 次に, 一次予防と二次予防に分けて脂質管理目標値(表6)[1]を設定する.

〈生活習慣の改善〉

① 禁煙:受動喫煙も避ける.
② 食事:過食・間食を避ける.
- 肉の脂身, 乳脂肪, 卵黄, 塩分, アルコールの摂取を減らす.
- 魚類, 大豆製品, 野菜, 果物, 未精製穀類, 海藻の摂取を増やす.
③ 運動:毎日30分以上の有酸素運動を行う.

表5　原発性脂質異常症の分類と診断基準

分類		原因遺伝子	表現型
原発性高カイロミクロン血症	家族性リポ蛋白リパーゼ欠損症	LPL	Ⅰ，Ⅴ
	アポリポ蛋白(Ⅱ欠損症)	アポC-Ⅱ	Ⅰ，Ⅴ
	原発性Ⅴ型高脂血症	?	Ⅴ，Ⅳ
	特発性	上記以外	Ⅰ，Ⅴ
原発性高コレステロール血症	家族性コレステロール血症	LDL受容体	Ⅱa，Ⅱb
	家族性複合型高脂血症	?	Ⅱa，Ⅱb，Ⅳ
	特発性高コレステロール血症	上記以外	Ⅱa，Ⅱb
内因性高TG血症	家族性Ⅳ型高脂血症	?	Ⅳ
	特発性	上記以外	Ⅳ
家族性Ⅲ型高脂血症		アポE	Ⅲ
原発性高HDL-C血症			

成人(15歳以上)FHヘテロ接合体診断基準

1. 高LDL-C血症(未治療時のLDL-C 180 mg/dL以上)
2. 腱黄色腫(手背，肘，膝などの腱黄色腫あるいはアキレス腱肥厚)あるいは皮膚結節性黄色腫
3. FHあるいは早発性冠動脈疾患の家族歴(2親等以内の血族)

・続発性脂質異常症を除外したうえで診断する
・2項目が当てはまる場合，FHと診断する．FH疑いの際には遺伝子検査による診断を行うことが望ましい
・皮膚結節性黄色腫に眼瞼黄色腫は含まない
・アキレス腱肥厚は軟線撮影により9 mm以上にて診断する
・LDL-Cが250 mg/dL以上の場合，FHを強く疑う
・すでに薬物治療中の場合，治療のきっかけとなった脂質値を参考とする
・早発性冠動脈疾患は男性55歳未満，女性65歳未満と定義する
・FHと診断した場合，家族についても調べることが望ましい

小児(15歳未満)FHヘテロ接合体診断基準

1. 高コレステロール血症：未治療時のLDL-C値≧140 mg/dL
   (総コレステロール値≧220 mg/dLの場合はLDL-C値を測定する)
2. FHあるいは若年性冠動脈疾患の家族歴(2親等以内の血族)

・小児の場合，腱黄色腫などの臨床症状に乏しいため診断には家族のFHについて診断することが重要である
・成長期にはLDL-C値が変動することがあるため，注意深い経過観察が必要である
・早発性冠動脈疾患は男性55歳未満，女性65歳未満と定義する

[文献1より転載]

表6　リスク区分別脂質管理目標値

治療方針の原則	管理区分	脂質管理目標値(mg/dl)			
		LDL-C	HDL-C	TG	non HDL-C
一次予防	カテゴリーⅠ	<160	≧40	<150	<190
	カテゴリーⅡ	<140			<170
	カテゴリーⅢ	<120			<150
二次予防	冠動脈疾患の既往	<100			<130

[文献1より転載]

- 表6[1]のカテゴリーは，NIPPON DATA80 の結果に基づいて複雑なリスク分類がなされている．要約するとおおむね以下のようになる．

  - カテゴリーⅠ：50歳未満の男性，60歳未満の女性で，以下のリスク因子*なし．
  - カテゴリーⅡ：50～60歳の男性（高血圧または喫煙あり），60～74歳の男性（高血圧・喫煙なし），60～74歳の女性で，以下のリスク因子なし．
  - カテゴリーⅢ：60～74歳の男性で高血圧または喫煙あり，糖尿病，CKD，非心原性脳梗塞，末梢動脈疾患（PAD）のいずれかあり．

  ※ただし，低 HDL-C 血症，早発性冠動脈疾患家族歴（第1度近親者で男性55歳未満，女性65歳未満），または耐糖能異常がある場合はカテゴリーを1つ上げる．

1) **食事療法**（表7）[1]

- 総エネルギー量，炭水化物，脂質，アルコール摂取に留意する．

表7 脂質異常症における食事療法の目安

成分		推奨	備考
エネルギー	エネルギー量	標準体重を維持するエネルギー量（身体活動量も考慮）	肥満者では総エネルギー摂取量を減らす，特に糖質と飽和脂肪酸を控える
炭水化物	総量	摂取エネルギーの50～60%	高 TG 血症ではエネルギー比をやや低め
	食物繊維	摂取を増やす	高 LDL-C 血症では水溶性食物繊維の摂取を増やす
脂質	総量	摂取エネルギーの20～25%	高カイロミクロン血症では摂取エネルギーの15%以下
	コレステロール	200 mg/日未満	
	植物ステロール		高 LDL-C 血症では摂取を増やす
	飽和脂肪酸	総エネルギー比 4.5%以上 7%未満	高 LDL-C 血症では 7%未満
	不飽和多価脂肪酸		酸化されやすく，過剰摂取による酸化 LDL の増加・HDL-C の低下に留意
	n-3系	積極的な摂取	
	n-6系		低 HDL-C 血症では過剰摂取を制限
	トランス	摂取を避ける	低 HDL-C 血症では過剰摂取を制限
ビタミン	ビタミン B_6		冠動脈疾患の発症抑制と関連
	ビタミン C		冠動脈疾患の発症抑制と関連
ミネラル	Na（食塩相当量）	6 g/日未満を目標	高血圧では減塩を強化
	K		冠動脈疾患の発症抑制と関連，高血圧では必要量の充足
その他	アルコール	25 g/日以下	高 TG 血症では過剰摂取を制限，低 HDL-C 血症では適量の飲酒で TG に異常がなければ飲酒制限は必要ない，高血圧では過度な摂取を制限

［文献1より作成］

2）運動療法（表8）[1]

● 運動強度，量・頻度，種類を考慮して実施する．

表8　運動療法の簡易指針

運動強度	最大酸素摂取量の約50%
量・頻度	1日30分以上（できれば毎日），週180分以上
種類	速歩，スロージョギング，社交ダンス，水泳，サイクリング，ベンチステップ運動など

*運動強度
1）運動時の脈拍から推定する方法（運動強度50%のとき）
　心拍数（脈拍／分）＝138－（年齢／2）
2）自覚的な感じから推定する方法
　ボルグ・スケール（主観的運動強度）で11〜13（楽である〜ややきつい）
　最大酸素摂取量：全身持久力（呼吸循環能力）の指標

［文献1より転載］

3）薬物療法（表9）[1]

● スタチン，エゼチミブ，フィブラート系薬剤を中心に，脂質異常症の型に応じて使い分ける．

表9　脂質異常症治療薬の薬効による分類特性

分類	LDL-C	TG	HDL-C	non HDL-C	薬剤名
スタチン	↓↓↓	↓	↑	↓↓↓	プラバスタチン※，シスバスタチン※，フルバスタチン※，アトルバスタチン※，ピタバスタチン※，ロスバスタチン
陰イオン交換樹脂	↓↓	―	↑	↓↓	コレスチミド，コレスチラミン
小腸コレステロールトランスポーター阻害薬	↓↓	↓	↑	↓↓	エゼチミブ
フィブラート系薬剤	↓	↓↓↓	↑↑	↓	ベザフィブラート※，フェノフィブラート※，クリノフィブラート，クロフィブラート※
ニコチン酸誘導体	↓	↓↓	↑	↓	ニセリトロール，ニコモール※，ニコチン酸トコフェロール※
プロブコール	↓	―	↓↓	↓	プロブコール
EPA	―	↓	―	―	イコサペント酸エチル※

↓↓↓：≦－25%　　↓↓：－20〜－25%　　↓：－10〜20%　　※ジェネリックあり
↑：10〜20%　　↑↑：20〜30%　　↑↑↑：≧30%　　―：－10〜10%

［文献1より転載］

4）フォローアップ

● TC，TG，HDL-Cを測定し，LDL-Cと動脈硬化指数を計算により求める．治療開始後最初の3ヵ月間は4週ごと，それ以後は3ヵ

月ごとに測定する.
- 副作用チェックとして, 最初の3ヵ月間は4週ごと, 以後1年までは3ヵ月ごと, 以降は3～6ヵ月ごとに末梢血, 血液生化学検査(ALT, LD, ALP, γ-GT, クレアチニン, 尿酸, CKなど)を行う. 主な副作用として消化器症状, 横紋筋融解症, 肝障害がある.

STEP 3 どう対処するか

1) IIa型(高TC血症)
①軽症:下記のいずれか

> メバロチン®錠(5～10 mg) 1回1錠, 1日1～2回
> リポバス®錠(5～20 mg) 1回1錠, 1日1回
> ローコール®錠(10～30 mg) 1回1錠, 1日1～2回
> ゼチーア®錠(10 mg) 1回1錠, 1日1回
> シンレスタール®錠, ロレルコ®錠(250 mg)・細粒(50%) 1回250～500 mg
> クエストラン®散 1回9 g, 1日2～3回
> コレバイン®錠・粒「ミニ」1回1.5 g(3錠)またはミニ1.81 g, 1日2回(4 gまで)

②中等症:下記のいずれか

> リピトール®錠(5～10 mg) 1回1錠, 1日1～2回(FHでは1日40 mgまで増量可)
> リバロ®錠(1～4 mg) 1回1錠, 1日1回
> クレストール®錠(2.5～5 mg) 1回1～2錠, 1日1回(FHでは1日20 mgまで増量可)

③重症:上記スタチンに下記を適宜追加(相互作用による副作用に注意)

> ゼチーア®錠(10 mg) 1回1錠, 1日1回
> シンレスタール®錠, ロレルコ®錠(250 mg)・細粒(50%) 1日2回
> クエストラン®散 1回9 g, 1日2～3回
> コレバイン®錠・粒[ミニ] 1回1.5 g(3錠)またはミニ1.81 g, 1日2回(4 gまで)
> コレキサミン®錠(200 mg) 1回200～400 mg, 1日3回
> ペリシット®錠 1回250 mg, 1日3回

2) IIb型（高TC+TG血症）

スタチンに下記を適宜追加（相互作用による副作用に注意）

> ゼチーア®錠（10 mg）1回1錠，1日1回
> ベザトール®SR錠（200 mg）1日2回，または，フェノフィブラート（リピディル®錠，トライコア®錠）1回134〜201 mg，1日1回，または，クリノフィブラート（リポクリン®錠）1回200 mg，1日3回，または，クロフィブラート（ビノグラック®カプセル1回250〜500 mg，1日2〜3回
> コレキサミン®錠1回200〜400 mg，1日3回，または，ニセリトール（ペリシット®錠）1回250 mg，1日3回
> エパデール®Sカプセル 1日1,800 mg，2〜3回に分割，または，n-3脂肪酸エチル［EPA・DHA］（ロトリガ®粒状カプセル）1回2 g，1日1〜2回

POINT 軽症の甲状腺機能低下症を見落とさない．

文献

1) 日本動脈硬化学会（編）：動脈硬化性疾患予防ガイドライン2012年版．日本動脈硬化学会，東京，2012

13 G 糖尿病および代謝疾患
高尿酸血症

- 性・年齢を問わず，血清尿酸値が 7.0 mg/dL を超えるものを高尿酸血症という．
- 痛風関節炎（関節内に析出した尿酸塩結晶が起こす関節炎），腎障害などの尿酸沈着症．
- 30 歳以上の日本人男性における高尿酸血症の頻度は約 30%，痛風の有病率は 1% 以上と推定され，現在も増加傾向にある．
- 血清尿酸値の上昇とともに生活習慣病のリスクが高くなる．

STEP 1 どう考えるか

- 血清尿酸値 7.0 mg/dL 以上では，高くなるほど痛風関節炎の発症リスクが高まる．また，高尿酸血症の期間が長いほど痛風結節ができやすい．
- アルコール，肉類，ソフトドリンク，果糖の摂取量は痛風と正に，コーヒー摂取量は負に相関する．肥満は危険因子，ランニングなどの適度な運動は予防因子である．
- 血清尿酸値は慢性腎臓病（CKD）の発症や進展と関係し，腎不全の危険因子である．酸性尿は尿路結石の危険因子である．
- 血清尿酸値の上昇に伴い，メタボリックシンドロームの頻度は増加する．特に痛風患者はメタボリックシンドロームである場合が多い．内臓脂肪の蓄積や高インスリン血症は血清尿酸値を上昇させる．
- 血清尿酸値は高血圧発症の独立した予測因子である．また，脳卒中や心不全発症の予測因子となる可能性がある．

※血清尿酸値と悪性腫瘍による死亡に関連を認めたとする疫学調査がある．血清尿酸値が総死亡の危険因子である可能性があるが，そのコントロールが総死亡を低下させるかどうかは不明である．

STEP 2 どう診断していくか

- 高尿酸血症の判定は空腹時採血の必要はないが，複数回測定し，恒常的であることを確認する．
- 高尿酸血症は尿酸産生過剰型と尿酸排泄低下型，混合型に大別される（表 1）[1]．病型分類には尿酸クリアランスおよびクレアチニンクリアランスの測定を行う（表 2）[1]．

  - 尿中尿酸排泄量(mg/kg/時)＝[尿中尿酸濃度(mg/dL)]×[60 分間尿量(mL)]/[100×体重](kg)（正常値 0.483－0.509）

表1 尿中尿酸排泄量と尿酸クリアランスによる病型分類

病型	尿中尿酸排泄量(mg/kg/時)		尿酸クリアランス(mL/分)
尿酸産生過剰型	>0.51	および	≧7.3
尿酸排泄低下型	<0.48	あるいは	<7.3
混合型	>0.51	および	<7.3

[文献1より引用]

表2 尿酸クリアランス,クレアチニンクリアランス試験実施法

3日前	高プリン食・飲酒制限
起床後	絶食 飲水コップ2杯
外来	−30分:飲水300 mL 　0分:30分後排尿 　30分:中間時採血[血中尿酸・クレアチン測定] 　60分:60分間の全尿採取[尿量測定　尿中尿酸・クレアチン測定]

[文献1より引用]

表3 痛風関節炎の診断基準

1. 尿酸塩結晶が関節液中に存在すること
2. 通風結節の証明
3. 以下の項目のうち6項目以上を満たすこと
    a) 2回以上の急性関節炎の既往がある
    b) 24時間以内に炎症がピークに達する
    c) 単関節炎である
    d) 関節の発赤がある
    e) 第一MTP関節の疼痛または腫脹がある
    f) 片側の第一MTP関節の病変である
    g) 片側の足関節の病変である
    h) 痛風結節(確診または疑診)がある
    i) 血清尿酸値の上昇がある
    J) X線上の非対称性腫脹がある
    K) 発作の完全な寛解がある

[文献1より作成]

- 尿酸クリアランス(mL/分)=[尿中尿酸濃度(mg/dL)]×[60分間尿量(mL)]×1.73/[血漿尿酸濃度(mg/dL)×60×体表面積(m^2)](正常値7.3−14.7)

- 急性痛風関節炎(痛風発作)は,第一中足趾節関節(MTP関節),足関節などに好発する.診断には,特徴的症状,高尿酸血症の既往,関節液の尿酸塩結晶同定が重要である.痛風発作中には血清尿酸値は必ずしも高値を示さない.痛風結節は尿酸塩結晶と肉芽組織からなり,診断に有用であるが頻度は低い(表3)[1].

- 鑑別すべき疾患:前足部では外反母趾(腱膜瘤),爪周囲炎,毛嚢炎,蜂窩織炎,Morton病,変形性関節炎,関節リウマチ,偽痛風など,

中足部では扁平足，足底腱膜炎，疲労骨折など，足関節では骨折，靱帯損傷，関節リウマチ，偽痛風など，踵部では踵骨後滑液包炎，アキレス腱付着部炎，疲労骨折などを除外する．

- ●二次性高尿酸血症の可能性について検討する：産生過剰型二次性高尿酸血症として，遺伝性代謝性疾患，悪性腫瘍や溶血，横紋筋融解症などに伴う細胞増殖や組織破壊の亢進によるもの，甲状腺機能低下症，高プリン食摂取，薬剤性(テオフィリン，免疫抑制薬ミゾリビン)がある．排泄低下型二次性高尿酸血症として，脱水や高乳酸血症(無酸素運動)，薬剤性(利尿薬，抗結核薬，サリチル酸，シクロスポリン)がある．
- ●混合型二次性高尿酸血症として，1型糖尿病，肥満，妊娠高血圧症，飲酒，運動負荷，広範な外傷・熱傷，ニコチン酸・ニコチン酸アミド投与が発症要因となる．
- ●急性尿酸性腎症は，悪性腫瘍，特に白血病・悪性リンパ腫など造血器腫瘍の急性期未治療時や治療開始直後に起こる急性腎不全である．大量の腫瘍細胞が急速に崩壊し，細胞からの逸脱物質により生じた過剰の血中・尿中尿酸が腎尿細管や集合管を閉塞することにより発症する．腫瘍融解症候群はその劇症型として，高K血症，高リン酸血症，低Ca血症などの代謝異常を伴うオンコロジーエマージェンシーである．

STEP 3　どう対処するか

1) 痛風発作

- ●前兆期：コルヒチン1錠(0.5 mg)を用い，発作を頓挫させる．発作が頻発する場合は，コルヒチン1錠連日服用する「コルヒチンカバー」が有効である．

痛風発作予感時

> コルヒチン®錠(0.5 mg) 1回1錠

- ●極期：非ステロイド性抗炎症薬(NSAIDs)が有効である．短期間に限り比較的多量を投与して炎症を鎮静化するNSAIDsパルス療法を副作用に注意して行う．NSAIDsが無効または使用できない場合，多発性関節炎の場合は副腎皮質ホルモン薬を経口投与する．発作中の尿酸値低下は，関節内での尿酸結晶の遊離による発作の増悪をきたすことが多いため，発作中に尿酸降下薬は開始しない．

痛風発作時：下記のいずれか

> インテバン®SPカプセル(25〜37.5 mg) 1回1カプセル，1日2回

G 糖尿病および代謝疾患
13 高尿酸血症

> ナイキサン®錠　初回 400〜600 mg，その後 1 回 200 mg を 1 日 3 回または 300 mg を 3 時間ごとに 3 回まで
>
> アルボ®錠 1 回 400 mg，1 日 1 回または 1 回 200〜300 mg，1 日 2 回
>
> ニフラン®錠　初日 1 回 150〜225 mg，1 日 3 回，翌日から 1 回 75 mg を 1 日 3 回
>
> プレドニン®錠 1 回 5〜10 mg，1 日 3 回，その後 1 週ごとに 5〜10 mg ずつ漸減中止

2) 高尿酸血症

- まず，生活習慣を是正する．予後に関係する肥満，高血圧，糖・脂質代謝異常などの合併症の治療を行う．
- 痛風関節炎を繰り返す症例や痛風結節を認める症例は薬物療法の適応である．血清尿酸値を 6.0 mg/mL 以下に維持する．
- 無症候性高尿酸血症の治療は血清尿酸値を 9.0 mg/mL 以上を目安とする（図 1）．

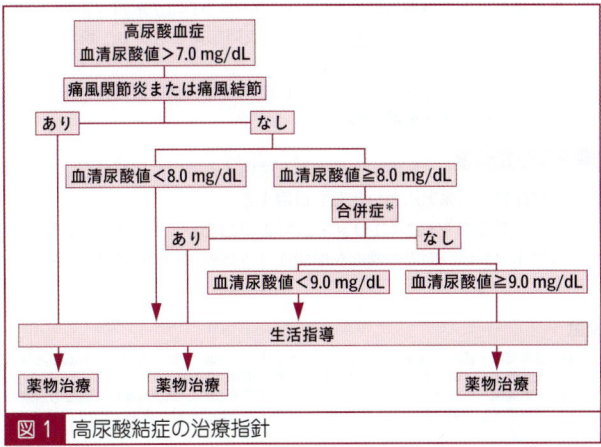

図 1　高尿酸結症の治療指針

```
            高尿酸血症
         血清尿酸値＞7.0 mg/dL
              │
       痛風関節炎または痛風結節
         ┌────┴────┐
         あり          なし
                   ┌────┴────┐
          血清尿酸値＜8.0 mg/dL   血清尿酸値≧8.0 mg/dL
                              │
                            合併症*
                         ┌────┴────┐
                        あり          なし
                  血清尿酸値＜9.0 mg/dL   血清尿酸値≧9.0 mg/dL
         ┌────────────生活指導────────────┐
      薬物治療     薬物治療                    薬物治療
```

*腎障害，尿路結石，高血圧，虚血性心疾患，糖尿病，メタボリックシンドロームなど（腎障害と尿路結石以外は尿酸値を低下させてイベント減少を検討した介入試験は未施行）

［文献 1 より引用］

3) 尿酸降下薬の種類と選択
- 現在わが国で使用できる尿酸降下薬は、尿酸排泄促進薬3種類(ベンズブロマロン,プロベネシド,ブコローム)および尿酸生成抑制薬3種類(アロプリノール,フェブキソスタット,トピロキソスタット)である.
- 基本原則として尿酸排泄低下型に尿酸排泄促進薬,尿酸産生過剰型に尿酸生成抑制薬を選択する.
- 尿路結石の既往ないし合併がある場合は尿酸生成抑制薬を選択する.

① 高尿酸血症排泄低下型：下記を併用

> ユリノーム®錠(25〜50 mg) 1回1錠,1日1〜3回
> ウラリット®U配合散,配合錠1回1gまたは2錠,1日3回

② 高尿酸血症生成過剰型

> フェブリク®錠 初回10 mg,1日1回で開始.血清尿酸値を指標に徐々に増量(60 mgまで増量可)

POINT フェブキソスタット(フェブリク®)は高尿酸血症治療に新たな選択肢を追加した[2].

- 中等度以上の腎機能障害(Ccr or GFR＜30 mL/分/1.73 m^2 未満,または,Cr≧2.0 mg/dL)は尿酸生成抑制薬を選択し,慎重に投与する.
- アロプリノールを腎不全の患者に使用するときは腎障害の程度に合わせて投与量を調節する.

POINT 尿酸排泄促進薬を使用する場合は尿路結石の発現に注意し,尿アルカリ化薬を併用する.
ベンズブロマロン(ユリノーム®)とブコローム(パラミヂン®)はワルファリンの血中濃度を増加させるため,使用時は注意する.

文献
1) 日本痛風・核酸代謝学会ガイドライン改訂委員会(編): 高尿酸血症・痛風の治療ガイドライン,第2版,メディカルビュー社,東京,2010
2) 日本痛風・核酸代謝学会ガイドライン改訂委員会(編): 高尿酸血症・痛風の治療ガイドライン,第2版 2012年追補版,メディカルビュー社,東京,2012

IV

内分泌検査のポイント

1 A 内分泌機能検査
下垂体・性腺

- 下垂体機能の評価には下垂体ホルモン(上位ホルモン)に加えて，その標的ホルモン(下位ホルモン)をセットで測定する．
- ホルモンには日内変動や不規則な脈動性または拍動性分泌があるため，一度の検査で結論は得られない．
- 予備能を知る目的で刺激試験が，自律性を知る目的で抑制試験が行われる．

a 検査項目と評価

- 副腎皮質刺激ホルモン：早朝空腹時の ACTH と血中コルチゾールをセットで測定．尿中遊離コルチゾールを測定．ACTH とコルチゾールには日内変動がある．
- 性腺刺激ホルモン：LH，FSH と血中・尿中エストロゲン，プロゲステロン and/or テストステロンをセットで測定．LH，FSH は律動的に分泌されている．性周期の考慮も必要である．
- 甲状腺刺激ホルモン：TSH と FT$_4$ をセットで測定する．
- プロラクチン：PRL を測定する．PRL には指標となる下位ホルモンはない．薬剤の影響を受けやすいので服薬歴を確認．甲状腺機能低下症でも上昇する．
- 成長ホルモン：早朝空腹時の GH と IGF-I (ソマトメジン C) をセットで測定．GH の分泌は脈動的である．IGF-I の評価は年齢・性別を考慮する．
- バソプレシン：1 日尿量と尿浸透圧，血漿浸透圧(血清 Na)，血中 AVP をセットで測定する．

b 刺激試験

1) CRH 試験

①下垂体前葉の ACTH 分泌能の評価，②先端巨大症における GH の奇異性上昇の確認，③Cushing 病における異所性 ACTH 症候群や偽性 Cushing 症候群との鑑別，に用いる．

【実施方法】
副腎皮質ホルモン補充例では検査前に短時間作用のコルチゾン(コートン®錠)またはヒドロコルチゾン(コートリル®錠)に変更しておき，前夜と当日朝の内服は止める．早朝空腹時の約 30 分安静後，100 μg (1 mL) のコルチコレリン(ヒト CRH) を緩徐に静注．注射前，30，60，90 分に (Cushing 病では

120分にも）ACTHと血中コルチゾールを測定（先端巨大症ではGH）．※マクロ下垂体腺腫では下垂体卒中に注意．

【判定基準】[1~3)]

① 下垂体性副腎機能低下症：ACTHの頂値が前値の2倍以下または30 pg/mL以下．コルチゾールの頂値が前値の1.5倍以下または15 μg/dL以下（視床下部障害の場合は，ACTHが過大反応を示すことあり）．

② 先端巨大症：GHの頂値が前値の2倍以上で奇異性反応（約30％の例に認める）．

③ ACTH産生下垂体腫瘍：96％（特異度72％）で正常（ACTHの頂値が前値の1.5倍以上）～過大反応．異所性ACTH症候群（27％の例で反応あり），偽性Cushing症候群では低反応．気管支カルチノイドでは反応する例がある．外因性のステロイド使用例では無～低反応．

2) 迅速ACTH試験

副腎皮質機能低下症の診断に用いる．

【実施方法】

副腎皮質ホルモン補充例では検査前に短時間作用のコルチゾン（コートン®錠），ヒドロコルチゾン（コートリル®錠）またはデキサメタゾン（デカドロン®錠）に変更しておき，前夜と当日朝の内服は止める．早朝空腹時の約30分安静後，0.25 mg（1 mL）のテトラコサクチド（コートロシン®注）を緩徐に静注．注射前，30，60，（90）分にACTHと血中コルチゾールを測定する（先天性副腎過形成では注射前，30，60分に17-OHPも）．

【判定基準】[1)]

健常者ではコルチゾールの頂値が18 μg/dL以上．続発性副腎皮質機能低下症では低反応．

3) 連続ACTH試験

副腎皮質機能低下症が原発性か続発性かを判別するために用いる．

【実施方法】

副腎皮質ホルモン補充例では検査前に短時間作用のコルチゾン（コートン®錠），ヒドロコルチゾン（コートリル®錠）またはデキサメタゾン（デカドロン®錠）に変更しておき，前日の内服は止める．試験開始の2日前から蓄尿を開始．その後3～5日間，0.5 mg（1 mL）のテトラコサクチド（コートロシン®Z注）を1日1回（8時）または2回（8時と20時）連日筋注．注射前2日～注射後3（5）日間の尿中遊離コルチゾール，Crと毎朝の血中コルチゾール（オプション）を測定．

【判定基準】[1)]

健常者,続発性副腎皮質機能低下症(遅延反応)では尿中遊離コルチゾールが2〜3倍以上に増加(原発性では増加しない).

4) DDAVP試験

Cushing病における異所性ACTH産生腫瘍や(副腎性)Cushing症候群,偽性Cushing症候群との鑑別に用いる.

【実施方法】

早朝空腹時の約30分安静後,4 μg(1 mL)のDDAVP静注用(デスモプレシン注)を緩徐に静注する.注射前,(15,)30,60,90,120分にACTHと血中コルチゾールを測定. ※冠動脈疾患,脳卒中の既往例では実施を控える.

【判定基準】[2)]

ACTH産生下垂体腫瘍の86%で,異所性ACTH産生腫瘍の44%で奇異性上昇(ACTHの頂値が前値の1.5倍以上)を認める.健常者や(副腎性)Cushing症候群,偽性Cushing症候群では反応なし.

5) メチラポン試験

Cushing病における異所性ACTH症候群や(副腎性)Cushing症候群との鑑別に用いる.

【実施方法】

早朝空腹時の約30分安静後,1.5 g(6カプセル)のメチラポン(メトピロン®)を内服する.投与前と投与後8時間まで2時間ごと(または6時間後のみ)にACTHと血中コルチゾールを測定する.コルチゾール分泌が抑制されるので,副腎皮質機能低下症の疑いがある者には施行しない.

【判定基準】[2)]

Cushing病ではコルチゾールの低下に反応してACTHが増加する.(副腎性)Cushing症候群や異所性ACTH産生腫瘍では反応なし.

6) GnRH(LHRH)試験

①下垂体前葉のゴナドトロピン分泌能の評価,②先端巨大症におけるGHの奇異性上昇の確認,③多嚢胞性卵巣症候群(PCOS)と卵巣性無月経の鑑別,に用いる.

【実施方法】

性ステロイドホルモン薬を中止しておく.100 μg(1 mL)のゴナドレリン(LH-RH注射液)を緩徐に静注.注射前,30,60,90分にLHとFSHを測定(先端巨大症ではGH). ※マク

口腺腫では下垂体卒中に注意．閉経前女性ではできれば卵胞期早期に行う．妊婦では回避．

【判定基準】[4〜6]

① 下垂体性性腺機能低下症：LH の頂値（通常 30 分）が前値の 5 倍以下，FSH の頂値（通常 60 分）が前値の 1.5 倍以下（視床下部障害の場合は遅延反応，原発性性腺機能低下症では過剰〜遷延反応を示す）．

② 先端巨大症：GH の頂値が前値の 2 倍以上で奇異性反応（約 30％ の例に認める）．

③ 多嚢胞性卵巣症候群：血中 LH の基礎値が高くかつ過大反応，FSH は基礎値，反応ともに正常（卵巣性無月経では LH と FSH の基礎値が高く，両者とも過大反応）．

7) 連続 GnRH(LHRH) 試験

低ゴナドトロピン性腺機能低下症が視床下部性か下垂体性かを判別するために用いる．

【実施方法】

LHRH 試験の翌日から 2〜3 日間，100 μg（1 mL）のゴナドレリン（LH-RH 注射液）を 1 日 1 回連日筋注し，再度，LHRH 試験を行って初日の LHRH 試験結果と比較．

【判定基準】[4]

LHRH 試験と同じ．
※視床下部障害では連日刺激後にゴナドトロピンの反応が回復する．

8) TRH 試験

① 下垂体前葉の TSH および PRL 分泌能の評価，② 先端巨大症における GH の奇異性上昇の確認，③ TSH 産生下垂体腫瘍と甲状腺ホルモン不応症の鑑別（甲状腺機能検査の項を参照），④ プロラクチノーマの判定，に用いる．

【実施方法】

高 PRL 血症ではドパミン拮抗薬を 2 週間休薬する．早朝空腹時に 200 μg（0.4 mL）のプロチレリン（TRH 注射液）またはプロチレリン酒石酸塩（ヒルトニン® 0.5 mg/mL/A）を緩徐に静注する．注射前，30，60 分に TSH と PRL を測定する（先端巨大症では GH）．0，120 分に T_3 または FT_3 を測定して TSH の生物活性を推測．※マクロ腺腫では下垂体卒中（激しい頭痛を伴う）に注意．

【判定基準】[5, 7〜9]

① 下垂体機能低下症：PRL の頂値（通常 30 分）が前値の 2 倍以下，TSH の頂値（通常 30 分）が 6 μU/mL 以下．

②先端巨大症:GH の頂値が前値の 2 倍以上で奇異性反応(約 60%の例に認める).
③TSH 産生下垂体腫瘍の 92%で無反応.
④プロラクチノーマ:PRL の頂値が前値の 2 倍未満.感度は 67%(機能性高 PRL 血症では 2 倍以上).

9) GRH(GHRH)試験

下垂体前葉の GH 分泌能の評価に用いる(3〜4 者試験の一部として).

【実施方法】
早朝空腹時の約 30 分安静後,100 μg(1 mL)のソマトレリン(注射用 GRF)を緩徐に静注.注射前,30,60,90,120 分に GH を測定.※マクロ腺腫では下垂体卒中に注意.妊娠または妊娠の可能性は禁忌.

【判定基準】
下垂体機能低下症:GH の頂値(60〜90 分)が 3 ng/mL 以下.

10) GHRP-2 試験

GH 分泌不全症(GHD)の診断に用いる.

【実施方法】
早朝空腹時の約 30 分安静後,100 μg(1 mL)のプラルモリン(GHRP®)を緩徐に静注.注射前,15,30,45,60 分に GH を測定.※妊娠または妊娠の可能性は禁忌.

【判定基準】[10)]
重症成人 GHD:GH の頂値(15〜30 分)が 9 ng/mL 以下(感度・特異度ともにほぼ 100%.).
小児:重症は 10 ng/mL 以下,中等症は 16 ng/mL 以下.

11) インスリン低血糖試験

①下垂体前葉の ACTH 分泌能の評価,② GHD の診断に用いる.

【実施方法】
早朝空腹時の約 30 分安静後,0.1 単位/kg(注射前血糖値が 60 mg/dL 以下の場合は 0.05 単位/kg)の速効型インスリン(ノボリン®R またはヒューマリン®R)を 10 mL の生食で希釈して緩徐に静注.注射前,30,60,90 分に GH を測定.※高齢者,虚血性心疾患,痙攣の既往は禁忌(高度の頻脈や痙攣,意識障害出現時にはただちに採血後ブドウ糖を静注し,検査は中止).

【判定基準】[1, 10)]
30 分後の血糖値が前値の 50%以下または 60 mg/dL 以下

を有効刺激とする.
① 下垂体性副腎機能低下症：ACTH の頂値(30～60 分)が前値の 2 倍以下，コルチゾールの頂値(通常 60 分)が前値の 15 μg/dL 以下.
② 重症成人 GHD：GH の頂値(30～60 分)が 1.8 ng/mL 以下(感度 100%，特異度 98%)，中等症は 3 ng/mL 以下．小児重症は 3 ng/mL 以下，中等症は 6 ng/mL 以下.

12) アルギニン試験

GHD の診断に用いる.

【実施方法】
早朝空腹時の約 30 分安静後，5 mL(0.5 g)/kg(最大 30 g/300 mL/V)の L-アルギニン(アルギニン)を約 30 分で持続点滴静注．注射前，30，60，90，120，150 分に GH を測定.
※高クロール性アシドーシス，腎障害，気管支喘息は慎重．点滴漏れに注意(皮膚壊死，潰瘍形成).

【判定基準】[10)]
重症成人 GHD：GH の頂値(60～120 分)が 1.8 ng/mL 以下，中等症は 3 ng/mL 以下.
小児：重症は 3 ng/mL 以下，中等症は 6 ng/mL 以下.

13) グルカゴン試験

GHD の診断に用いる.

【実施方法】
早朝空腹時の約 30 分安静後，1 単位または 0.03 単位/kg のグルカゴン(グルカゴン注射用)，または 30 μg/kg(最大 1 mg)のグルカゴン(グルカゴン G 注射用)を皮下注または筋注．注射前，60，90，120，150，180 分に GH を測定．褐色細胞腫(疑い)では禁忌(急激な血圧上昇)．※インスリノーマ，心疾患のある高齢者，糖尿病，肝硬変，糖原病Ⅰ型(乳酸アシドーシスを誘発)は慎重.

【判定基準】[10)]
重症成人 GHD：GH の頂値(60～180 分)が 1.8 ng/mL 以下，中等症は 3 ng/mL 以下.
小児：重症は 3 ng/mL 以下，中等症は 6 ng/mL 以下.

14) 高張食塩水試験

尿崩症の診断に用いる.

【実施方法】
5%高張食塩水(10%食塩水と生理食塩水を 9：11 で混合)を 0.05 mL/kg/分で 120 分間点滴投与．注射前，30，60，

90，120 分に血漿バソプレシン（AVP）と血清 Na を測定．※
<small>著明な脱水時や全身状態不良時は実施を控える．</small>

【判定基準】[11]

血清 Na 濃度に対し血漿 AVP 濃度が相対的に低値．

血清 Na(mEq/L)	血漿 AVP (pg/mL)
144	1.5 以下
146	2.5 以下
148	4 以下
150	6 以下

15）DDAVP 試験

尿崩症の診断に用いる．

【実施方法】

前日に無治療自由飲水下で 24 時間の尿量と尿浸透圧を測定しておく．DDAVP（デスモプレシン点鼻液）を 2.5 μg（適宜増減）1 日 1～2 回数日間点鼻し，24 時間尿量と尿浸透圧を測定．
<small>※飲水量，体重，血清 Na 濃度を測定し，水中毒に注意．</small>

【判定基準】[11]

DDAVP 投与後の尿量が減少し，尿浸透圧が 300 mOsm/kg 以上に上昇する．

16）水制限試験

尿崩症の診断に用いる．

【実施方法】

検査開始までは自由飲水．採血（血漿浸透圧，AVP），採尿（尿浸透圧）の後，体重を測定．以後検査終了（体重減少が前値の 3％ を超えるまで．最大 6 時間 30 分）まで摂食，飲水を禁止し，30 分ごとに採尿（尿量，尿浸透圧）と体重測定を，1 時間ごとに採血（血漿浸透圧，AVP）．水制限終了後，合成バソプレシン（ピトレシン®注）5 単位を皮下注射し，30，60 分後に採尿（尿量，尿浸透圧）．<small>※バソプレシンの禁忌は冠動脈硬化症，心不全，喘息，妊娠高血圧症候群，偏頭痛，てんかん，慢性腎炎．</small>

【判定基準】[11]

正常は尿浸透圧 600 mOsm/kg 以上，血漿 AVP の増加．尿崩症は尿浸透圧 300 mOsm/kg 以下，血漿 AVP は低値でバソプレシンに無反応．感度・特異度ともに 60～80％．

C 抑制試験

1）コルチゾール日内変動：

Cushing 病のスクリーニング検査（ACTH 自律性分泌の評価）に用いる．

【実施方法】

早朝空腹時（8〜9 時）と深夜（23〜24 時）に ACTH と血中コルチゾールを測定し，日内変動の有無を確認．

【判定基準】[2,3]

深夜の血中コルチゾールが 5 μg/dL 以上のとき，日内変動消失と判定．

2）0.5 mg デキサメタゾン抑制試験

Cushing 病のスクリーニング検査（ACTH 自律性分泌の評価）に用いる．

【実施方法】

副腎ステロイドホルモン薬の使用がないことを確認．23 時（上記，日内変動検査のための採血の後）にデキサメタゾン（デカドロン®錠）1 錠を内服し，翌日早朝空腹時，30 分安静臥床後に ACTH と血中コルチゾールを測定．

【判定基準】[2,3]

① Cushing 病：血中コルチゾールが 5 μg/dL 以上で陽性（抑制なし）．

② subclinical Cushing 病：血中コルチゾールが 3 μg/dL 以上で陽性（抑制なし）．

3）8 mg デキサメタゾン抑制試験

Cushing 病と異所性 Cushing 症候群の鑑別診断に用いる．

【実施方法】

前日 23 時にデキサメタゾン（デカドロン®錠）16 錠（!）を内服し，早朝空腹時，30 分安静臥床後に ACTH と血中コルチゾールを測定．※コントロール不良の糖尿病，活動性の感染症，活動性の消化性潰瘍，ステロイド性精神病には禁忌．

【判定基準】[2]

① Cushing 病：血中コルチゾールが前値の 50％以下に抑制される（抑制あり）．感度 82％，特異度 80％．

② 異所性 Cushing 症候群：血中コルチゾールが前値の 50％以下に抑制されない（抑制なし）．20％の例で抑制あり．

4）75 g 経口ブドウ糖負荷試験（OGTT）

先端巨大症の診断に用いる．

【実施方法】

早朝空腹時，30 分安静臥床後にデンプン部分加水分解物（トレーラン®G 液）75 g を服用し，注射前，30，60，120 分に GH と血糖を，注射前，30 分に IRI を測定．※空腹時血糖が 200

mg/dL 以上の糖尿病では行わない(不要).

【判定基準】[5]

先端巨大症:GH 底値が 1 ng/mL 以上.治療効果の判定にも用いる(1 ng/mL 未満で治癒または寛解).

5) ブロモクリプチン試験

①プロラクチノーマにおけるドパミン作動薬の有効性の判定,②先端巨大症における GH の奇異性低下の確認,③先端巨大症の補助診断や治療効果の判定,に用いる.

【実施方法】

高 PRL 血症ではドパミン拮抗薬を 2 週間休薬.早朝空腹時,30 分安静臥床後に PRL を(先端巨大症では GH も)測定.ブロモクリプチン(パーロデル®錠)1 錠(2.5 mg)を内服し,その後 2, 4, 6, 8, 12 時間後に PRL を(先端巨大症では GH も)測定.

【判定基準】[5, 8]

①プロラクチノーマ:PRL が前値の 50%以下に抑制されれば(通常 4〜6 時間)効果ありと判定(80〜90%の有効率).

②先端巨大症:GH が前値の 50%以下に抑制されれば(通常 4〜8 時間)奇異性低下ありと判定する(30〜65%の例に認める).

6) オクトレオチド試験

先端巨大症におけるソマトスタチンアナログの有効性の判定に用いる.

【実施方法】

早朝空腹時,30 分安静臥床後に GH を(GH+PRL 産生腫瘍では PRL も)測定.酢酸オクトレオチド(サンドスタチン®注)50 μg を皮下注射し,その後 2, 4, 6, 8, 12, 24 時間後に GH を(GH+PRL 産生腫瘍では PRL も)測定.

【判定基準】[5]

GH が前値の 50%以下に抑制されれば効果ありと判定(約 70%の例に認める).

文献

1) 厚生労働科学研究費補助金 難治性疾患克服研究事業 間脳下垂体機能障害に関する調査研究班：ACTH 分泌低下症の診断と治療の手引き(平成 22 年度改定)〈http://rhhd.info/pdf/001011.pdf〉（2015 年 6 月参照）
2) 厚生労働科学研究費補助金 難治性疾患克服研究事業 間脳下垂体機能障害に関する調査研究班：クッシング病の診断の手引き(平成 21 年度改訂)〈http://rhhd.info/pdf/001003.pdf〉（2015 年 6 月参照）
3) 厚生労働科学研究費補助金 難治性疾患克服研究事業 間脳下垂体機能障害に関する調査研究班：サブクリニカルクッシング病の診断と治療の手引き(平成 21 年度改訂)〈http://rhhd.info/pdf/001004.pdf〉（2015 年 6 月参照）
4) 厚生労働科学研究費補助金 難治性疾患克服研究事業 間脳下垂体機能障害に関する調査研究班：ゴナドトロピン分泌低下症の診断と治療の手引き(平成 22 年度改訂)〈http://rhhd.info/pdf/001013.pdf〉（2015 年 6 月参照）
5) 厚生労働科学研究費補助金 難治性疾患克服研究事業 間脳下垂体機能障害に関する調査研究班：先端巨大症および下垂体性巨人症の診断と治療の手引き(平成 24 年度改訂)〈http://rhhd.info/pdf/001001a.pdf〉（2015 年 6 月参照）
6) 生殖・内分泌委員会：日産婦人会誌 **59**：1364-1383, 2007
7) 厚生労働科学研究費補助金 難治性疾患克服研究事業 間脳下垂体機能障害に関する調査研究班：TSH 分泌低下症の診断と治療の手引き(平成 21 年度改訂)〈http://rhhd.info/pdf/001012.pdf〉（2015 年 6 月参照）
8) 厚生労働科学研究費補助金 難治性疾患克服研究事業 間脳下垂体機能障害に関する調査研究班：プロラクチン(PRL)分泌低下症の診断と治療の手引き(平成 22 年度改訂)〈http://rhhd.info/pdf/001014.pdf〉（2015 年 6 月参照）
9) 厚生労働科学研究費補助金 難治性疾患克服研究事業 間脳下垂体機能障害に関する調査研究班：TSH 産生下垂体腫瘍の診断の手引き(平成 22 年度改訂)〈http://rhhd.info/pdf/001005.pdf〉（2015 年 6 月参照）
10) 厚生労働科学研究費補助金 難治性疾患克服研究事業 間脳下垂体機能障害に関する調査研究班：成人成長ホルモン分泌不全症の診断と治療の手引き(平成 24 年度改訂)〈http://rhhd.info/pdf/001010a.pdf〉（2015 年 6 月参照）
11) 厚生労働科学研究費補助金 難治性疾患克服研究事業 間脳下垂体機能障害に関する調査研究班：バゾプレシン分泌低下症(中枢性尿崩症)の診断と治療の手引き(平成 22 年度改訂)〈http://rhhd.info/pdf/001015.pdf〉（2015 年 6 月参照）

2 　A 内分泌機能検査
甲状腺

- 甲状腺ホルモン(FT_4, 必要に応じてFT_3)とその上位ホルモン(TSH)を測定する.
- 自己免疫性甲状腺疾患が多いため甲状腺特異的自己抗体を測定する.
- 腫瘍マーカーにはサイログロブリンとカルシトニンがある.

a　検査項目と評価

- 甲状腺ホルモンとしてFT_4を測定. FT_3は甲状腺疾患以外の全身性消耗疾患で低下する(低T_3症候群)ので, 必ずしも初期スクリーニングに含める必要はないが, Basedow病やT_3トキシコーシスなどでは病状把握に必要である. 総T_4はTBGの影響を受けるので, TBGとセットで測定する必要がある. 上位ホルモンとしてTSHを測定. TSHは甲状腺機能の変化を最も鋭敏に反映する.
- 自己免疫性甲状腺疾患に特異的な自己抗体として抗Tg抗体と抗TPO抗体を測定. Basedow病を診断するためには抗TSH受容体抗体の測定が必要.
- サイログロブリン(Tg)は良性腫瘍や破壊性甲状腺炎でも上昇するため, 甲状腺腫や甲状腺炎のスクリーニングとして用いる. カルシトニン(Ct)は甲状腺髄様癌に特異的だが, 頻度が低いため症例を絞って測定. TgやCtは甲状腺全摘後の各々の癌再発の早期発見に有用である.

b　負荷試験

- TRH試験とT_3抑制試験がある. TSHが高感度であるため, SITSH以外では通常行わない.

1) TRH試験

SITSHを呈する2大疾患であるTSH産生下垂体腫瘍(反応低下)と甲状腺ホルモン不応症(反応あり)の鑑別に用いる.

【実施方法】
　　200〜500 μg (0.4〜1 mL) のプロチレリン(TRH注射液)またはプロチレリン酒石酸塩(ヒルトニン® 0.5 mg/mL/A)を緩徐に静注. 注射前, 30, 60分にTSHとPRLを測定. 0, 120分にT_3を測定してTSHの生物活性を推測する. ※マクロ腺腫では下垂体卒中に注意する.

【判定基準】[1)]
　　TSH産生下垂体腫瘍の92%で無反応.

2) T_3 抑制試験

TRH 試験とセットで行う.

【実施方法】(Refetoff らの方法)

50, 100, 200 μg/日の T_3 製剤(チロナミン®錠)を 12 時間ごとに各 3 日間計 9 日間経口投与し, 投与前日(day0)と各量最終日(day3, 6, 9)に血液検査と TRH 試験を行う. 体重, 睡眠中脈拍(午前 2〜4 時), 基礎代謝率(BMR), 食事摂取量(カロリー)の測定は毎日行う. 血液検査では甲状腺機能(FT_4, FT_3, TSH, Tg), コレステロール, クレアチンキナーゼ(CK), フェリチン, 性ホルモン結合蛋白(SHBG)を測定. ※75 μg/日の T_3 製剤を分 3 で 7 日間内服し, 前後で TRH 試験を行う簡便法もある.

【判定基準】[2]

明確な判定基準はない. 健常者と比較して総合的に判定.
※甲状腺ホルモン不応症で有意差のみられた健常者での反応(100〜200 μg/日の T3 内服下, 基礎値と比較して)は, BMR 117〜120%, 睡眠中脈拍 119〜126%, 体重 97〜98%, コレステロール 70〜74%, CK 68〜87%, フェリチン 115〜120%, SHBG 9〜17 nM の増加. TRH に対する TSH の増加は 2〜5 μU/mL.

3) Ca 刺激試験

髄様癌の早期診断や術後フォローに用いる. Ct が高値で髄様癌の診断が確実である場合は行わない.

【実施方法】

2 mg/kg のグルコン酸 Ca(カルチコール®注 8.5%)を 1 分で静注. 注射前, 1, 3, 5, 10 分に Ct を測定.

【判定基準】[3]

甲状腺髄様癌:Ct の頂値が 300 pg/mL 以上(健常者では上昇しない).

文献

1) Beck-Peccoz P, et al : Endocr Rev **17** : 610-638, 1996
2) Refetoff S, et al : Endocr Rev **14** : 348-399, 1993
3) Wells SA, Jr., et al : Ann Surg **188** : 139-141, 1978

3 A 内分泌機能検査
副甲状腺・骨粗鬆症

- 血清 Ca は血清アルブミンで補正する.
- 骨代謝マーカーには骨形成マーカーと骨吸収マーカーがある.

a 検査項目と評価

- **血清 Ca**：血清 Ca・P・クレアチニン(Cr), 尿中 Ca・P・Cr を測定. 血清アルブミン(Alb)が 4.0 g/dL 未満の場合は補正.

  補正血清 Ca＝血清 Ca＋(4−Alb)（基準値 8.6〜10.2 mg/dL）.

- 腎での Ca 再吸収は尿中 Ca 排泄率 FEca(%)＝(尿中 Ca×血清 Cr)/(補正血清 Ca×尿中 Cr)（基準値 1〜2%）と Ca・Cr クリアランス(Cca/Ccr)で評価（基準値 1〜4%）.

- **副甲状腺ホルモン**：血中 intactPTH または wholePTH を測定. PTH 作用は

  尿細管リン再吸収率(% TRP)＝{1−(尿中リン×血清 Cr)/(血清リン×尿中 Cr)}×100（基準値 81〜90%）

  で評価.

- **ビタミン D**：1,25(OH)$_2$D, 25(OH)D（保険未収載）を測定.
- **その他**：MAH の疑いでは血中 PTHrP, FGF23 関連低リン血症性くる病・骨軟化症の疑いでは血中 FGF23（保険未収載）を測定.
- **骨粗鬆症**：骨形成マーカー 1 項目と骨吸収マーカー 1 項目をセットで測定（表1）.

表1 骨粗鬆症の検査項目（骨代謝マーカー）

骨吸収マーカー	血清・尿 NTX	Ⅰ型コラーゲン架橋 N-テロペプチド
	血清・血漿・尿 CTX	Ⅰ型コラーゲン架橋 C-テロペプチド
	血清・血漿 TRACP-5b	酒石酸抵抗性酸性ホスファターゼ
	尿 DPD	デオキシピリジノリン
骨形成マーカー	血清 BAP	骨型アルカリホスファターゼ
	血清・血漿 P1NP	Ⅰ型プロコラーゲン-N-プロペプチド
骨マトリックス関連マーカー	血清 ucOC	低カルボキシル化オステオカルシン

b 機能確認試験

1) Ellsworth-Howard 試験

副甲状腺機能低下症の鑑別に用いる．

【実施方法】

1週間前〜P吸収阻害薬やCa製剤を中止．前日から乳製品の制限．当日は乳製品を含まない朝食可．

9時	10時	11時	12時	13時	14時	15時
飲水 200 mL	200 mL	200 mL	200 mL	200 mL	200 mL	200 mL
完全排尿	採尿(U1)	採尿(U2)	採尿(U3)	採尿(U4)	採尿(U5)[*1]	
					採血[*2] → PTH 注射[*3]	

[*1] 尿量，P, Cr, cyclic AMP (cAMP)
[*2] Ca, Alb, P, Cr
[*3] テリパラチド酢酸塩(検査薬) 100 単位を生食 3 mL に溶解し，3分以上かけてゆっくり静注

【判定基準】[1)]

① Cr による採尿評価：(U4+U5)/(U2+U3)＝0.8〜1.2
② リン酸反応：(U4+U5)−(U2+U3)≧35 mg (/2時) (ただし，U2+U3≧10 mg (/2h) かつ｜U2−U3｜<17.5 mg (/時) であること)
③ cAMP 反応：U4−U3≧1 μmol/時 および U4/U3≧10 倍

文献

1) 尾形悦郎ほか：日内分泌会誌 **60**：971-984, 1984

4 副腎

A 内分泌機能検査

- 副腎機能の評価には副腎ホルモンに加えて，その調節ホルモン（上位ホルモン）をセットで測定する．
- ホルモンには日内変動や不規則な脈動性または拍動性分泌があるため，一度の検査で結論は得られない．
- 予備能を知る目的で刺激試験が，自律性を知る目的で抑制試験が行われる．

a 検査項目と評価

- 副腎皮質ホルモン：糖質コルチコイド（束状帯から分泌）として早朝空腹時の血中コルチゾールと調節ホルモンの ACTH とセットで測定．また，1 日尿中遊離コルチゾールを測定．鉱質コルチコイド（球状帯から分泌）として血中アルドステロンと調節ホルモンの血漿レニン活性とセットで測定．また，1 日尿中アルドステロンを測定．
- 副腎髄質ホルモン：カテコラミンとして高血圧発作時の血中アドレナリン，ノルアドレナリン，ドパミンを測定．1 日尿中アドレナリン，ノルアドレナリン，ドパミンを測定（酸性蓄尿）．また，代謝産物である尿中メタネフリン，ノルメタネフリン，バニリルマンデル酸（VMA）を測定．

b 刺激試験

1）CRH 試験

①副腎性 Cushing 症候群，②副腎性 subclinical Cushing 症候群の補助診断に用いる．

【実施方法】
早朝空腹時の約 30 分安静後，100 μg（1 mL）のコルチコレリン（ヒト CRH）を緩徐に静注．注射前，30，60，90 分に ACTH と血中コルチゾールを測定．

【判定基準】[1)]
健常者では ACTH の頂値が前値の 1.5 倍以上または 60 pg/mL 以上．コルチゾールの頂値が前値の 1.5 倍以上または 15 μg/dL 以上．
①副腎性 Cushing 症候群：ACTH 基礎値低値で無〜低反応．コルチゾール基礎値高値で無〜低反応．
②副腎性 subclinical Cushing 症候群：ACTH 基礎値にかかわらず無〜低反応になることがある．

2) 迅速 ACTH 試験

①副腎皮質機能低下症,②先天性副腎過形成(21-水酸化酵素欠損症)の診断に用いる.

【実施方法】

副腎皮質ホルモン補充例では検査前に短時間作用のコルチゾン(コートン®錠),ヒドロコルチゾン(コートリル®錠)またはデキサメタゾン(デカドロン®錠)に変更しておき,前夜と当日朝の内服は止める.早朝空腹時の約 30 分安静後,0.25 mg(1 mL)のテトラコサクチド(コートロシン®注)を緩徐に静注.注射前,30,60,(90)分に ACTH と血中コルチゾールを測定(先天性副腎過形成では注射前,30,60 分に 17-OHP も).

【判定基準】[2)]

①健常者ではコルチゾールの頂値が 18 μg/dL 以上,原発性副腎皮質機能低下症では基準以下.
② 21-水酸化酵素欠損症では 17-OHP の頂値が 15〜20 ng/mL 以上(10 ng/mL 以下で否定).

3) 連続 ACTH 試験

副腎皮質機能低下症が原発性か続発性かを判別するために用いる.

【実施方法】

副腎皮質ホルモン補充例では検査前に短時間作用のコルチゾン(コートン®錠),ヒドロコルチゾン(コートリル®錠)またはデキサメタゾン(デカドロン®錠)に変更しておき,前日の内服は止める.試験開始の 2 日前から蓄尿を開始.その後 3〜5 日間,0.5 mg(1 mL)のテトラコサクチド(コートロシン®Z 注)を 1 日 1 回(8 時)または 2 回(8 時と 20 時)連日筋注.注射前 2 日〜注射後 3(5)日間の尿中遊離コルチゾール,Cr と毎朝の血中コルチゾール(オプション)を測定.

【判定基準】[3)]

健常者,続発性副腎皮質機能低下症(遅延反応)では尿中遊離コルチゾールが 2〜3 倍以上に増加(原発性では増加しない).

C 抑制試験

1) コルチゾール日内変動

副腎性 Cushing 症候群や副腎性 subclinical Cushing 症候群のコルチゾール自律性分泌の評価に用いる.

【実施方法】

早朝空腹時(8〜9 時)と深夜(23〜24 時)に ACTH と血中コ

ルチゾールを測定し，日内変動の有無を確認．

【判定基準】[1)]

深夜の血中コルチゾールが 5 μg/dL 以上のとき，日内変動消失と判定．

2) デキサメタゾン抑制試験

副腎性 Cushing 症候群や副腎性 subclinical Cushing 症候群のコルチゾール自律性分泌の評価に用いる．

【実施方法】

事前に服薬歴(抗てんかん薬，リファンピシンなどの CYP3A4 誘導薬：デキサメタゾンの代謝を促進)，消化性潰瘍の既往歴，血糖値の確認を行う．23 時にデキサメタゾン(デカドロン®錠)2(1 mg)または 16 錠(8 mg)を内服し，翌日早朝空腹時，30 分安静臥床後に ACTH と血中コルチゾールを測定．※血糖上昇に注意．

【判定基準】[1, 4)]

① Cushing 症候群：1 mg および 8 mg 内服後の血中コルチゾールが 5 μg/dL 以上で陽性(抑制なし)．
② subclinical Cushing 症候群：1 mg 内服後の血中コルチゾールが 3 μg/dL 以上かつ 8 mg 内服後の血中コルチゾールが 1 μg/dL 以上で陽性(抑制なし)．

3) カプトプリル試験

①原発性アルドステロン症のアルドステロン自律性分泌の評価，②腎血管性高血圧症のレニンの過剰分泌の確認に用いる．

【実施方法】

降圧薬は Ca 拮抗薬や α 遮断薬に変更(約 2 週間)，低 K 血症は K 製剤で補正しておく．早朝空腹時，30 分安静臥床後にカプトプリル(カプトリル®錠)25 mg 2 錠(50 mg，粉砕)を内服し，内服前，60，90 分に血漿レニン活性(PRA)と血中アルドステロン濃度(PAC)を測定．※慢性腎障害(CKD)[Cr≧2.0 mg/dL]では回避．低血圧に注意．

【判定基準】[5〜7)]

①原発性アルドステロン症：アルドステロンノレニン活性比(ARR：PAC[pg/mL]/PRA)が 200 以上で陽性．
②腎血管性高血圧症：60 分後の PRA が，ⓐ 12 ng/mL/時以上，ⓑ前値より 10 ng/mL/時以上の増加，ⓒ前値より 150% 以上の増加(前値が 3 ng/mL/時未満のときは 400% 以上の増加)，のすべてを満たす場合に陽性．

4）生理食塩水負荷試験

原発性アルドステロン症のアルドステロン自律性分泌の評価に用いる．

【実施方法】

降圧薬はCa拮抗薬やα遮断薬に変更（約2週間），低K血症はK製剤で補正しておく．心機能（BNP 100 pg/mL以下）と腎機能（eGFR 30 mL/min/1.73 m² 以上）を確認．早朝空腹時，排尿後30分安静臥床後に生理食塩液2Lを4時間かけて点滴（500 mL/時間）．点滴前後に血漿レニン活性（PRA）と血中アルドステロン濃度（PAC）を測定．※高血圧に注意（排尿を試みる）．

【判定基準】[8, 9]

原発性アルドステロン症：4時間後のPACが60 pg/mL以上で陽性．

5）フロセミド立位試験

原発性アルドステロン症のアルドステロン自律性分泌の評価に用いる．

【実施方法】

降圧薬はCa拮抗薬やα遮断薬に変更（約2週間），低K血症はK製剤で補正しておく．早朝空腹時，30分安静臥床後にフロセミド（ラシックス®注）40 mLを静注し，2時間立位を保持してもらう（歩行可）．注射前後に血漿レニン活性（PRA）と血中アルドステロン濃度（PAC）を測定．※低血圧に注意（出現したら採血し，検査は中止．必要なら生理食塩水を点滴）．

【判定基準】[8]

原発性アルドステロン症：2時間後のPRAが2 ng/mL/時未満で陽性．

文献

1) 名和田新：副腎性 preclinical Cushing 症候群．厚生省特定疾患「副腎ホルモン産生異常症」調査研究班　平成7年度研究報告書，1996
2) Dorin RI, et al：Ann Intern Med **139**：194-204, 2003
3) Stewart PM et al：The adrenal cortex. Williams Textbook of Endocrinology. 12th ed, Melmed S, et al.(eds), Saunders, philadelphia, p519-521, 2011
4) Nieman LK, et al：J Clin Endocrinol Metab **93**：1526-1540, 2008
5) Rossi E, et al：Am J Hypertens **15**：896-902, 2002
6) Castro OL, et al：Hypertension **39**：935-938, 2002
7) Muller FB, et al：Am J Med **80**：633-644, 1986
8) 日本内分泌学会．原発性アルドステロン症検討委員会．日内分泌会誌 **86**(Suppl 2)：1-19, 2010
9) Rossi GP, et al：Hypertension **50**：424-431, 2007

5 A 内分泌機能検査
糖代謝

- 糖代謝異常の診断には早朝空腹時血糖値，随時血糖値，75 g OGTT，HbA1c を用いる．
- 75 gOGTT は糖尿病の診断に必須ではなく，まずは早朝空腹時血糖値と随時血糖値で判断する．
- インスリノーマの診断には 72 時間絶食試験を行う．

a 検査項目と評価

- 空腹時または随時血糖値および HbA1c の組合わせで糖尿病の診断ができる場合がある（同時測定した血糖値と HbA1c 値がともに糖尿病型であれば糖尿病と診断）．ボーダーラインの場合に 75 g OGTT を行う．赤血球寿命の影響で HbA1c 値と平均血糖値の間に乖離が認められる場合は，グリコアルブミン（GA）や 1,5-アンヒドログルシトール（1,5-AG）を指標にする．
- インスリン分泌能の指標として，75 gOGTT におけるインスリン分泌指数を用いる．

  insulinogenic index＝Δ 血中インスリン（IRI）値（30 分値－0 分値）（μU/mL）/Δ 血糖値（30 分値－0 分値）（mg/dL）［基準値 0.4 以上］

- 空腹時血中 C ペプチド値が 0.5 ng/mL 以下，24 時間尿中 C ペプチドが 20 μg 以下はインスリン依存状態とされる．HOMA-β も用いられる．

  HOMA-β＝360× 空腹時 IRI 値（μU/mL）/（空腹時血糖値－63）［基準値 40〜60］

- インスリン抵抗性の指標として，HOMA-IR がある．
- HOMA-IR＝空腹時 IRI 値（μU/mL）× 空腹時血糖値（140 mg/dL 以下に適応）（mg/dL）/405［基準値 1.6 以下，2.5 以上はインスリン抵抗性あり］．
- 早朝空腹時 IRI 値が 15 μU/mL 以上はインスリン抵抗性を強く示唆する．
- メタボリックシンドロームの診断にはウエスト周囲長，血圧，中性脂肪，HDL コレステロール，空腹時血糖値を測定する．ウエスト周囲長は内臓脂肪面積の推定に用いられている．
- 低血糖におけるインスリノーマ診断の指標として以下を参考にする．

Fajans index: IRI/血糖＞0.3
Turner index: IRI×100/(血糖−30)＞50

b 負荷試験

1) 75 gOGTT

糖尿病や妊娠糖尿病の診断に用いる.

【実施方法】

早朝空腹時, 安静臥床 30 分後にデンプン部分加水分解物(トレーラン®G 液) 75 g を服用し, 注射前, 30, 60, 120 分に血糖を, 注射前と 30 分に IRI を測定する. ※空腹時血糖が 200 mg/dL 以上の場合は行わない.

【判定基準】[1)]

① 糖尿病：静脈血漿グルコース濃度(血糖値)が,
　空腹時 126 mg/dL 以上または 2 時間値 200 mg/dL 以上
　　→糖尿病型
　空腹時 110 mg/dL 未満および 2 時間値 140 mg/dL 未満
　　→正常型
　上のいずれにも属さないもの→境界型
② 妊娠糖尿病：空腹時 92 mg/dL 以上または 1 時間値 180 mg/dL 以上または 2 時間値 153 mg/dL 以上のいずれか.

2) 絶食試験

インスリノーマの診断(インスリンの自律性分泌の確認)に用いる.
※低血糖では, まず反応性・薬剤性・二次性低血糖, インスリン自己免疫症候群やインスリン自己注射による低血糖を除外.

【実施方法】

血糖値に影響する薬剤は事前に中止しておく. 早朝空腹時に前採血後, 絶食を開始. 6 時間ごとに採血して血糖値を測定, 60 mg/dL 以下になったら 1 時間ごとに採血し, 血糖, IRI, C-ペプチドを測定する. 血糖 45 mg/dL 以下で絶食を終了し, グルカゴン(グルカゴン®注) 1 mg を静注し, 10, 20, 30 分後に血糖を測定.

【判定基準】[2)]

インスリノーマ：血糖 45 mg/dL 未満で, IRI 6 μU/mL 以上, C-ペプチド 0.6 ng/mL 以上, グルカゴン静注後の血糖増加が 25 mg/dL 以上で可能性が高い. インスリノーマでは絶食後 12 時間以内 30〜40％, 24 時間以内 80％以上, 48 時間以内 90％以上, 72 時間以内 98〜100％で低血糖症状が出現.

文献

1) 日本糖尿病学会糖尿病診断基準に関する調査検討委員会：糖尿病 **53**：450-467, 2010
2) Service FJ：N Engl J Med **332**：1144-1152, 1995

6 A 内分泌機能検査
脂質代謝

- 高 LDL コレステロール血症,低 HDL コレステロール血症,高トリグリセリド血症に分けられる.
- LDL コレステロールは Friedewald の式を用いて算出する.
- 絶対リスクによるリスクの層別化を行い,動脈硬化予防のための包括的リスク管理を行う[1].

a 検査項目と評価

- 血清脂質として,空腹時に総コレステロール(TC),HDL コレステロール(HDL-C),トリグリセリド(TG)を測定する.LDL コレステロール(LDL-C)は Friedewald の式で算出する(TG 400 mg/dL 未満のとき).

〈Friedewald の式〉

$$LDL\text{-}C = TC - HDL\text{-}C - TG/5$$

- 続発性(二次性)高脂血症の除外のために甲状腺機能(FT_4 と TSH)を測定.
- 家族性高コレステロール血症:アキレス腱 X 線軟線撮影.
- 家族性複合型高脂血症:血漿リポ蛋白アガロースゲル電気泳動による small dense LDL(sdLDL),アポリポ蛋白 B/LDL-C 比(1.0 以上)を測定.
- 家族性Ⅲ型高脂血症:血漿リポ蛋白アガロースゲル電気泳動による broad β の検出,アポリポ蛋白 E を測定.
- 冠動脈疾患の既往,糖尿病,慢性腎臓病,非心原性脳梗塞,末梢動脈疾患の有無に基づいたカテゴリー分類を行い,治療目標を設定.

文献
1) 日本動脈硬化学会(編):動脈硬化性疾患予防ガイドライン 2012 年版,日本動脈硬化学会,東京,p19-32, 2012

7 A 内分泌機能検査
遺伝子検査

- 遺伝学的検査や診断には，これを実施する医師自身が遺伝に関する十分な理解と最新の知識・経験をもつ必要がある．
- 遺伝カウンセリングに関する基礎知識・技能についても習得しておくことが望ましい．
- 検査の対象となる疾患や領域の特性を考慮して，必要なら遺伝医療の専門家などと連携して対応する．
- 遺伝学的検査・診断を担当する医師および医療機関は，専門家による遺伝カウンセリングを提供するか，紹介する体制を整えておく．

1) **すでに発症している患者（発端者）の診断を目的として行われる遺伝学的検査**[1]

- 臨床的に可能性が高いと考えられる疾患の確定診断や，検討すべき疾患の鑑別診断を目的として，臨床的・遺伝医学的に有用と考えられる場合に実施．複数検査が必要な場合は，検査の範囲や順番を適切に判断して実施すること．検査前に，意義や目的の説明だけでなく結果が得られた後や検査結果が血縁者にどのような影響を与えるかについても説明し，被検者がそれらを十分に理解したうえで「検査を受けるか受けないか」を本人が自律的に意思決定できるように支援し，書面による同意を得る（このインフォームド・コンセントの確認は原則として主治医が行う）．必要に応じて専門家による遺伝カウンセリングや意思決定のための支援を配慮．

2) **非発症保因者診断，発症前診断，出生前診断を目的に行われる遺伝学的検査**

- 事前に適切な遺伝カウンセリングを行った後に実施する．

3) **遺伝子異常による疾患**

- 遺伝子異常による主な疾患を表1に挙げる．

表1 遺伝子異常による疾患と原因遺伝子

遺伝子異常による下垂体疾患		原因遺伝子
複合型	複合下垂体ホルモン欠損症	*POU1F1(Pit1), PROP1, HESX1, LHX3, LHX4*
GH系	IGF-I 異常症	*IGF-I*
	IGF-I 受容体異常症	*IGF-IR*
腫瘍	多発性内分泌腫瘍症I型	*MEN1*
	Carney 複合	*PRKAR1A*
	家族性下垂体腺腫	*AIP, CDKN1B*
	McCune Albright 症候群	*GNAS1*

A 内分泌機能検査
7 遺伝子検査

	神経線維腫症Ⅰ型 (von Recklinghausen 病)	NF-1
	Von Hippel-Lindau 病	VHL
尿崩症	中枢性	AVP
	腎性	AVP2R, AQP2

遺伝子異常による甲状腺疾患疾患		原因遺伝子
原発性甲状腺機能低下症	甲状腺発生異常	TITF1, TITF2, PAX8
	甲状腺低形成(TSH 不応症)	TSHR
	甲状腺ホルモン合成障害	NIS(SLC5A5), PDS (SLC26A4), TG, DUOX2, DUOXA2, TPO, IYD(DEHAL1)
甲状腺ホルモン抵抗症	甲状腺ホルモン不応症	NR1A2, NR1A1, MCT8, SBP2
甲状腺機能亢進症	非自己免疫性甲状腺機能亢進症	TSHR
中枢性甲状腺機能低下症	TSH 単独欠損症	TSHB, TRHR
	複合下垂体ホルモン欠損症	POU1F1(Pit1), PROP1, HESX1, LHX3, LHX4, LEPR
甲状腺癌	甲状腺髄様癌	RET

遺伝子異常による副甲状腺疾患		原因遺伝子
副甲状腺機能亢進症	家族性 PHPT	MEN1, RET, CASR, CDC73 (HRPT2)
副甲状腺機能低下症	PTH 分泌不全	GCM2, PTH, AIRE, CASR
	偽性	GNAS
くる病・骨軟化症	ビタミン D 関連	CYP27B1, VDR
	FGF23 関連	PHEX, FGF23, DMP1, ENPP1, GNAS1
	P 再吸収障害	CLCN5, SLC34A3

遺伝子異常による副腎疾患		原因遺伝子
先天性副腎過形成	リポイド過形成症	StAR, CYP11A1
	3β-水酸化ステロイド脱水素酵素欠損症	HSD3B2
	21-水酸化酵素欠損症	CYP21A2
	11β-水酸化酵素欠損症	CYP11B1
	17α-水酸化酵素欠損症	CYP17A1
	18-水酸化酵素欠損症、18-水酸化ステロイド脱水素酵素欠損症	CYP11B
	P450 オキシドレダクターゼ欠損症	POR
原発性アルドステロン症	家族性アルドステロン症	KNCJ5
AME 症候群	偽性低アルドステロン症	NR3C2, SCNN1A, WNK1,4
低アルドステロン症	選択性アルドステロン症	CYP11B2
コルチゾール抵抗症	グルココルチコイド抵抗症	NR3C1

Ⅳ 内分泌検査のポイント

副腎皮質低形成	DAX-1遺伝子異常症	*DAX-1*
	SF-1遺伝子異常症	*SF-1*
	先天性副腎皮質ACTH不応症	*MC2R*, *MRAP*
	トリプルA症候群	*AAAS*
副腎白質ジストロフィ	Addison-Schilder病	*ABCD1*
副腎皮質機能低下症	Smith-Lemli-Opitz症候群	*DHCR7*
	Wolman症候群	*LIPA*
褐色細胞腫	遺伝性パラガングリオーマ・褐色細胞腫症候群	*SDHA*, *SDHB*, *SDHC*, *SDHD*, *SDHAF2*, *MAX*

遺伝子異常による性腺疾患		原因遺伝子
高ゴナドトロピン性	性分化異常症	*SF1*, *SRY*, *SOX9*
	ホルモン抵抗症	*FSHR*, *NR3C4(AR)*
	Turner症候群	*SHOX*, *GCY*
	Noonan症候群	*PTPN11*, *KRAS*, *SOS1*, *RAF1*
	Denys-Drash症候群, Frasier症候群	*WT1*
	アロマターゼ欠損症	*CYP19A1*
	5α還元酵素欠損症	*SRD5A2*
低ゴナドトロピン性	Gn単独欠損症	*NR0B1(DAX1)*, *SOX2*, *GNRH1/GNRHR*, *KISS1/GPR54(KISS1R)*, *TAC3/TAC3R*, *LEP/LEPR*
	Kallmann症候群	*KAL1*, *FGF8/FGFR1*, *PROK2/PROKR2*, *NELF*, *WDR11*
	CHARGE症候群	*CHD7*
	Laerence-Moon-Biedl症候群 (Laerence-Moon症候群およびBardet-Biedl症候群)	*BBS1*, *BBS2*, *BBS4*, *BBS6(MKKS)*, *BBS7*, *BBS8*
	複合下垂体機能低下症	*PROP1*, *HESX1*, *LHX3*, *OTX2*

遺伝子異常による糖尿病		原因遺伝子
ミトコンドリア糖尿病	ミトコンドリア遺伝子異常	3243(A-G)
家族性若年糖尿病	MODY1	*HNF-4α*
	MODY2	*GCK*
	MODY3	*HNF-1α*
	MODY4	*PDX1*
	MODY5	*HNF-1β*
	MODY6	*NEUROD1*
新生児糖尿病	ATP感受性Kチャネル	*KCNJ11*, *ABCC8*
(プロ)インスリン異常症	インスリン遺伝子異常	*INS*
インスリン抵抗症	インスリン受容体遺伝子異常	*INSR*
	脂肪萎縮性糖尿病(先天性全身性脂肪萎縮症)	*AGPAT2*, *BSCL2*, *CAV1*, *PTRF*, *ZMPSTE24*

遺伝子異常による脂質異常症		原因遺伝子
高カイロミクロン血症	家族性リポ蛋白リパーゼ欠損症	*LPL*
	アポリポ蛋白CⅡ欠損症	*APOC2*
	原発性Ⅴ型高脂血症	*APOAV*, *GPIHBP1*
高コレステロール血症	家族性高コレステロール血症	*LDLR*, *APOB*, *PCSK9*, *ARH* (*LDLRAP1*), *CYP7A1*
	シトステロール血症	*ABCG5*, *ABCG8*
	家族性複合型高脂血症	*PCSK9*, *USF1*, *TCF7L2*, *RXRG*
高TG血症	家族性Ⅳ型高脂血症	*LPL*
broad β	家族性Ⅲ型高脂血症	*APOE*
高HDL-C血症	家族性高HDLコレステロール血症	*CETP*, *LIPC*
低コレステロール血症	無βリポ蛋白症	*MTP*
	家族性低βリポ蛋白血症	*APOB*, *PCSK9*
低HDL-C血症	アポリポ蛋白AⅠ欠損症	*APOA1*
	Tangier病	*ABCA1*
	家族性LCAT欠損症	*LCAT*
遺伝子異常による高尿酸血症		原因遺伝子
産生過剰型	Lesch-Nyhan症候群	*HPRT1*
	アデニンホスホリボシルトランスフェラーゼ欠損症	*APRT*
	ホスホリボシルピロリン酸合成酵素亢進症	*PRPSAP1*
	先天性筋原性高尿酸血症	*AGL*, *PYGM*, *PFK*
排泄低下型	遺伝性痛風症候群	*SLC2A9*(*GLUT9*), *ABCG2*, *SLC17A1*(*NPT1*), *SLC17A3* (*NPT4*), *SLC22A11*(*OAT4*), *SLC22A12*(*URAT1*), *SLC16A9* (*MCT9*), *GCKR*, *LRRC16A*, *PDZK1*
	家族性若年性高尿酸血症性腎症(FJHN)	*UMOD*, *REN*, *MUC1*

文献

1) 日本医学会:医療における遺伝学的検査・診断に関するガイドライン.〈http://jams.med.or.jp/guideline/genetics-diagnosis.pdf〉(2015年6月参照)

1 B 内分泌画像検査
下垂体

- 下垂体の画像診断は MRI で行う．ただし，石灰化の有無は CT のほうがわかりやすい．
- 下垂体のサイズ(高さ)は，成人男性で 3〜8 mm，成人女性で 4〜10 mm である．ただし，思春期や妊娠・授乳期では腫大する．

a MRI による画像診断

1) 前葉

下垂体の標準サイズは横径 12 mm，前後径 8 mm，高さ 3〜8 mm であるが，年齢・性別によって異なり，思春期や妊娠・授乳期では 12 mm に腫大する．腺腫は T1 強調画像で正常下垂体より低信号を示す．

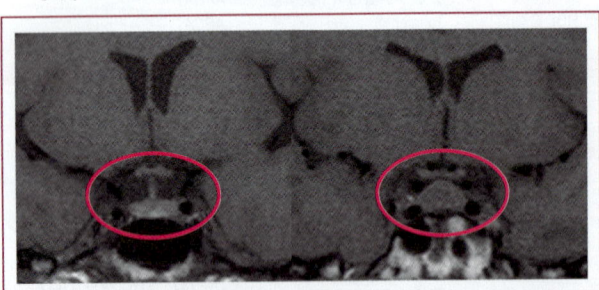

図1 正常下垂体の MRI 所見(冠状断)

左右とも正常下垂体の例(T1 強調画像)．

2) 後葉

下垂体後葉は T1 強調画像で高信号を示し，抗利尿ホルモン濃度を反映している．中枢性尿崩症では高信号は消失する．

3) 下垂体腺腫

Wilson-Hardy の分類(もともと単純 X 線所見に基づく分類)や，Knosp の分類(腫瘍の近縁が内頸動脈より内側か外側かで分類)を用いる．

B 内分泌画像検査
1 下垂体

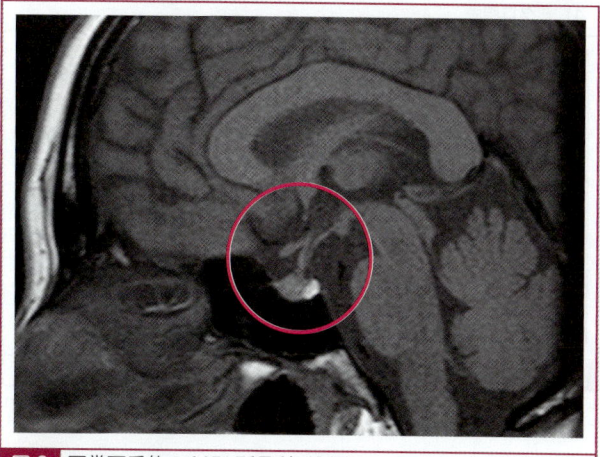

図2 正常下垂体のMRI所見(矢状断)

T1強調画像で下垂体後葉は高信号を呈している(正常).

表1 Wilson-Hardyの分類

ミクロ腺腫	0	トルコ鞍底に異常なし
	I	トルコ鞍底に左右差(局所的膨隆)あり
マクロ腺腫	II	トルコ鞍の拡大(トルコ鞍底に異常なし)
	III	トルコ鞍底の破壊(localized erosion)
	IV	トルコ鞍底の破壊(diffuse destruction)
	V	遠隔転移

[文献1より改変して引用]

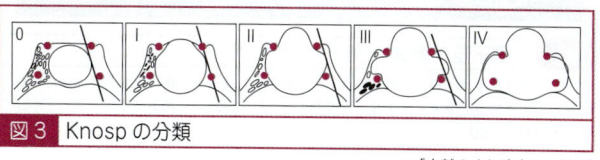

図3 Knospの分類

[文献2より改変して引用]

IV 内分泌検査のポイント

4) ミクロ腺腫

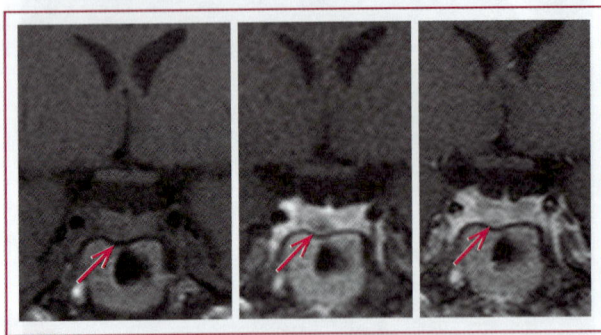

図4 微小下垂体腺腫のMRI所見(冠状断)

左からT1強調単純・同造影早期・同造影後期画像.腺腫が正常下垂体より遅れて造影されている(左の単純像ではこの腺腫は判別できない).

5) マクロ腺腫

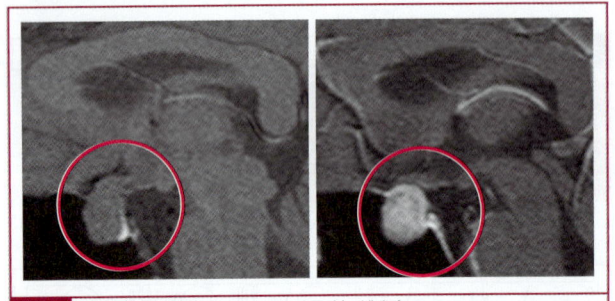

図5 大型下垂体腺腫のMRI所見(矢状断)

T1強調単純画像では下垂体全体が腫大しているように見える.後葉の高信号は保たれている(左).T1強調造影画像では比較的造影効果の乏しい腺腫が正常下垂体を下から圧排しているのがわかる(右).

6）Rathke 嚢胞（3 例）

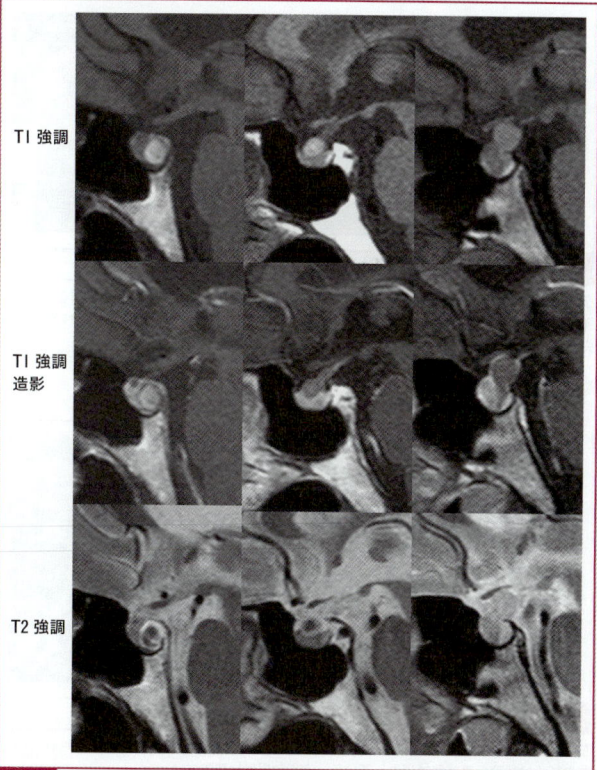

図6 Rathke 嚢胞の MRI 所見（矢状断）

Rathke 嚢胞は下垂体前葉と後葉の間から発生することが多い．特徴は，トルコ鞍の拡大がない，実質部分がない，石灰化がない，嚢胞内の waxy nodule と呼ばれる球状塊以外は均一である，壁は造影されない，などである．嚢胞内の信号強度はさまざまで，T1 強調で高信号であるほど粘稠度が高い．

7) 頭蓋咽頭腫

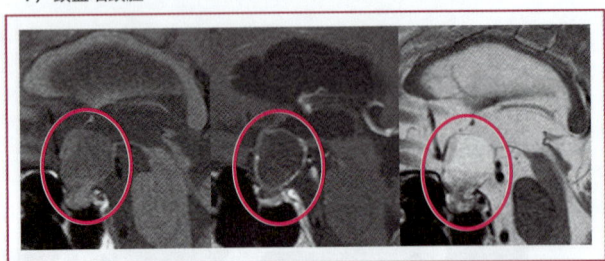

図7 頭蓋咽頭腫のMRI所見（矢状断）

左からT1強調単純・同造影・T2強調画像．トルコ鞍内～鞍上部に囊胞性腫瘤を認める．腫瘤内部は髄液と同程度の信号強度．囊胞壁と，正常下垂体が腫瘤の下に造影されている（中央）．

8) リンパ球性下垂体炎

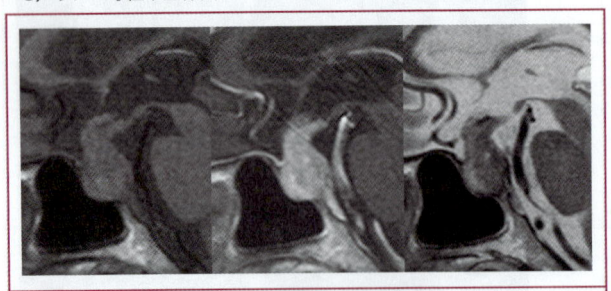

図8 リンパ球性下垂体炎のMRI所見（矢状断）

左からT1強調単純・同造影・T2強調画像．下垂体と下垂体茎の腫大が認められる．T1強調単純では後葉の高信号は消失している．造影効果は比較的強い．

9）下垂体空洞症（empty sella）

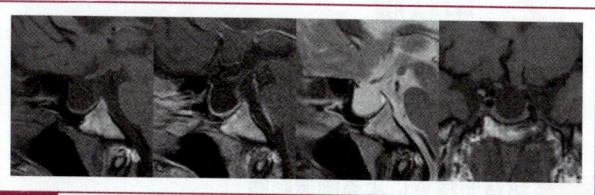

図9　下垂体空洞症のMRI所見

左からT1強調単純・同造影・T2強調，冠状断T1強調単純画像．鞍上部のくも膜下腔が陥入し，扁平化した下垂体が鞍底部に残っている．

文献

1) Hardy J : Hosp Pract **14** : 81-89, 1979
2) Knosp E, et al : Neurosurgery **33** : 610-617, 1993

2 B 内分泌画像検査
甲状腺

- 甲状腺の画像診断は超音波で行う.
- 甲状腺の容量は 15〜20 mL である.
- 機能診断には ^{99m}Tc や ^{123}I 甲状腺シンチグラフィが有用である.

a 超音波検査による画像診断

甲状腺疾患診察の基本である触診所見を補う検査として超音波検査(図1)は大変有用である. 甲状腺重量を推定するのにも利用され(図2), 触診ではわからないような微小乳頭癌もエコー下穿刺吸引細胞診で診断される.

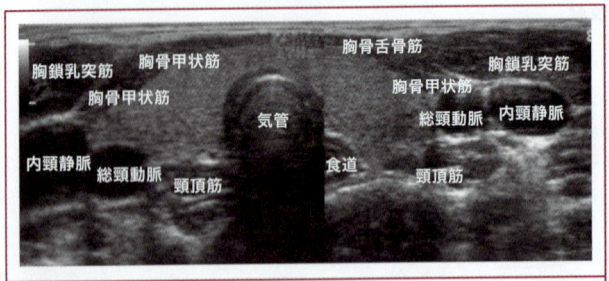

図1 頸部超音波所見

B 内分泌画像検査
2 甲状腺

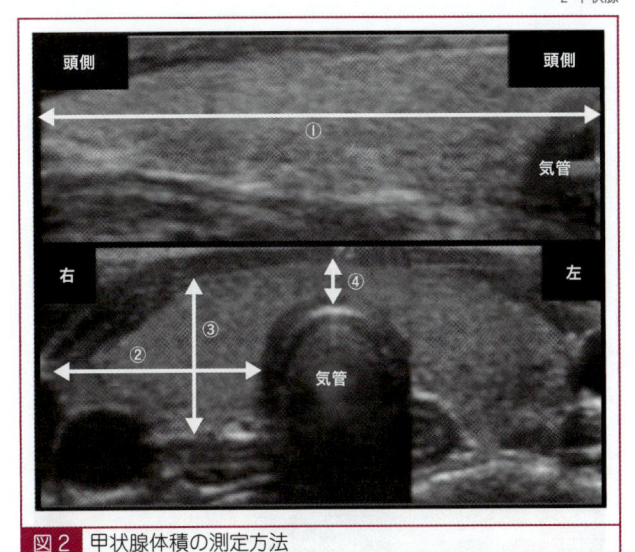

図2 甲状腺体積の測定方法

①縦径(≦5 cm), ②横径(≦2 cm), ③厚み(≦1.5 cm), ④峡部厚(≦3 mm).

Basedow病や橋本病では峡部厚も3 mm以上となる.

> 体積＝右葉＋左葉＋峡部(両葉の5%)
>   ＝π/6 ×(右葉：横径×縦径×厚み＋左葉：横径×縦径×厚み)×1.05

※日本人の平均値は15〜20 mL.

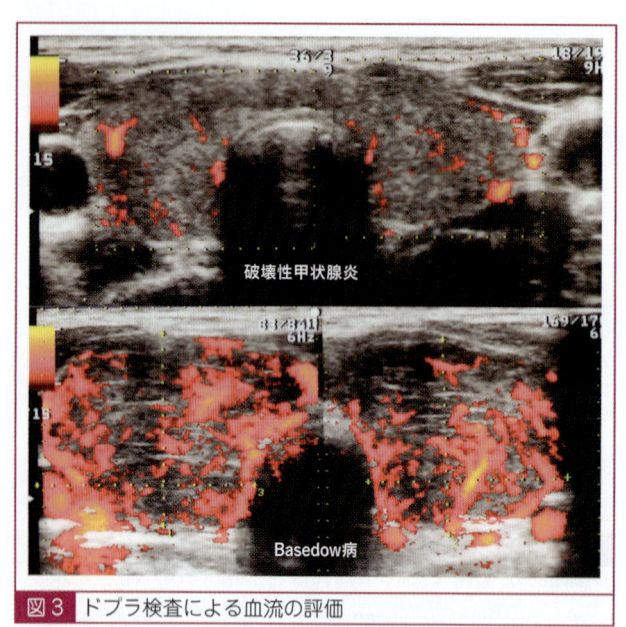

図3 ドプラ検査による血流の評価

未治療 Basedow 病ではドプラ検査で甲状腺内部に火焰状の豊富な血流を認める．

表1 甲状腺エコー所見による良・悪性腫瘍の特徴（図4）

	主所見			副所見		
	形状	境界の明瞭性・性状	内部エコー	微細高エコー	境界部低エコー帯	エラストグラフィ
良性	整	明瞭・平滑	高～低 均質	(−)	整	軟
悪性	不整	不明瞭・粗雑	低 不均質	多発	不整・なし	硬

［文献1より引用］

- ドプラ処理により，甲状腺内部の血流状態を可視化することで機能を推測することが可能である（図3）．
- エラストグラフィ（組織弾性映像法）では，甲状腺内腫瘤の硬度を測定し，良悪性鑑別の補助診断として利用されつつある（表1）[1]．

B 内分泌画像検査
2 甲状腺

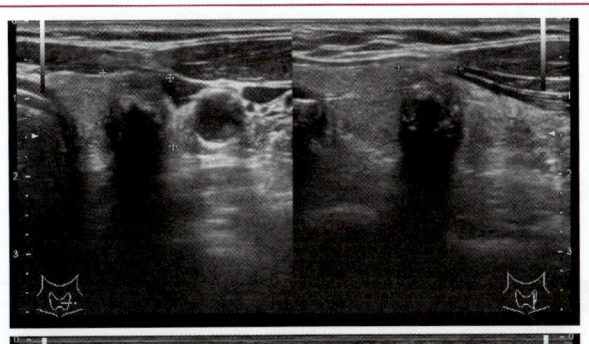

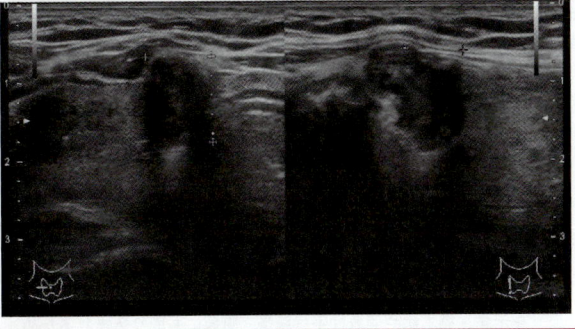

図4 乳頭癌の2例

腫瘍の形状は不整形で境界は不明瞭，内部エコーは低く，不均質である．内部に複数の微細高エコーを認め，境界部に明らかな低エコー帯は認めない．下の例では甲状腺外への浸潤を認める．

b 甲状腺シンチグラフィによる機能診断

- 甲状腺シンチグラフィとしていくつかの核種が利用されているが，甲状腺機能を推測するものとして ^{99m}Tc と ^{123}I がある．
- 甲状腺ホルモンの原料がヨウ素であることから，^{123}I シンチグラフィは甲状腺を視覚化し，摂取率は数値化される．
- ^{99m}Tc はホルモンとして有機化はされないが，ヨウ素と同様に甲状腺に取り込まれる（図5）．ヨウ素と比べて摂取率が低いために，バックグラウンドとして唾液腺が描出されるが，ヨウ素制限の必要がないという利点がある．
- 摂取率は TSH により制御されているが，甲状腺中毒症では TSH

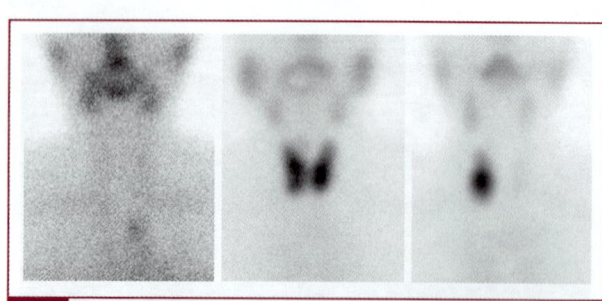

図5　甲状腺中毒症における ^{99m}Tc シンチグラフィ

左：破壊性甲状腺炎．甲状腺は描出されていない
中：Basedow 病．甲状腺はびまん性に描出されている
右：Plummer 病．腫瘍部のみ描出される（hot nodule）

は低値である．それにもかかわらず，甲状腺に摂取が認められる場合は，刺激抗体の存在（Basedow 病）か自律性分泌（Plummer 病）が考えられる．

- 腫瘍シンチグラフィとしては ^{201}Tl と ^{67}Ga がある．
- ^{201}Tl シンチグラフィは，細胞診で濾胞性腫瘍と診断された場合，後期相で集積すれば濾胞癌が疑われる．また，細胞診で癌と診断された場合の術前検査として全身検索に用いられる．
- ^{67}Ga シンチグラフィは甲状腺未分化癌や悪性リンパ腫で高い集積を示す．橋本病や亜急性甲状腺炎，膿瘍にも取り込まれるため，これだけでは診断はできないが，転移の検索や治療後の効果判定に有用である．
- 最近では ^{18}F-FDG-PET が ^{201}Tl や ^{67}Ga にとってかわりつつあるが，これも橋本病や腺腫に集積する．
- ^{131}I シンチグラフィは，乳頭癌や濾胞癌のような分化型癌の甲状腺全摘後甲状腺ホルモンを中止した状態で，転移や再発の検出に用いられる．リコンビナントヒト TSH（rhTSH）の使用で，甲状腺ホルモンを中止せずに検査やアブレーションが実施できるようになった．
- ^{131}I が集積しない場合は ^{201}Tl や ^{18}F-FDG が集積することがある．
- 髄様癌の約半数はカテコラミン代謝を有し，^{131}I-MIBG シンチグラフィで描出されるため，転移・再発の検索に用いられる．

文献

1) 日本乳腺甲状腺超音波医学会/甲状腺用語診断基準委員会（編）：甲状腺超音波診断ガイドブック，第2版，南江堂，東京，2012

3 B 内分泌画像検査
副甲状腺

- 副甲状腺腫の画像診断は超音波で行う．正常の副甲状腺（30〜40 mg）は描出されない．
- 機能診断には ^{99m}Tc-MIBI シンチグラフィが有用である．

a 超音波検査による画像診断

副甲状腺腫は扁平（上腺）〜涙滴状（下腺）で甲状腺との境界部に線状の高エコーをもつ均一な低エコーとして認められる（図1A）．カラードプラ法で豊富な血流を認める（図1B）．

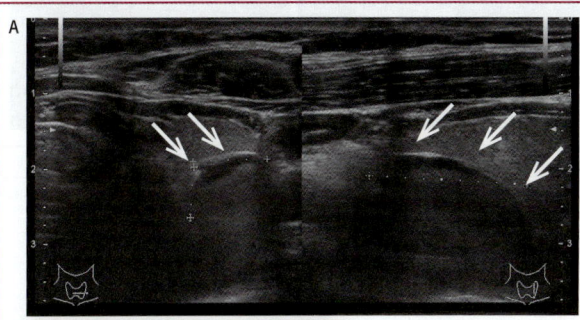

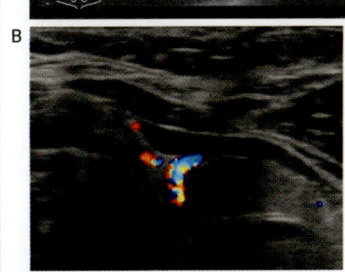

図1 副甲状腺腫の超音波所見

カラードプラで腫瘍辺縁に血流を認めた．

b ⁹⁹ᵐTc-MIBI シンチグラフィによる機能診断

副甲状腺腫の描出には ^{99m}Tc-MIBI シンチグラフィ(図2)が有用であるが偽陰性も少なくない.

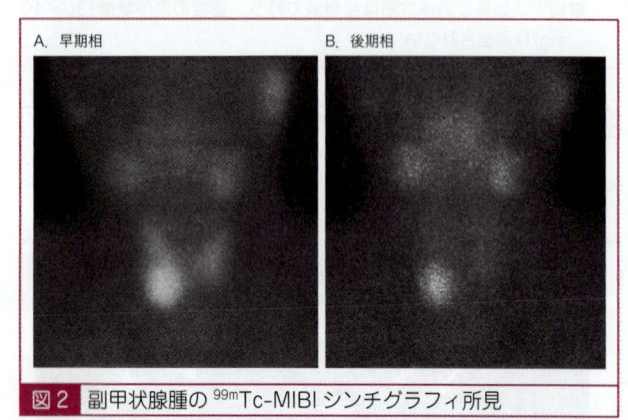

A. 早期相

B. 後期相

図2 副甲状腺腫の ^{99m}Tc-MIBI シンチグラフィ所見

左の早期相では副甲状腺腫と甲状腺が重なっているが,右の後期相では副甲状腺腫の wash out が遅れ,より明瞭に描出されている.

4 副腎

B 内分泌画像検査

- 副腎の画像診断は CT で行う．腫瘍の質的診断は MRI で行う．
- 副腎はいわば肉厚の三角帽子のような形状をしているため，そのサイズを正確に表現することは難しいが，CT による断面像では前後径(脚長)3 cm 以下，厚み 1 cm 以下，片側重量は 5〜10 g である．正常副腎の辺縁は滑らかである．
- 機能診断には副腎皮質に対し ^{131}I-アドステロールシンチグラフィが，副腎髄質に対し ^{131}I-または ^{123}I-MIBG シンチグラフィが用いられる．

a CT による画像診断

- 腺腫は一般に低〜正吸収(典型的には 10 HU 以下，−10〜40 HU)の結節〜腫瘤として描出され，造影効果は正常部分より低い(図1)．

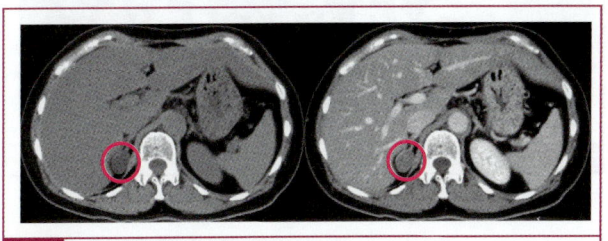

図1 非機能性副腎腺腫の所見
左：単純，右：造影．単純では低吸収で，造影効果に乏しい．

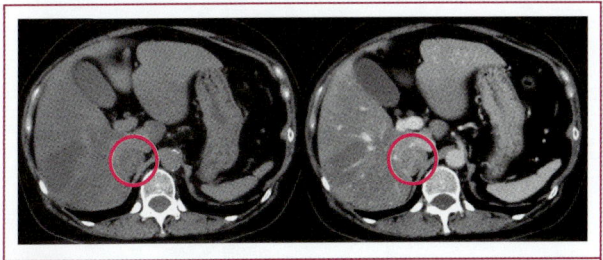

図2 Cushing 症候群(腺腫)の所見
左：単純，右：造影．まだらに造影されている．

- Cushing症候群の腺腫は通常2cm以上で，斑状に造影されることが多い．反対側や附随した正常副腎の萎縮が認められる（萎縮の明確な基準はない）（図2）．
- 原発性アルドステロン症の腺腫は通常3cm以下で，造影効果もほとんどみられない（図3）．

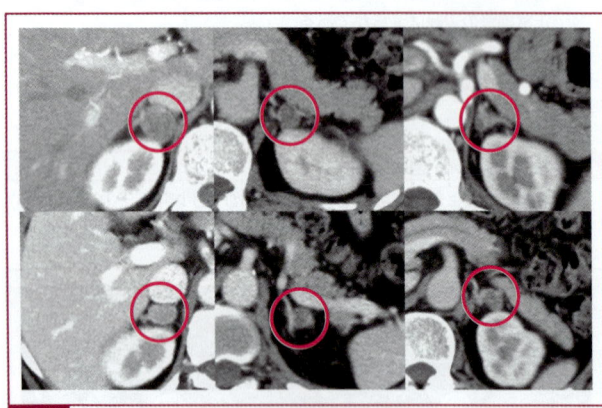

図3 原発性アルドステロン症（腺腫）の所見

6例（造影CT）：ヒモ状に見える正常副腎と比較して，造影効果に乏しいことがわかる．

B 内分泌画像検査
4 副腎

- 褐色細胞腫は5 cm以上のものが多く、出血・変性・壊死を反映して内部は不均一で、CT値は全体として高い(図4)．しかし、MEN2型に合併するような無症候性の小さなものでは内部均一でCT値も低い傾向にある(しかし、腺腫と異なり造影効果は高い．ただし、明らかな褐色細胞腫での造影CTは禁忌である)．
- 骨髄脂肪腫はCT値が低く、造影されない(図5)．

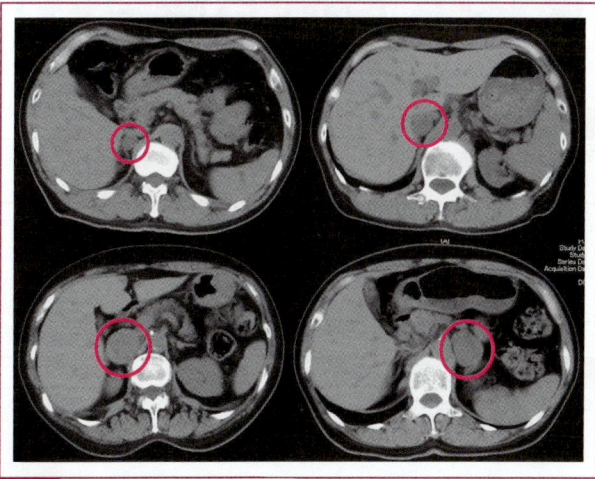

図4 褐色細胞腫のCT所見

大きいものでは、腫瘍組織の壊死を反映し、内部に低吸収領域を含む不均一な腫瘤を呈する．

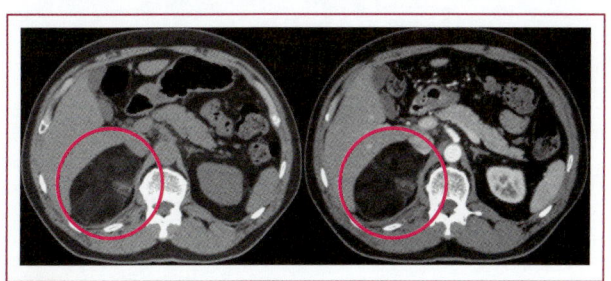

図5 骨髄脂肪腫のCT所見

左:単純、右:造影．内臓脂肪と同程度の低吸収で、造影されない．

b MRIによる質的診断

- T1強調 in-phase/out-of-phase(opposed phase：化学シフト画像)における信号低下は微細な脂肪成分の存在を示し，腺腫を示唆する(図6〜8)．

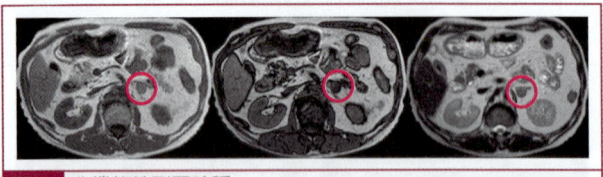

図6 非機能性副腎腺腫

左：T1強調，中：opposed phase，右：T2強調．opposed phase で信号低下を認める．

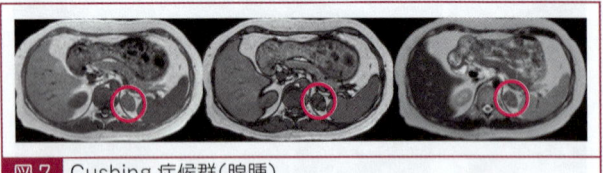

図7 Cushing症候群(腺腫)

左：T1強調，中：opposed phase，右：T2強調．opposed phase で信号低下を認める．

B 内分泌画像検査
4 副腎

図8 AIMAH(腺腫)

左上:CT単純,左下:CT造影,右上:MRI T1強調,右中央:opposed phase,右下:MRI T2強調

両側副腎に多発性の結節を認め,opposed phase で信号低下を認める.

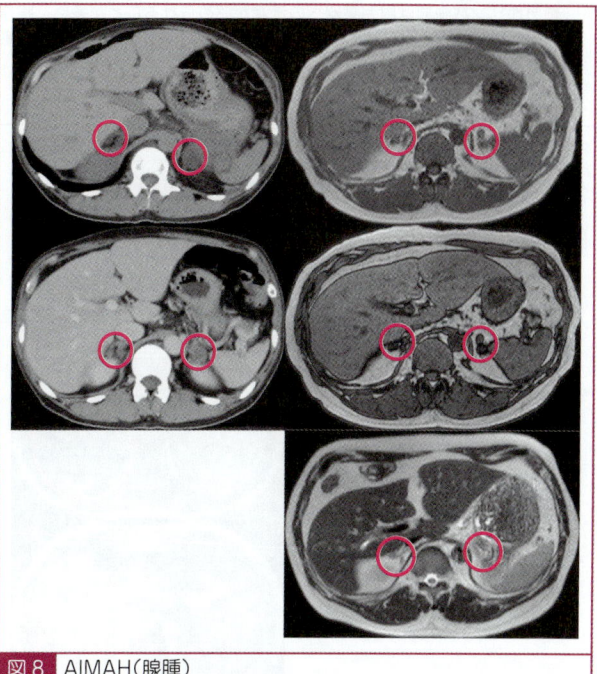

- 悪性リンパ腫では周囲臓器への浸潤が認められることが多い，腫瘤内部の画像所見に特異的なものはないが，腫瘍内の既存血管が造影される（図9）．

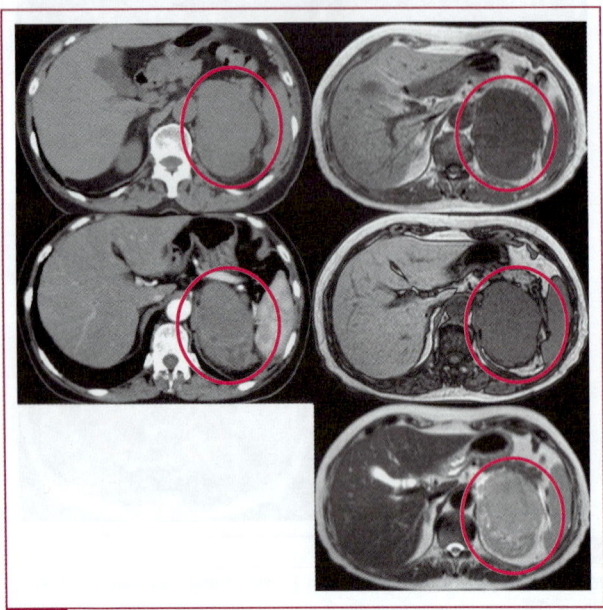

図9 副腎悪性リンパ腫

左上：CT単純，左下：CT造影，右上：MRI T1強調，右中央：opposed phase，右下：MRI T2強調

近縁に接して複数の結節様病変を認める．内部不均一な漸増性の造影パターンを呈し，造影効果に乏しい部位は変性・壊死が疑われる．

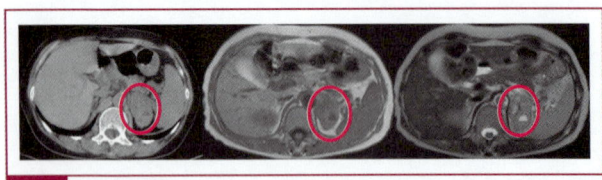

図10 褐色細胞腫

左：CT，中：T1強調，右：T2強調．T2強調では不均一に高信号を認める．

- 褐色細胞腫では典型的には T1 強調で低信号, T2 強調で高信号を呈する(図 10).

C シンチグラフィによる機能診断

- 腺腫の機能診断には ^{131}I-アドステロールシンチグラフィを用いる(図 11).

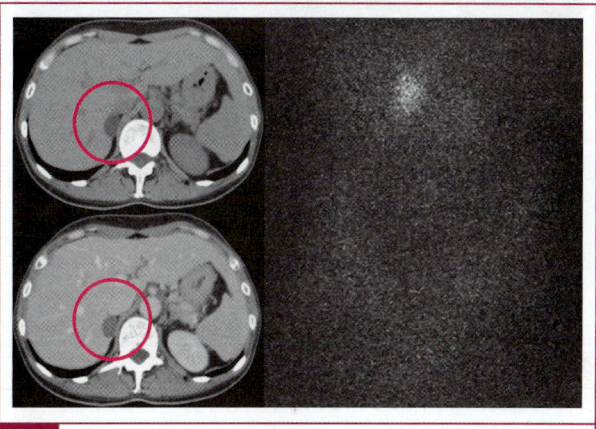

図 11 subclinical Cushing 症候群

CT(単純, 造影)と ^{131}I-アドステロールシンチグラフィ(デキサメタゾン抑制なし).

- アルドステロンの評価はデキサメタゾンによる ACTH・コルチゾール抑制下に行う(図12).
- 褐色細胞腫や傍神経節腫(パラガングリオーマ)では ^{131}I-または ^{123}I-MIBG シンチグラフィが機能診断や副腎外病変の検索に有用である(図13).

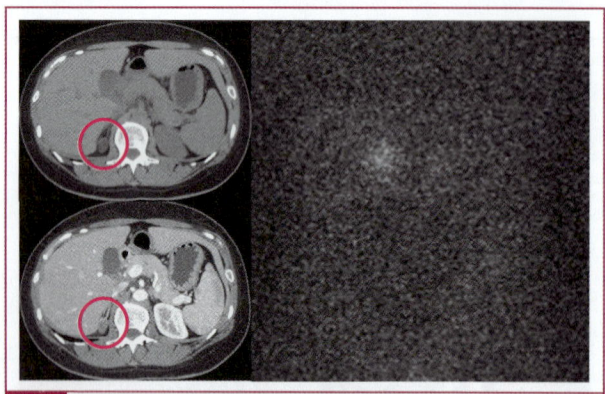

図12 原発性アルドステロン症

CT(単純, 造影)と ^{131}I-アドステロールシンチグラフィ(デキサメタゾン抑制あり).

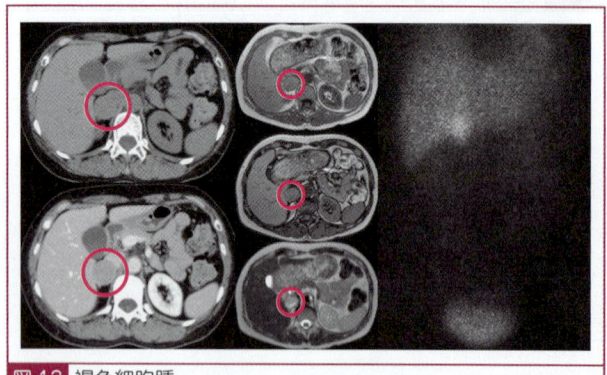

図13 褐色細胞腫

CT, MRIと ^{123}I-MIBG シンチグラフィ. インシデンタローマとして発見されたケース.

付録

内分泌機能検査の判定基準一覧

付録 内分泌機能検査の判定基準一覧

1 視床下部・下垂体疾患

負荷試験	判定基準
下垂体機能低下症	
GHRP-2 試験 (☞ p376 参照)	GH：頂値が重症成人は 9 ng/mL 以下，小児の重症は 10 ng/mL 以下，中等症は 16 ng/mL 以下
アルギニン試験 (☞ p377 参照)	GH：頂値が重症成人は 1.8 ng/mL 以下，中等症は 3 ng/mL 以下，小児の重症は 3 ng/mL 以下，中等症は 6 ng/mL 以下
GRH (GHRH) 試験 (☞ p376 参照)	GH：頂値が 3 ng/mL 以下
グルカゴン試験 (☞ p377 参照)	GH：頂値が重症成人は 1.8 ng/mL 以下，中等症は 3 ng/mL 以下，小児の重症は 3 ng/mL 以下，中等症は 6 ng/mL 以下
インスリン低血糖試験 (☞ p376 参照)	ACTH：頂値が前値の 2 倍以下 コルチゾール：頂値が前値の 15 μg/dL 以下 GH：頂値が重症成人は 1.8 ng/mL 以下，中等症は 3 ng/mL 以下，小児の重症は 3 ng/mL 以下，中等症は 6 ng/mL 以下
GnRH (LHRH) 試験 (☞ p374 参照)	LH：頂値が前値の 5 倍以下 FSH：頂値が前値の 1.5 倍以下 (LH・FSH：ただし視床下部障害の場合は遅延反応，原発性性腺機能低下症では過剰〜遷延反応)
連続 GnRH (LHRH) 試験 (☞ p375 参照)	GnRH (LHRH) 試験と同じ 視床下部性性腺機能低下症 LH・FSH：投与 1 日目は無反応，4 日目は増加反応あり 下垂体性性腺機能低下症 LH・FSH：投与 1 日目，4 日目ともに無反応
TRH 試験 (☞ p375 参照)	TSH：頂値が 6 μU/mL 以下 (ただし視床下部性では頂値は遅延，または過大反応の場合がある) PRL：頂値が前値の 2 倍以下

付録
内分泌機能検査の判定基準一覧

負荷試験	判定基準
CRH試験 (☞p372参照)	ACTH：頂値が前値の2倍以下または30 pg/mL以下 (ただし視床下部障害の場合は頂値が過大反応となることがある) コルチゾール：頂値が前値の1.5倍以下または15 μg/dL以下
先端巨大症	
75 gOGTT (☞p379参照)	GH：底値が1 ng/mL以上
ブロモクリプチン試験 (☞p380参照)	GH：前値の50％以下に減少
オクトレオチド試験 (☞p380参照)	GH：前値の50％以下に減少
CRH試験 (☞p372参照)	GH：頂値が前値の2倍以上で奇異性反応(約30％の症例に認められる)
GnRH(LHRH)試験 (☞p374参照)	GH：頂値が前値の2倍以上で奇異性反応(約30％の症例に認められる)
プロラクチノーマ	
ブロモクリプチン試験 (☞p380参照)	PRL：前値の50％以下に減少
TRH試験 (☞p375参照)	PRL：頂値が前値の2倍未満
Cushing病	
デキサメタゾン抑制試験 (over-night法) (☞p379参照)	顕性Cushing病 0.5 mg抑制試験：コルチゾールは5 μg/dL以上 8 mg抑制試験：コルチゾールは前値の50％以下 Subclinical Cushing病 0.5 mg抑制試験：コルチゾールは3 μg/dL以上 8 mg抑制試験：コルチゾールは前値の50％以下 異所性Cushing症候群 8 mg抑制試験：コルチゾールは前値の50％以下に抑制されない

負荷試験	判定基準
CRH 試験 (☞ p372 参照)	ACTH：頂値が前値の 1.5 倍以上
DDAVP 試験 (☞ p378 参照)	ACTH：頂値が前値の 1.5 倍以上
メチラポン試験 (☞ p374 参照)	ACTH：増加（コルチゾールは低下）

中枢性尿崩症

負荷試験	判定基準
水制限試験 (☞ p378 参照)	尿浸透圧が 300 mOsm/kg 以下
高張食塩水試験 (☞ p377 参照)	正常範囲内から逸脱し血症浸透圧高値においても AVP 分泌の低下あり

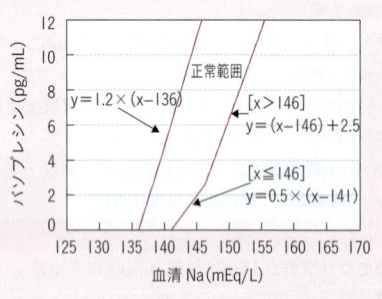

グラフ:
- 縦軸: バソプレシン (pg/mL)、0〜12
- 横軸: 血清 Na (mEq/L)、125〜170
- $y = 1.2 \times (x - 136)$
- 正常範囲
- $[x > 146]$　$y = (x - 146) + 2.5$
- $[x \leq 146]$　$y = 0.5 \times (x - 141)$

[厚生労働科学研究費補助金 難治性疾患克服研究事業 間脳下垂体機能障害に関する調査研究班：バソプレシン分泌低下症（中枢性尿崩症）の診断と治療の手引き（平成 22 年度改訂）〈http://rhhd.info/pdf/001015.pdf〉（2015 年 6 月参照）より引用]

DDAVP 試験 (☞ p378 参照)	尿量が減少し、尿浸透圧が 300 mOsm/kg 以上に上昇する

2 甲状腺

負荷試験	判定基準
TSH 産生下垂体腫瘍	
TRH 試験 (☞ p382 参照)	無反応
甲状腺髄様癌	
Ca 刺激試験 (☞ p383 参照)	カルシトニン：頂値が 300 pg/mL 以上

付　録
内分泌機能検査の判定基準一覧

3　副甲状腺

負荷試験	判定基準

偽性副甲状腺機能低下症

負荷試験	判定基準
Ellsworth-Howard 試験 (☞ p385 参照)	cAMP 反応：U4−U3≧1 μmol/時 および U4/U3≧10 倍 リン酸反応：(U4+U5)−(U2+U3)≧35 mg/2 時

4　副腎

負荷試験	判定基準

副腎性 Cushing 症候群

負荷試験	判定基準
デキサメタゾン抑制試験 (over-night 法) (☞ p388 参照)	1 mg 抑制後コルチゾール：5 μg/dL 以上 8 mg 抑制後コルチゾール：5 μg/dL 以上
CRH 試験 (☞ p386 参照)	ACTH：基礎値低値で無〜低反応
DDAVP 試験 (☞ p378 参照)	ACTH：無反応
メチラポン試験 (☞ p374 参照)	ACTH：無反応（コルチゾールは低下）

原発性アルドステロン症

負荷試験	判定基準
カプトプリル試験 (☞ p388 参照)	60 分値（または 90 分値）アルドステロン(pg/mL)レニン比：200 以上
生理食塩水負荷試験 (☞ p389 参照)	4 時間値アルドステロン：60 pg/mL 以上
フロセミド立位試験 (☞ p389 参照)	2 時間値レニン活性：2 ng/mL/時未満

原発性副腎皮質機能低下症

負荷試験	判定基準
迅速 ACTH 試験 (☞ p387 参照)	コルチゾール：頂値が 18 μg/dL 以下

21-水酸化酵素欠損症

負荷試験	判定基準
迅速 ACTH 試験 (☞ p387 参照)	17-OH-プロゲステロン：頂値が 15〜20 ng/mL 以上 (10 n/mL 以下で否定)

負荷試験	判定基準
腎血管性高血圧症	
カプトプリル試験 (☞ p388 参照)	60分値レニン活性：12 ng/mL/時以上，かつ前値より10 ng/mL/時以上の増加，かつ前値より1.5倍以上増加（前値が3 ng/mL/時未満の場合は4倍以上の増加）

5 性腺

負荷試験	判定基準
多嚢胞性卵巣症候群	
GnRH(LHRH)試験 (☞ p374 参照)	LH：過大反応 FSH：正常反応

6 消化管

負荷試験	判定基準
インスリノーマ	
選択的動脈内Ca注入法 (☞ p311 参照)	インスリン：前値の2倍以上
72時間絶食試験 (☞ p391 参照)	インスリン：血糖45 mg/dL 未満で6 μU/mL 以上 Cペプチド：血糖45 mg/dL 未満で0.6 ng/mL 以上

7 糖尿病

負荷試験	判定基準
糖尿病	
75 gOGTT (☞ p391 参照)	糖尿病型 血糖：空腹時126 mg/dL 以上または2時間200 mg/dL 以上

索 引

1,25(OH)₂D 産生腫瘍 ……… 215
11β水酸化酵素欠損症 ……… 264
¹²³I-MIBG シンチグラフィ ……… 418
¹²³I シンチグラフィ ……… 407
¹³¹I-MIBG シンチグラフィ ……… 408
¹³¹I-アドステロールシンチグラフィ ……… 417
¹³¹I 内用療法 ……… 176
1,5-AG(1,5-アンヒドログルシトール) ……… 323
17α水酸化酵素欠損症 ……… 264
¹⁸F-FDG-PET ……… 408
1 型糖尿病 ……… 76, 319
²⁰¹Tl シンチグラフィ ……… 408
21-水酸化酵素欠損症 (21-OHD) ……… 264
2 型糖尿病 ……… 320
⁶⁷Ga シンチグラフィ ……… 408
75 g 経口ブドウ糖負荷試験 (OGTT) ……… 379, 391
⁹⁹ᵐTc-MIBI シンチグラフィ ……… 410
⁹⁹ᵐTc シンチグラフィ ……… 408

α-グルコシダーゼ阻害薬 ……… 334
β遮断薬 ……… 4, 171, 189, 192, 197, 213

A

ACCORD 臨床試験 ……… 326
ACTH 依存性 Cushing 症候群 ……… 142
ACTH 分泌不全 ……… 60
Addison 病 ……… 35, 185, 261, 308
AIMAH ……… 415
AIRE ……… 308

apparent mineralocorticoid excess (AME) 症候群 ……… 277, 278

B

Bartter 症候群 ……… 277, 278
basal supported oral therapy (BOT) ……… 340
Basedow 病 ……… 9, 172, 174
Basedow 病悪性眼球突出症 (甲状腺眼症) ……… 180
BMI ……… 313

C

Carney 複合 ……… 394
Ca 刺激試験 ……… 383
Chvostek 徴候 ……… 110
CRH 試験 ……… 372, 386
Cushing 症候群 ……… 30, 38, 76, 254, 411, 414
Cushing 病 ……… 138
C ペプチド免疫活性 (CPR) ……… 324

D

Dalrymple 徴候 ……… 179
DCCT (臨床試験) ……… 327
DDAVP 試験 ……… 374, 378
DHEA ……… 249
DHEA-S ……… 249
Down 症候群 ……… 52
DPP-4 阻害薬 ……… 335

E

EDP 療法 ……… 272
Ellsworth-Howard 試験 ……… 215, 385
euthyroid Graves 病 (EG) ……… 179

425

F

- FDG-PET ······················· 203, 408
- FH ヘテロ接合体 ················· 361
- Friedewald の式 ············ 358, 393
- FSH ····································· 286
- FT_4 インデックス ················· 209

G

- G-CSF 製剤 ·························· 7
- GHRP-2 試験 ······················ 376
- GH 分泌不全 ······················· 60
- Gitelman 症候群 ············ 277, 278
- GLP-1 受容体作動薬 ············· 341
- GnRH(LHRH) 間欠皮下注療法 ················· 289
- GnRH(LHRH) 試験 ············· 374
- GnRH 依存性思春期早発症 ······ 298
- GnRH 非依存性思春期早発症 ················· 298
- GRH(GHRH) 試験 ············· 376
- $Gs\alpha$ ··································· 191

H

- HbA1c ······························· 322
- hCG-rFSH 療法 ··················· 289
- hCG 産生腫瘍 ······················ 64
- Holmstrom 療法 ············· 75, 293
- HOMA-IR ····················· 325, 390
- HOMA-β ····················· 324, 390
- hot nodule ························· 191
- hypothyroid Graves 病(HG) ································· 179

I

- IgG4 関連下垂体炎 ················ 153

K

- Kallmann 症候群 ·················· 287
- Kaufmann 療法 ············· 75, 293
- Klinefelter 症候群 ····· 49, 287, 289

- Knosp の分類 ······················ 399
- Kumamoto スタディ ············· 327

L

- Lesch-Nyhan 症候群 ············· 397
- LH ···································· 286
- LH・FSH 分泌不全 ················ 60
- Liddle 症候群 ················ 277, 278
- Lp(a) ································· 359

M

- Marine-Lenhart 症候群 ·········· 191
- McCune Albright 症候群 ········ 394
- MEN1 ································ 304
- MEN2 ································ 304
- Moebius 徴候 ······················ 179

N

- NIPPON DATA80 ················· 362
- nonthyroidal illness ············· 200
- NOSPECS ·························· 179

P

- Plummer 病 ················· 172, 191
- POEM スタディ ··················· 211
- Prader-Willi 症候群 ················ 52

Q

- QOL ································· 326

R

- Rathke 嚢胞 ················· 152, 341
- Reifenstein 症候群 ················ 301
- RET ·································· 304

S

- Schmidt 症候群 ············· 185, 308
- SGLT2 阻害薬 ······················ 335
- Stellwag 徴候 ······················ 179
- STIR 法 ······························ 180

索 引

subclinical Cushing 症候群 254, 417
subclinical Cushing 病 138

T

T_3 抑制試験 383
Tanner stage 283
target height 54
TRAb 212
TRH 試験 375, 382
Trousseau 徴候 110
TRα_1 165
TRβ_1 165
TRβ_2 165
TSH 産生下垂体腫瘍 196, 198
TSH 受容体 191
TSH 不適切分泌症候群 163
TSH 分泌不全 60
TTKG 100
Turner 症候群 52, 70, 291

U

UKPDS（臨床試験） 327

V

von Graefe 徴候 179

W

Weiss の指標 270
wholePTH 219
Wilson-Hardy の分類 398
Wipple の三徴 84

あ

亜急性甲状腺炎 172, 187, 188
アキレス腱反射 314
悪性腫瘍に伴う高 Ca 血症（MAH） 233
悪性リンパ腫 201, 205
足関節上腕血圧比（ABI） 315

アシデミア 106
アセトアミノフェン 5
アニオンギャップ（AG） 106
アポ蛋白 359
アミオダロン 193
アミオダロン誘発性甲状腺機能低下症（AIH） 195
アミオダロン誘発性甲状腺中毒症（AIT） 195
アルカレミア 106
アルギニン試験 377
アルドステロン / レニン活性比（ARR） 250
アルドステロン 249
アロプリノール 370

い

医原性甲状腺中毒症 193
意識障害 26
異所性副腎皮質刺激ホルモン症候群 142
遺伝カウンセリング 394
遺伝性パラガングリオーマ 396
医薬品副作用被害救済制度 8
インスリノーマ 38, 310
インスリン依存状態 321
インスリン作用 317
インスリン自己抗体（IAA） 323
インスリン低血糖試験 376
インスリン抵抗性 396
インスリン分泌指数 324, 390
インスリン分泌調節 316
インターフェロン 193
インフォームド・コンセント 394

え

エストロゲン 285
エストロゲン・ゲスターゲン試験 71
エゼチミブ 363

427

エプレレノン……………………… 252

お

黄疸…………………………………… 6
応用カーボカウント……………… 330
オキシトシン……………………… 145
オクトレオチド試験……………… 380

か

カーボカウント…………………… 330
外照射療法………………………… 206
カイロミクロン…………………… 359
下咽頭梨状窩瘻…………………… 187
化学療法…………………… 206, 260
加重型妊娠高血圧腎症…………… 280
下垂体インシデンタローマ…… 197
下垂体空洞症(empty sella)…… 403
下垂体後葉………………………… 398
下垂体後葉ホルモン……………… 145
下垂体腫瘍………………… 136, 138
下垂体性巨人症……………………… 50
下垂体腺腫………………… 133, 398
下垂体前葉機能低下症
………………………… 35, 60, 122
下垂体前葉ホルモン……………… 121
下垂体卒中…………………………… 2
ガストリノーマ…………… 310, 311
家族性Ⅲ型高脂血症……………… 393
家族性高コレステロール血症
………………………… 393, 397
家族性若年糖尿病………………… 396
家族性低 Ca 尿性高 Ca 血症
(FHH)………………………… 225
家族性複合型高脂血症…………… 393
家族性副甲状腺機能亢進症……… 228
過多月経…………………………… 66
褐色細胞腫
…… 30, 43, 77, 258, 413, 416, 418
褐色細胞腫クリーゼ……………… 21
褐色細胞腫症候群………………… 396

活性型ビタミン D3〔$1,25(OH)_2D_3$〕
…………………………………… 217
カテラミン………………………… 249
カプトプリル試験………………… 388
カルチノイド症候群……… 310, 312
眼球突出…………………………… 173
緩徐進行型1型糖尿病(SPIDDM)
…………………………………… 320

き

偽性高 K 血症……………………… 97
偽性副甲状腺機能低下症
……………………… 38, 220, 221
偽性副甲状腺機能低下症Ⅰa型
……………………………………… 52
基礎カーボカウント……………… 330
機能回復手術……………………… 181
希発月経……………………………… 70
急性化膿性甲状腺炎……………… 187
急性腎不全………………………… 112
急性尿酸性腎症…………………… 368
急性副腎皮質機能低下症………… 19
急性副腎不全………………………… 2
強化インスリン療法……………… 339
胸腺神経内分泌腫瘍……………… 306
局所性骨溶解性高 Ca 血症(LOH)
………………………… 104, 233
起立性調節障害……………………… 36
起立性低血圧……………………… 314

く

空腹時血糖異常(IFG)…………… 319
クリーピング現象………………… 188
グリコアルブミン………………… 322
クリニカルアクティビティスコア
(CAS)………………………… 181
グルカゴン試験…………………… 377
グルココルチコイド……………… 249
グルタミン酸脱炭酸酵素(GAD)
抗体………………………… 323
くる病……………………… 243, 395

クレアチンキナーゼ(CK) ……… 168
クロミフェン療法 ……… 293

け

経皮的エタノール注入療法
　(PEIT) ……… 192
経鼻的経蝶形骨洞下垂体手術
　……… 197
経皮的腎血管形成術(PTRA)
　……… 276
頸部超音波所見 ……… 404
劇症1型糖尿病 ……… 320
ゲスターゲン試験 ……… 71
結節性甲状腺腫 ……… 162
血糖自己測定(SMBG) ……… 328
血糖値 ……… 322
原発性アルドステロン症(PA)
　……… 30, 250, 412, 418
原発性アルドステロン症 ……… 30, 418
原発性甲状腺機能低下症 ……… 167
原発性脂質異常症 ……… 361
原発性脂質代謝異常 ……… 358
原発性副甲状腺機能亢進症
　(PHPT) ……… 102, 225
原発性副腎皮質機能低下症 ……… 60

こ

高Ca血症 ……… 102, 214, 215
高Ca血症性クリーゼ ……… 17
抗GAD抗体 ……… 315
高K血症 ……… 95
高Na血症 ……… 86
高P血症 ……… 112
抗Tg抗体 ……… 168
抗TPO抗体 ……… 168
抗TSH受容体抗体 ……… 171, 173
口渇 ……… 104
抗菌薬 ……… 189
高血圧 ……… 30
高血圧クリーゼ ……… 21
高血糖 ……… 76

抗甲状腺マイクロゾーム抗体
　……… 184
抗甲状腺薬 ……… 7
抗好中球細胞質抗体(ANCA)関
　連血管炎症候群 ……… 178
抗サイログロブリン抗体 ……… 184
高脂血症 ……… 358
甲状腺 ……… 382
甲状腺エコー所見 ……… 202, 406
甲状腺眼症 ……… 180
甲状腺機能異常症 ……… 161
甲状腺機能亢進症 ……… 30, 60, 170
甲状腺機能低下症 ……… 30, 38, 60, 161
甲状腺クリーゼ ……… 4, 5
甲状腺刺激ホルモン不適切分泌症
　候群(SITSH) ……… 196
甲状腺術後合併症 ……… 14
甲状腺腫瘍 ……… 201
甲状腺髄様癌 ……… 306
甲状腺体積 ……… 405
甲状腺中毒症 ……… 43, 161, 170
甲状腺中毒性ミオパチー ……… 10
甲状腺ペルオキシダーゼ(TPO)
　……… 183
甲状腺ホルモン自己抗体症候群
　……… 197
甲状腺ホルモン受容体(TR) ……… 164
甲状腺ホルモン抵抗症 ……… 395
甲状腺ホルモン不応症(RTH)
　……… 196
甲状腺良性腫瘍 ……… 204
高身長 ……… 49
高浸透圧高血糖症候群(HHS)
　……… 24
合成T_4製剤 ……… 212
高張食塩水試験 ……… 377
高尿酸血症 ……… 366
高プロラクチン血症 ……… 136
高分化癌 ……… 201
抗利尿ホルモン不適切分泌症候群
　(SIADH) ……… 148

呼吸性アシドーシス 106
呼吸性アルカローシス 106
骨吸収マーカー 384
骨形成マーカー 384
骨髄脂肪腫 413
骨粗鬆症 227, 236
骨代謝マーカー 237
骨軟化症 236, 243, 395
コルチゾール 249
コルチゾール抵抗症 395
コルチゾール日内変動 378, 387
コルヒチン 368

さ

サイロキシン（T_4）製剤 11
サルコペニア 330
酸塩基平衡 106

し

子癇 280
自己管理能力 326
自己免疫性多内分泌腺症候群（APS） 308
脂質異常症 358
思春期早発症 50, 282, 298
持続皮下インスリン注入療法（CSII） 340
若年発症成人型糖尿病（MODY） 320
周期性四肢麻痺 9
重症低血糖 26
術後甲状腺機能低下症 14
出産後甲状腺炎 183
出産後自己免疫性甲状腺症候群 209, 210
受動喫煙 360
腫瘍随伴体液性高 Ca 血症（HHM） 104, 233
（準）全摘 176, 204
女性化乳房 63
女性性腺機能低下症 291

自律的機能性甲状腺結節（AFTN） 191
神経性食欲不振症（AN） 155
神経性大食症（BN） 155
神経内分泌腫瘍（NET） 310
腎血管性高血圧 30, 274
腎性尿崩症 46
迅速 ACTH 試験 373, 387
浸透圧性脱髄症候群（ODS） 93
振動覚 314

す

膵内分泌腫瘍 306
睡眠時無呼吸症候群（SAS） 31
髄様癌 201
スタチン 363
ステロイド性骨粗鬆症 241
ステロイドパルス療法 182
ステロイド補充療法 262
スピロノラクトン 252
スルホニル尿素（SU）薬 333

せ

生活指導 174
成人成長ホルモン分泌不全症（AGHD） 129
性腺機能低下症 38, 282
性腺ホルモン 285
精巣腫瘍 63
精巣女性化症候群 301
成長ホルモン（GH）分泌不全性低身長症 53, 129
性分化異常症（DSD） 301
生命予後 326
生理食塩水負荷試験 389
絶食試験 391
遷延性低血糖 26
潜在性甲状腺機能亢進症 173
潜在性甲状腺機能低下症 167, 185
穿刺吸引細胞診 202, 203

索引

先端巨大症 30, 76, 133
先天性甲状腺疾患 166
先天性副腎(皮質)過形成(CAH) 264, 395

そ

阻害型 TRAb 168
続発性脂質代謝異常 358
続発性副腎皮質機能低下症 122, 126
続発性無月経 74
組織弾性評価(エラストグラフィ) 202
速効型インスリン分泌促進薬(グリニド薬) 333
ソマトスタチン誘導体 198

た

体質性低血圧 36
代謝性アシドーシス 106
代謝性アルカローシス 106
体重減少 42
耐糖能異常(IGT) 319
脱毛 60
脱ヨウ素酵素 200
多尿 46, 104, 146
多囊胞性卵巣症候群(PCOS) 38, 56, 66, 71, 295
多発性内分泌腫瘍症(MEN) 228, 304
多毛 56
炭酸リチウム 195
男性性腺機能低下症 287, 288
蛋白制限食 329

ち

チアゾリジン薬 334
チアマゾール(MMI) 4, 175
地中海食 329
注意欠陥・多動性障害(ADHD) 196

中枢性甲状腺機能低下症 167, 200
中枢性摂食異常症 155
中枢性尿崩症 46, 146
中毒性多結節性甲状腺腫(TMNG) 191
チロシンキナーゼ阻害薬(TKI) 206

つ

痛風関節炎 367
痛風発作 368

て

低 Ca 血症 108, 214, 221, 230
低 K 血症 9, 98
低 Mg 血症 99
低 Na 血症 90, 148
低 P 血症 115
低 T_3 症候群 200
定位放射線治療 197
低血圧 34
低血糖 82
低血糖昏睡 26
低身長 52
低分化癌 201
デキサメタゾン抑制試験 379, 388
テストステロン 285
テストステロン療法 289

と

頭蓋咽頭腫 152, 402
糖質制限食 329
糖尿病 43
糖尿病合併妊娠 350
糖尿病神経障害 347
糖尿病腎症 345
糖尿病性ケトアシドーシス(DKA) 24
糖尿病大血管障害 348

431

索 引

糖尿病網膜症 344
ドパミン作働薬 198
ドプラ検査 406
トリヨードサイロニン（T_3）製剤 11
トリロスタン 256

な
内照射療法 205

に
二次性（症候性）肥満 38
二次性高血圧 30
二次性高尿酸血症 368
二次性脂質異常症 360
二次性糖尿病 80
二次性副甲状腺機能亢進症 230
乳酸アシドーシス（LA） 24
乳頭癌 205, 407
尿ケトン体 324
尿酸クリアランス 367
尿酸降下薬 369
尿酸生成抑制薬 369
尿酸排泄促進薬 369
妊娠 158
妊娠一過性甲状腺機能亢進症（GTT） 208
妊娠高血圧 280
妊娠高血圧症候群（PIH） 280
妊娠高血圧腎症 280
妊娠悪阻 210
妊娠糖尿病（GDM） 76, 350
妊娠時に診断された明らかな糖尿病 350

ね
粘液水腫 173
粘液水腫性昏睡 12, 13

は
倍加時間 203

配合薬 336
胚細胞腫瘍 152
破壊性甲状腺炎 170
橋中心髄鞘崩壊症候群（CPM） 93
橋本病（慢性甲状腺炎） 183
橋本病急性増悪 183
バソプレシン（AVP） 145, 146

ひ
非機能性下垂体腺腫 152
非機能性副腎腺腫 268, 411, 414
ビグアナイド薬 334
非自己免疫性甲状腺機能亢進症 395
微小乳頭癌 203
非ステロイド性抗炎症薬（NSAIDs） 188, 368
ビスホスホネート 17, 227, 234, 239
ヒドロコルチゾン 169, 262
肥満 38
肥満症 352
びまん性甲状腺腫 162

ふ
不育症（習慣性流産） 208
フィブラート 363
フェブキソスタット 370
フェントラミン 21
複合下垂体ホルモン欠損症 394
副甲状腺 214
副甲状腺機能亢進症 30
副甲状腺機能低下症 14, 220
副甲状腺腫 409
副甲状腺ホルモン（PTH） 214, 217
副腎悪性リンパ腫 416
副腎アンドロゲン 249
副腎機能亢進症 246
副腎偶発腫瘍 267

副腎クリーゼ................................. 19
副腎静脈サンプリング(AVS)
　... 252
副腎白質ジストロフィ................ 396
副腎皮質(ステロイド)ホルモン薬
　............................... 5, 11, 188, 194
副腎皮質癌................................. 269
副腎皮質機能低下症..................... 35
副腎皮質刺激ホルモン(ACTH)単
　独欠損症................................. 126
ブコローム................................. 370
不妊症.. 208
プロゲステロン.......................... 286
フロセミド立位試験................... 389
プロピルチオウラシル(PTU)
　.................................... 4, 175, 211
ブロモクリプチン試験................ 380
プロラクチノーマ...................... 136
分子標的薬................................. 193

へ

ベンズブロマロン....................... 370

ほ

放射線照射療法.......................... 181
傍神経節細胞腫.......................... 258
飽和脂肪酸................................. 362
補正血清 Ca................................ 215

ま

マクロ腺腫................................. 400
慢性甲状腺炎(橋本病)............... 184
慢性腎不全................................. 112

み

ミクロ腺腫................................. 400
水制限試験................................. 378
ミトコンドリア糖尿病....... 320, 396
ミトタン............................. 256, 272
ミネラルコルチコイド................ 249

ミネラルコルチコイド反応性低
　Na 血症(MRHE)...................... 92
未分化癌(甲状腺).............. 201, 205
脈波伝播速度(PWV).................. 315

む

無顆粒球症..................................... 7
無機ヨウ素................................. 210
無機ヨウ素薬................................. 4
無月経................................. 70, 291
無痛性甲状腺炎.................. 183, 184

め

メタボリックシンドローム
　.. 352, 366
メチラポン................................. 256
メチラポン試験.......................... 374

や

薬剤誘発性甲状腺機能低下症
　... 193
薬剤誘発性甲状腺中毒症............ 193

ゆ

有酸素運動......................... 330, 360

よ

葉切除.. 204
ヨウ素制限................................. 186

り

リオチロニン............................... 12
リバース $T_3(rT_3)$....................... 200
リポ蛋白..................................... 359
リンパ球性下垂体炎............ 153, 402

れ

レギチーン®................................ 21
レジスタンス運動....................... 330
レボチロキシン................... 12, 168

レムナント様リポ蛋白(RLP)
.... 359
連続 ACTH 試験............... 373, 387
連続 GnRH(LHRH)試験......... 375

ろ

濾胞癌.. 205

内分泌・代謝ゴールデンハンドブック

2015 年 12 月 10 日　第 1 刷発行
2020 年 4 月 10 日　第 2 刷発行

編集者　田上哲也
発行者　小立鉦彦
発行所　株式会社　南 江 堂
〒113-8410　東京都文京区本郷三丁目 42 番 6 号
☎(出版)03-3811-7236　(営業)03-3811-7239
ホームページ　https://www.nankodo.co.jp/

印刷・製本　横山印刷
装丁　渡邊真介

Golden Handbook of Endocrinology and Metabolism
Ⓒ Nankodo Co., Ltd, 2015

Printed and Bound in Japan
ISBN978-4-524-26599-2

定価は表紙に表示してあります.
落丁・乱丁の場合はお取り替えいたします.
ご意見・お問い合わせはホームページまでお寄せください.

本書の無断複写を禁じます.

JCOPY〈出版者著作権管理機構　委託出版物〉

本書の無断複写は、著作権法上での例外を除き、禁じられています. 複写される場合は、そのつど事前に, (社)出版者著作権管理機構(TEL 03-5244-5088, FAX 03-5244-5089, e-mail: info@jcopy.or.jp)の許諾を得てください.

本書をスキャン, デジタルデータ化するなどの複製を無許諾で行う行為は、著作権法上での限られた例外(「私的使用のための複製」など)を除き禁じられています. 大学, 病院, 企業などにおいて, 内部的に業務上使用する目的で上記の行為を行うことは私的使用には該当せず違法です. また私的使用のためであっても, 代行業者等の第三者に依頼して上記の行為を行うことは違法です.

〈関連図書のご案内〉

＊詳細は弊社ホームページをご覧下さい《www.nankodo.co.jp》

甲状腺・副甲状腺診療ゴールデンハンドブック

宮内 昭 監修／網野信行 編

新書判・234頁　定価3,850円（本体3,500円＋税）　2012.11.

やさしく解説 甲状腺疾患の診断と治療
甲状腺を専門としない医師のために

窪田純久 著　　A5判・178頁　定価3,520円（本体3,200円＋税）　2016.9.

バセドウ病治療ガイドライン2019

日本甲状腺学会 編

B5判・204頁　定価3,740円（本体3,400円＋税）　2019.5.

甲状腺クリーゼ診療ガイドライン2017

日本甲状腺学会・日本内分泌学会 編

B5判・126頁　定価3,300円（本体3,000円＋税）　2017.9.

甲状腺超音波診断ガイドブック（改訂第3版）

日本乳腺甲状腺超音波医学会 甲状腺用語診断基準委員会 編

A4判・214頁　定価4,180円（本体3,800円＋税）　2016.6.

甲状腺結節取扱い診療ガイドライン2013

日本甲状腺学会 編

B5判・290頁　定価4,400円（本体4,000円＋税）　2013.8.

酸塩基平衡の考えかた
故(ふる)きを・温(たず)ねて・Stewart

丸山一男 著　　A5判・278頁　定価3,520円（本体3,200円＋税）　2019.3.

SHORT SEMINARS 水・電解質と酸塩基平衡
Step by Stepで考える（改訂第2版）

黒川 清 著　　B6判・226頁　定価3,080円（本体2,800円＋税）　2004.9.

臨床雑誌内科2019年12月号 特集：
内分泌Up To Date

B5判・170頁　定価2,860円（本体2,600円＋税）　2019.12.

定価は消費税率の変更によって変動いたします．消費税は別途加算されます．